＼図でわかる／
エビデンスに基づく
高齢者の
看護ケア

第2版

後閑容子・金原京子　編集

中央法規

はじめに

　近年，高齢者をはじめとするケアを必要とする人々が，安全に，安心して過ごせるよう，さまざまな提唱がなされている。地域包括ケアシステムもその一例で，高齢者が，自宅，施設，病院等いずれの場所でも必要とするケアを隙間なく受けられるように，行政，医療機関，福祉・保健機関などの関係機関，さらに専門職や地域のボランティアなどといった関係者も含めての地域全体でのケア体制の構築が進められている。

　しかし，こうした体制が整っている現状においても，高齢者は安全かつ安楽に日常生活のケアを受けているとは言い難い。高齢者ケアには，自宅，病院や施設といった多様な場で，看護師，介護福祉士，理学療法士，作業療法士，言語聴覚士などさまざまな職種が関わっており，各職種のケアの質が，高齢者の生活や医療を左右すると言っても過言ではない。ケアの質確保にはケアのエビデンス，すなわち科学的根拠に基づいたケアが重要である。特に，看護師や介護福祉士は高齢者の日常生活に深くかかわり，かつ，医療に関連するケアを担う職種であることからエビデンスに基づくケアが強く求められる。エビデンスに基づくケアとは，なぜこのような症状が生じているのか，その対処として行っているケアに明確な根拠があるのか，治療，薬物は的確なのかを理解・判断してケアを行うことである。

　本書は，高齢者のケアに関する主要な症状や健康課題を網羅的に取り上げており，看護学の初学者や高齢者ケアを概観するために，役立つと期待している。

　初版においては，ケアのエビデンスを理解しやすくするために関連図を用いる等，できる限り図で示すようにした。今回も理解しやすい表現は堅持しつつ，医療の進歩や時代の変化に合わせ，認知症の章の大幅改編，エンドオブライフケア（終末期）やサルコペニア，骨粗鬆症の章の追加等，内容を大幅に刷新した。本書が，高齢者のケアに関わる皆さまに寄与できることを期待する。

　2019年5月

後閑容子

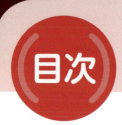

目次 図でわかる　エビデンスに基づく高齢者の看護ケア 第2版

はじめに

序章　高齢者のアセスメントとケアの原則
- **Part 1** 高齢者の疾患・病態へのアプローチ ……………………………………… 2
- **Part 2** 高齢者の健康問題へのアセスメント ………………………………………… 8
- **Part 3** 高齢者へのケアの原則 ……………………………………………………… 13
- **Part 4** 超高齢社会における地域包括ケアシステム ……………………………… 16

第1章　認知症のある高齢者のケア
- **Part 1** 認知症のある高齢者へのアプローチ ……………………………………… 20
- **Part 2** エビデンスに基づくケアの展開 …………………………………………… 37

第2章　サルコペニア・骨粗鬆症のある高齢者のケア
- **Part 1** サルコペニア・骨粗鬆症のある高齢者へのアプローチ ………………… 56
- **Part 2** エビデンスに基づくケアの展開 …………………………………………… 61

第3章　呼吸困難（慢性閉塞性肺疾患）のある高齢者のケア
- **Part 1** 呼吸困難（慢性閉塞性肺疾患）のある高齢者へのアプローチ ………… 72
- **Part 2** エビデンスに基づくケアの展開 …………………………………………… 82

第4章　睡眠障害のある高齢者のケア
- **Part 1** 不眠のある高齢者へのアプローチ ……………………………………… 100
- **Part 2** エビデンスに基づくケアの展開 ………………………………………… 106

Contents

第 5 章 　摂食・嚥下障害のある高齢者のケア

Part 1 摂食・嚥下障害のある高齢者へのアプローチ ･････････････････････ 116
Part 2 エビデンスに基づくケアの展開 ･･･････････････････････････････････ 123

第 6 章 　脱水，食欲不振・栄養障害のある高齢者のケア

① 脱水のある高齢者のケア ･･･ 136
Part 1-1 脱水のある高齢者へのアプローチ ･･･････････････････････････ 136
Part 1-2 エビデンスに基づくケアの展開 ･･････････････････････････････ 145

② 食欲不振・栄養障害のある高齢者のケア ･････････････････････････････ 152
Part 2-1 食欲不振・栄養障害のある高齢者へのアプローチ ････････････ 152
Part 2-2 エビデンスに基づくケアの展開 ･･････････････････････････････ 160
Part 2-3 補助的な栄養補給とケア ･･･････････････････････････････････ 165

第 7 章 　尿失禁，排尿困難・尿閉のある高齢者のケア

① 尿失禁のある高齢者のケア ･･･ 172
Part 1-1 尿失禁のある高齢者へのアプローチ ･･･････････････････････ 172
Part 1-2 エビデンスに基づくケアの展開 ･･････････････････････････････ 178

② 排尿困難・尿閉のある高齢者のケア ･･･････････････････････････････････ 187
Part 2-1 排尿困難・尿閉のある高齢者へのアプローチ ･･･････････････ 187
Part 2-2 エビデンスに基づくケアの展開 ･･････････････････････････････ 191

第 8 章 　下痢・便秘のある高齢者のケア

① 下痢のある高齢者のケア ･･･ 196
Part 1-1 下痢のある高齢者へのアプローチ ･･･････････････････････････ 196
Part 1-2 エビデンスに基づくケアの展開 ･･････････････････････････････ 201

目次 図でわかる　エビデンスに基づく高齢者の看護ケア 第2版

② 便秘のある高齢者のケア ………………………………………………… 207
- **Part 2-1** 便秘のある高齢者へのアプローチ ……………………………… 207
- **Part 2-2** エビデンスに基づくケアの展開 ………………………………… 212

第 9 章　褥瘡の発生・進行のおそれのある高齢者のケア

- **Part 1** 褥瘡の発生・進行のおそれのある高齢者へのアプローチ …………… 222
- **Part 2** エビデンスに基づくケアの展開 ………………………………… 229

第10章　失語症・構音障害のある高齢者のケア

- **Part 1** 失語症・構音障害のある高齢者へのアプローチ ………………… 240
- **Part 2** エビデンスに基づくケアの展開 ………………………………… 245

第11章　終末期にある高齢者のケア

- **Part 1** 終末期にある高齢者へのアプローチ ……………………………… 252
- **Part 2** エビデンスに基づくケアの展開 ………………………………… 254

索引 ………………………………………………………………………………… 262
編集・執筆者一覧

序章

高齢者の
アセスメントと
ケアの原則

summary

- 高齢者の健康や体力，知的能力のレベルはさまざまであるが，身体的な老化は部分的にはじまり，しだいに生活全体に影響が及ぶようになる。
- 身体の老化とは，臓器の予備能の喪失によりホメオスタシスを維持する能力が次第に失われていくことである。
- 細胞レベルでは，細胞の萎縮・変性・水分含有量の減少，および細胞の内外への異常な蓄積物質の出現ととらえることができる。

Part 1 高齢者の疾患・病態へのアプローチ

　加齢に伴って多くみられる疾患（老年症候群）は，身体的な老化現象（遺伝子，染色体のはたらき）にリスク因子が加わって高血圧，糖尿病，心不全，脳梗塞，骨粗鬆症，などを発症する（図表1）。

　特に，脳卒中，無痛性心筋梗塞，嚥下性肺炎，結核，甲状腺機能異常，非ケトン性高浸透圧性昏睡などは，生命の安全確保の点から注意すべき疾患である。

　また，生活機能低下をまねく疾患には，認知症，脳梗塞，パーキンソン病，骨折，関節障害などがあげられる。そして，ひとたび要介護状態となると，心不全，肺炎，低栄養，イレウス，誤嚥，脱水などを引き起こすことが多い（図表2，図表3）。

図表1 老年症候群の発現の機序

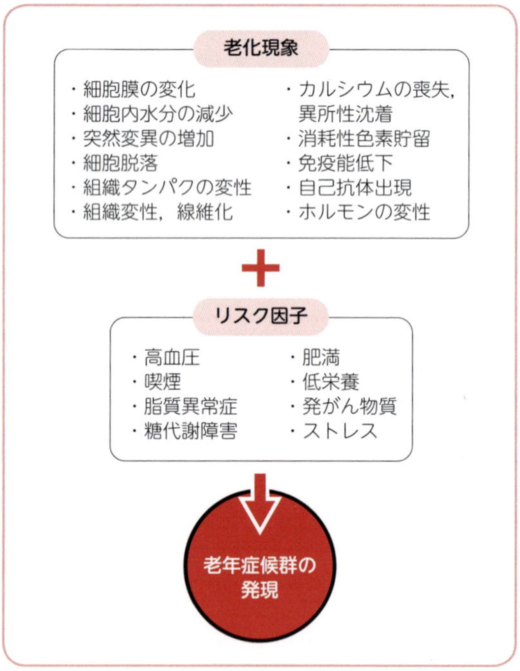

老化現象
- 細胞膜の変化
- 細胞内水分の減少
- 突然変異の増加
- 細胞脱落
- 組織タンパクの変性
- 組織変性，線維化
- カルシウムの喪失，異所性沈着
- 消耗性色素貯留
- 免疫能低下
- 自己抗体出現
- ホルモンの変性

＋

リスク因子
- 高血圧
- 喫煙
- 脂質異常症
- 糖代謝障害
- 肥満
- 低栄養
- 発がん物質
- ストレス

↓

老年症候群の発現

memo

高齢者の分類

　現在，介護保険法による第1号被保険者となる65歳以上の人を高齢者と呼ぶのが一般的であるが，日本老年医学会は，以下のような区分を提言している[1]。

- 65～74歳：准高齢期：pre-old
- 75～89歳：高齢期：old
- 90歳以上：超高齢期：super-old，またはoldest-old

図表2　高齢者に多くみられる疾患

精神	認知症，うつ病	泌尿器	腎不全，前立腺肥大
脳	脳卒中，変性疾患	骨・関節	骨粗鬆症，関節炎
視覚器	白内障	皮膚	褥瘡，掻痒症
聴覚器	難聴	血液	貧血，リンパ腫
循環器	高血圧，心不全，不整脈	代謝	糖尿病
呼吸器	閉塞性肺疾患	感染症	肺炎，尿路感染など
消化器	潰瘍	その他	悪性腫瘍

図表3　高齢者の疾患と病態の特徴

- 多臓器に疾患が認められる
- 症状は非定型的で，無症状だったり，精神障害を伴うことがある
- 独立した日常生活を送ることを阻害する疾患や機能障害が多い
- ホメオスタシスや緩衝系の失調をきたしやすい
- 急性疾患は回復が遅延し，合併症を続発しやすい
- 社会的要因や環境の変化により症状が変動しやすい

1）肺炎

　肺炎は，日本における死亡原因の5位であり，肺炎で死亡する患者の98％以上は65歳以上の高齢者である[2]。高齢者の肺炎は，基礎疾患としてすでに慢性呼吸器疾患をもっていることが多いうえに，全身的な免疫系の機能低下が加わり，重症化しやすい。

　その理由としては，高齢者では発熱，咳，痰，呼吸困難など，肺炎に特有の症状がみられず，浮腫，消化器症状，不整脈，傾眠傾向といった呼吸器以外の症状が前面にあらわれたり，何となくぼんやりとしている，活気がないといった症候だけがみられることによる（特に認知症高齢者にみられる）。

2）不整脈

　加齢に伴う心機能の変化が刺激伝導系にあらわれることがある。これは，心筋への刺激を生成する伝導経路にある細胞の脱落変性が起こって，線維化，石灰化をみるようになるからであり，さまざまな不整脈が出現しやすくなる。不整脈により心拍出量が減少すると，脳の血液環流量が減少し，脳の虚血性疾患や一過性脳虚血発作をまねく。

3）糖尿病

　糖尿病の高齢者は，重症低血糖を発症しやすく，それと関連する認知症，転倒・骨折などの有害事象が出現しやすい。

　また，大血管障害の合併頻度が高いので，無痛性心筋梗塞について十分な注意が必要である。

　糖尿病の症状としては，口渇を感じないため，飲水量が減少し，脱水に陥りやすいという特徴がある。

　高齢者では，自律神経機能低下による無自覚

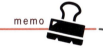

memo

ホメオスタシス

　ホメオスタシスとは，生体の内部環境の恒常性を維持する巧妙な仕組みのことである。この機能は，外部環境の変化を生体の受容器が検出し，中枢神経系が応答し，その結果筋肉を収縮させ，腺分泌を変化させ，自律神経系を介し，あるいはホルモンを分泌するといった複雑，精緻な働きによって成り立っている。

　高齢者では，生体にストレスが加わった場合，ホメオスタシスを一定に維持するための復元能力が低下している。

図表4 高齢者糖尿病の血糖コントロール目標(HbA1c値)

患者の特徴・健康状態[注1]		カテゴリーⅠ	カテゴリーⅡ	カテゴリーⅢ
		①認知機能正常 **かつ** ②ADL自立	①軽度認知障害～軽度認知症 **または** ②手段的ADL低下，基本的ADL自立	①中等度以上の認知症 **または** ②基本的ADL低下 **または** ③多くの併存疾患や機能障害
重症低血糖が危惧される薬剤(インスリン製剤，SU薬，グリニド薬など)の使用	なし[注2]	7.0%未満	7.0%未満	8.0%未満
	あり[注3]	65歳以上75歳未満 7.5%未満 (下限6.5%) / 75歳以上 8.0%未満 (下限7.0%)	8.0%未満 (下限7.0%)	8.5%未満 (下限7.5%)

治療目標は，年齢，罹病期間，低血糖の危険性，サポート体制などに加え，高齢者では認知機能や基本的ADL，手段的ADL，併存疾患なども考慮して個別に設定する。ただし，加齢に伴って重症低血糖の危険性が高くなることに十分注意する。

[注1]：認知機能や基本的ADL(着衣，移動，入浴，トイレの使用など)，手段的ADL(IADL：買い物，食事の準備，服薬管理，金銭管理など)の評価に関しては，日本老年医学会のホームページ(http://www.jpn-geriat-soc.or.jp/)を参照する。エンドオブライフの状態では，著しい高血糖を防止し，それに伴う脱水や急性合併症を予防する治療を優先する。

[注2]：高齢者糖尿病においても，合併症予防のための目標は7.0%未満である。ただし，適切な食事療法や運動療法だけで達成可能な場合，または薬物療法の副作用なく達成可能な場合の目標を6.0%未満，治療の強化が難しい場合の目標を8.0%未満とする。下限を設けない。カテゴリーⅢに該当する状態で，多剤併用による有害作用が懸念される場合や，重篤な併存疾患を有し，社会的サポートが乏しい場合などには，8.5%未満を目標とすることも許容される。

[注3]：糖尿病罹病期間も考慮し，合併症発症・進展阻止が優先される場合には，重症低血糖を予防する対策を講じつつ，個々の高齢者ごとに個別の目標や下限を設定しても良い。65歳未満からこれらの薬剤を用いて治療中であり，かつ血糖コントロール状態が表の目標や下限を下回る場合には，基本的に現状を維持するが，重症低血糖に十分注意する。グリニド薬は，種類・使用量・血糖値等を勘案し，重症低血糖が危惧されない薬剤に分類される場合もある。

【重要な注意事項】糖尿病治療薬の使用に当たっては，日本老年医学会編「高齢者の安全な薬物療法ガイドライン」を参照すること。薬剤使用時には多剤併用を避け，副作用の出現に十分に注意する。

(日本老年医学会・日本糖尿病学会編・著：高齢者糖尿病診療ガイドライン2017. p46, 南江堂, 2017.)

性低血糖を起こしやすい。また，インスリンの分解速度の低下，低血糖時のグルカゴンの分泌低下やエピネフリンの反応遅延などにより，低血糖が重症化，遷延化しやすい。

高齢者の低血糖症状は非定型的で，冷汗，手指のふるえ，動悸，視力障害，傾眠などのほか，頭が軽くなったような感じ，フラフラするような感じなどと訴える頻度が高い。

高齢者は成人とは異なる血糖コントロール目標がある(**図表4**)。

4) 転倒による骨折

高齢者は，さまざまな要因により歩行中に転倒しやすい。転倒は，骨折や，転倒への恐怖で歩行する自信を喪失し，歩行や外出の機会が少なくなり活動性が低下する，いわゆる転倒後症候群を引き起こすことがある。

転倒による骨折としては，

①骨遠位端骨折(コーレス骨折)

転倒した際，手掌をついたことにより生じる。

前腕の下端が背側，橈側方向に折れ曲がり，変形する骨折で，前腕から手にかけて全体にフォークの背のようにみえる。

②上腕骨外科頸骨折

手をついて倒れた際に介達外力により発生する。

序　章　高齢者のアセスメントとケアの原則

図表5　転倒を引き起こす身体的要因

起立性低血圧	起立時の急激な血圧低下(起立性低血圧)によって意識障害を引き起こすと転倒する
視力の低下	加齢とともに視力が低下する。また視野が狭くなり,暗順応の時間が延長し,瞳孔が縮小するという変化が認められる。そのため,十分に光量がない場所では視力はさらに低下する
聴力の低下	聴力は,特に高音部が聞こえにくくなる。聴力が低下すると,他者の注意が聞き取れずにぶつかって転倒したりする
平衡感覚の低下	高齢者はバランス反応が低下しているため,若年者に比べて重心が2～3倍も動揺するが,それに耐えられる面積は1/9と狭く,つまずきを修正するのが困難で転倒しやすい
神経伝達速度の低下	加齢による末梢神経の伝達速度の低下のため,刺激を受け取ってから行動を起こすまでの時間がかかり,つまずいたときに,身体の動きを修正するのが遅れ転倒しやすい
筋力の低下	高齢者では筋線維の減少と萎縮が認められる。特に瞬発力などに利用されるタイプⅡ線維が萎縮する。股関節周囲の筋力低下は歩行を不安定にし,転倒しやすくなる
関節の変化	老化による関節の結合組織の変化は,足関節可動域を狭くし,身体の柔軟性や敏捷性を低下させるので,転倒しやすくなる
肥満	肥満では身体の重心の位置が上がり,バランスが悪くなる。また,脂肪組織が増えて筋肉が減るので,脚力が衰え,身体を支え移動する能力や,とっさの防御動作に必要な筋力が発揮できなくなる。また,全身持久力が低下し,歩行の際に足元がふらつきやすくなる

肩の疼痛,変形に加えて,広範な皮下出血がみられ,上肢の挙上が不可能になる。

③大腿骨頸部骨折

室内で倒れる,振り返るなど,軽微な外力で骨折する。股関節に激痛が生じて歩けなくなる。

同部の圧痛,腫脹,拡大,下肢の短縮,運動痛,外旋位傾向などが生じることが多い。

(1) 環境の要因

屋内での転倒の原因には室内の段差,あるいは照明が適当でないなどの環境的要因がある(第2章p64図表9参照)。

(2) 身体的要因

転倒の身体的要因は,

・起立性低血圧

・白内障などの視力障害

・脳卒中やパーキンソン病,脊髄小脳変性症な

どの中枢神経疾患

・糖尿病性神経症などによる神経麻痺

・変形性膝関節症や多発性関節リウマチなどの慢性骨・関節疾患

・加齢などによる固有受容覚や位置覚などの深部知覚低下

・運動器系の老化

・肥満

などである(**図表5**)。

(3) 精神的要因

夜間睡眠量が減少し,昼間も意識が明瞭でない状態だと転倒の危険性が高まる。

疾患の治療のために利尿剤を使用していると,突然排尿の欲求をきたし,トイレにあわてて行こうとして転倒する。

また,夜間,排尿のために意識が朦朧とした状態で起き上がり,危険物を回避できずに転倒

することもある。

認知症では，危険物を認識できずに転倒する。せん妄や幻聴，幻覚などでも，危険物を回避できず転倒の危険性が高まる。

うつ状態では，身体活動性の低下や注意力の低下によって危険物を回避できず転倒する。

④ 薬剤の影響

アルコールや睡眠薬，抗不安薬，抗うつ薬などは，知覚能力を鈍くし，危険物を知覚しにくくするため，自分の歩行能力を見誤ることがある。

5）寝たきりと生活不活発病

「寝たきり」とは，長期にわたり1日の大半を寝て過ごしている状態であるが，実際に寝ているだけでなく，寝たきりに至る過程で筋力の低下を生じて，身体機能の低下が起こる。その結果，生活不活発病といわれる，フレイル・サルコペニアに至る。寝たきりの高齢者は，このようなフレイル・サルコペニアの状態から寝たきりに至る場合が多い。

寝たきりの高齢者に生じることの多い症状として

・骨格筋や骨の萎縮
・関節拘縮
・起立性低血圧
・静脈血栓
・尿路結石
・沈下性肺炎
・褥瘡
・尿失禁
・便秘
・心理的反応低下

などがある。実際に寝たきりに至る過程には複雑な因子が複合的に関与していることが多く，原因を特定できないことも少なくない。たとえば，「風邪気味だから寝ていた」とか，「腰が痛いから安静にしていた」などをきっかけとして，寝たきりになる場合もある（図表6）。

図表6 寝たきりになる原因

・老化による衰弱
・重篤な麻痺
・脳卒中発症以前からある変形性膝関節症や慢性心不全
・肺炎などの呼吸器疾患
・認知症
・失語，失行，失認などの高次脳機能障害
・意欲の低下やうつ状態
・尿道カテーテルの留置，おむつの使用
・過剰な安静の確保
・依存的な性格
・リハビリテーションの開始の遅れと，医師の無関心，介護スタッフの不足

6）フレイル

高齢者は，寝たきりになる前に，日常生活での身体的・精神的・社会的な活動量が低下した状態になる場合がある。このような状態をフレイルという。

フレイルは社会的参加や活動の低下に伴う精神的，社会的要因や生理的予備能力が低下することによるストレスに対する脆弱性が増して，転倒，日常生活動作（ADL）の低下などを起こしやすい状態を言う（図表7）。フレイルは生理的な加齢による変化と要介護状態の中間にある状態とも言われる。フレイルのサイクルとして，活動低下，栄養低下などの要因がある（図表8）。

7）掻痒症

皮膚の老化に伴う皮脂分泌の低下，水分保持能の障害などによる乾皮症状態によって掻痒閾値が低下し，容易にかゆみが生じる。この状態を老人性皮膚掻痒症という。

掻痒症は，種々の疾患，環境因子によって生じるが，その病態生理は不明な部分が多い。

図表7 フレイル・サルコペニアと加齢との関係

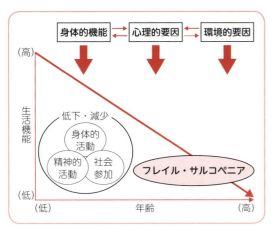

図表8 フレイルのサイクル

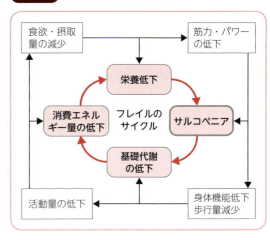

> **summary**
>
> ● 高齢者の心身の状態が正常か異常かは，全体的な印象など，主観的な情報に，検査データなどの客観的な情報を合わせて検証する。
>
> ● 高齢者の場合には，意識レベル（呼びかけ，開眼・閉眼など）にはじまって，全体の雰囲気，表情や顔色，皮膚などを合わせて観察する。また，食事のしかた，言動，活動性について把握する。
>
> ● 「何か変」「いつもと様子が違う」という直感がはたらいた場合には，観察を密に行い，異常の早期発見につなげる。
>
> ● 検査データに関しては，高齢者の場合には同じ年齢でも個人差があり，また状態が急変する直前まで数値に著明な変化があらわれないことがある。

Part 2 高齢者の健康問題へのアセスメント

　高齢者をケアする際，もっとも重要なことは，生命の危機に直結する疾患や薬物療法による有害事象を見過ごすことのないようにアセスメントし，異常を発見したら，すぐに対応することである（**図表9**）。

　また，高齢者の生活機能障害を総合的にアセスメントし，高齢者と家族のQOLを改善するように援助することも役割の1つである。

1）健康状態の問診

　高齢者に直接健康状態を聞くときには，「どこか悪いところ（異常）はありませんか」と聞くよりも，「最近変わったことはありませんか」と質問し，たとえば，「普段より急いで歩くと息切れがする」「天気のせいなのか，いつもと違って食欲がない」といった状態の変化を引き出すようにする。

　ただし，高齢者が何か異常を訴えたとしても，内容をそのまま鵜呑みにするのではなく，その訴えがどのような状況から発せられているのか，そのまま事実として受け取ってよいのか，を検証する。

　たとえば，ある特定の痛みなどを繰り返し訴えられても，その症状が明確に表現されているとはかぎらないし，記銘力の低下から同じことを何度も訴えることもある。ケアする側の「訴えが多い」という意識が，対象の異常の発見を遅らせることもあるので注意する。

　また，高齢者は，症状を自覚しない場合もあり，軽度の発熱，脱水症状などは，高齢者自身が気づいていないことも多い。平常時のバイタルサイン（血圧，呼吸，体温など）を常に把握しておき，異常を早期に発見できるようにする。

2）身体症状の把握

　高齢者では，病態の変化がわずかで異常を発見しにくい。したがって，高齢者の全身状態および生活の変化に常に関心をもち続けることが大切である。

　また，高齢者は，内部環境の恒常性維持機能が低下しているため，疾患や治療による負荷で，

序　章　高齢者のアセスメントとケアの原則

図表9　救急処置を要する状態と考えられる原因

	状態	考えられる原因
ショック状態	・顔面蒼白 ・意識消失 ・頻脈，脈拍触知不可 ・チアノーゼ など	・多量失血，頭部外傷，脳血管障害，脊髄損傷，内臓出血などによる血圧の低下 ・急性心筋梗塞による心臓のポンプ作用の低下 ・胸・腹部大動脈瘤の破裂 ・致死性不整脈による心停止 ・何らかの原因による呼吸停止 ・アナフィラキシーショック ・強度の疼痛などによる失神 など
高度の意識障害	・名前を呼んでも，痛み刺激を与えても反応がない ・微かに身体の一部を動かすが，医療者の指示に従うことができない ・一応指示には従うが，動きが緩慢 ・見当識障害 など	・頭蓋内出血，頭部外傷 ・頸椎損傷 ・肝性昏睡や高（低）血糖昏睡などの代謝性疾患 ・感染症 ・低酸素脳症 ・薬物中毒，ガス中毒 など
胸痛，呼吸困難	・胸全体の痛み，左胸・肩・背痛，心窩部痛 ・呼吸の促迫化，あえぎ呼吸 ・急激なチアノーゼ，著しい頸動脈の怒張 ・顔面および上半身の冷汗，末梢の冷感 など	・肺挫傷などの外傷による呼吸困難 ・解離性大動脈瘤，急性心筋梗塞，左心不全，自然気胸，肺梗塞による呼吸困難 ・慢性閉塞性肺疾患の急性増悪による呼吸困難 など

脱水や血清Na値の低下など，水分・電解質異常をまねきやすい。

　高齢者では，嘔吐のみがみられ，顕著な腹痛はなかったが腹膜炎だったとか，胸部に何となく不快感がある程度であったが心筋梗塞を起こしていたなど，はっきりした症状を示さないが重篤な疾患にかかっている場合も多い（**図表10**）。

　また，身体状態の変化は，ある特定の症状よりも全身症状としてあらわれることもある。たとえば，腰痛や関節などの痛みが，整形外科領域の問題ではなく，大腸がんや肺炎などから生じていることもある。

　したがって，1つの症状からある答えを導き出し，「〜は○○である」といったステレオタイプ化してしまうと，間違えることもある。

　誤ったアセスメントから誤ったケアが計画されないように注意深くアセスメントする。

③）皮膚の観察

　高齢者の皮膚の特徴は，第一にしわが多いことである。これは，皮膚の膠原線維，弾力線維などの萎縮による弾力性の減少によるものであるが，筋の萎縮や皮下脂肪の減少などがある場合には，皮膚は物理的にもたるみ，しわが多くなる。

　また，皮脂腺の活動の低下や，汗腺の機能低下により，皮膚は乾燥しやすく，かさかさして脂気の少ない状態になりやすい。そのほか，加齢による変化として毛細管拡張，色素沈着など

9

| 図表10 | 重症状態になったときにみられる高齢者の様子 |

発語，応答	全身状態	表情，顔色
・会話がまったくできない ・発語が不明瞭 ・会話時に舌がもつれる ・ろれつがまわらない ・問いかけには答えるが自発語がない ・会話時に息切れがする ・呻吟，念仏を唱え続ける ・独語を続けるが，話しかけると普通に会話する ・普段よりじょう舌になることもある ・同じ話を繰り返す ・死んだ人のことばかり話す ・自分が若かったときの状況と，現在を混同した話をする	・寝たがる ・活気がない ・元気がない ・気分不快な様子，気分が悪そう ・たいぎそうな様子 ・「しんどい」と言う ・ぐったりしている ・四肢が力なくダランとしている ・開眼するのも面倒という感じ ・ボーッとしている ・ぼんやりしている ・じっとしている	・表情がない ・笑顔がない ・表情が暗い ・顔色が悪い ・顔色がさえない ・顔をしかめる ・表情がかたい ・目がトロンとしている ・目がつり上がっている ・死んだような目をしている ・天井をジッと見つめている ・焦点が合わない ・目つきが悪い

も起こる。

① 色

病的な色か，健康な肌と比較して異常ではないかをみる。

発熱による顔面の紅潮，貧血や酸素摂取量の低下による蒼白やチアノーゼ，肝機能の低下や胆道の閉塞を示す黄疸のほか，全身の色素沈着が見られることもある。

病的な色素沈着は，たとえば，アジソン病では皮膚粘膜に黒褐色のメラニン色素沈着が観察される。そのほかメラノーマ（悪性黒色腫）など，疾患による特徴的な色素沈着がある。

② 湿り気

皮膚の「湿り気」は，正常な体温調節に伴う発汗か，交感神経系の異常による冷感を伴う発汗かなど注意深く観察する。

一方，皮膚の乾燥は，脱水の重要な徴候でもあり，加齢による変化との鑑別が必要である。

③ 発疹

発疹がみられる場合は，その大きさ，膨隆，

水疱，色，部位などを細かく観察する。

また，薬剤（中毒疹），疾患の徴候（感染症，帯状疱疹，クモ状血管腫など），発熱との関係，検査データを把握する。

④ バイタルサインの把握

① 呼吸状態

呼吸は，まず楽に呼吸をしているか，苦しそうな呼吸（努力呼吸）をしているかをみる。

鼻翼呼吸であったり，鎖骨上窩や肋骨間が吸気の際にくぼむのは努力呼吸である。

また喘鳴を伴ったり，苦しそうな顔をしていたり，口唇や手先にチアノーゼ（紫色を帯びる）がみられることもある。

高齢者が眠っている場合には，寝具をかけたままでは呼吸運動が観察しにくいので，鼻孔近くに手をかざしてみたり，ガーゼの抜き糸を鼻の近くにたらし動きを観察する。

呼吸のリズムは，健常者の安静時には一定で乱れがないのが普通である。異常があれば，浅くて速い呼吸か，深くて大きい呼吸なのかを観察し，ついで，呼吸数を必ず30秒間あるいは1分間測定する。健常者の呼吸数は，安静時には

12 〜 18回/分である。

② 体温

人間の1日の体温は，筋活動が少ない早朝睡眠時がもっとも低く，起床し朝食後から徐々に体温は上昇，午後から夕方にかけて最高となり，下降に転ずるが，その差（日差）は1℃以内である（日内変動）。

65歳を過ぎた高齢者は，成人期の体温より低い温度を示す。これは，基礎代謝の低下，皮下組織の損失や動脈変化による血流量の減少により，皮膚の熱伝導が少なくなることと，温度調節機構が衰退して寒冷への抵抗力が弱まるためである。

また，高齢者では発熱性疾患に罹患したときに発熱しにくい。そのため，肺炎を起こしていてもあまり熱が出ないことがある。

③ 脈拍

脈拍とは，心臓の1分間におよそ60回の周期的な収縮により血液が大動脈より末梢へ駆出されたときの血管の波動が，体表面近くの動脈で触知される拍動のことである。

正常脈拍数は，年齢により変化し，加齢とともに減少する。脈拍数が1分間に100回以上の場合を頻脈，60回以下を徐脈というが，高齢者では，1分間に80回以上を頻脈，50回以下を徐脈という。

脈拍数以外では，リズム，大小，立ち上がりの速さ，緊張（硬軟），対称性などを把握する。

脈拍には，測定時間，発熱，運動，食事，精神的興奮，薬物の服用などが影響を及ぼすので，異常があれば，それらについて把握する。

動悸とは，心臓の調律や心臓の収縮力に異常が起こったときに生じる自覚症状で，一般に「心臓がドキドキする」「脈がとぶ」「心臓が踊る」などと訴えることが多い。

動悸は，精神的なものでも生じる可能性がある。さらに，心臓の脈拍数が増加したときや，不整脈が生じたとき，あるいは弁膜症や心筋梗塞に伴う心不全などの心臓病でも動悸を訴えることが多い。

動悸を訴えるようであれば，その起こり方やそのときの脈の様子を詳しく聞く。

④ 血圧

血圧とは，心臓から送り出された血液が血管に与える圧力のことで，心拍出量と末梢血管抵抗の積（心拍出量×末梢血管抵抗）で決定される。

通常120/80mmHgといった測定値になる。数値が大きいほうは，左室が収縮して血液が送り出された瞬間の圧で収縮期血圧という。数値が小さいほうの血圧は左室が拡張して大動脈弁が閉じたときの圧で，拡張期血圧という。

血圧は，睡眠中がもっとも低く，午前中より午後のほうが高いのが普通で，1日の変動（日内変動）は約10 〜 20mmHgである。

身体を動かしたり，精神的な刺激を受けると血圧は大きく変動するが，この調節には，おもに「抵抗血管」といわれる末梢血管の緊張や弛緩，および自律神経系やホルモン系などさまざまな因子がかかわっている。

日本老年医学会では，高齢者の降圧目標を次の通り提示している[3]。

・65 〜 74歳には140/90mmHg以上の血圧レベルを降圧薬開始基準として推奨し，管理目標を140/90mmHg未満にする。

75歳以上では150/90mmHgを当初の目標とし，忍容性（薬を患者に投与した際に現れる有害事象の程度）があれば140/90mmHg未満を降圧目標とする。

・自力で外来通院できないほど身体能力が低下した患者や認知症を有する患者では，降圧薬開始基準や管理目標は設定できず個別に判断する。

・糖尿病，蛋白尿を有する慢性腎臓病（CKD），脳心血管病の既往のある高齢者では，年齢による降圧目標よりも高値の血圧値を降圧薬開始基準とする。降圧目標は，まず年齢による

降圧目標を達成し，忍容性があれば，過度の降圧に注意しつつより低い値を目指す。

5）生活のアセスメント

食事，排泄，睡眠，清潔，更衣，コミュニケーションなどの生活に関してアセスメントする。

内容は，生活にかかわる身体の各機能や，疾患の有無，動作能力（運動機能），認識の程度および心理状態（精神機能），生活習慣，経済的問題などである。

この場合，一律に「できる」「できない」と評価をするのではなく，その人の過去の状態との比較をまじえて把握する。

また，歩き方，歩行時の表情や目つきなども合わせて観察する。

＊個々人の歩き方には個性があり，身体状態が変化したときは，歩き方に変化があらわれることを認識しておく必要がある。

＊転倒のリスクをアセスメントする際には過去の転倒体験も重要である。

序　章　高齢者のアセスメントとケアの原則

> ### summary
>
> ● 高齢者のケアで，もっとも重要なことは，生命の危機に直結する疾患や薬物療法による有害事象を見過ごすことのないように観察することである。
> ● 生活機能障害を総合的に評価し，高齢者と家族のQOLを改善するように援助することが重要である。生活機能障害には，認知機能障害，コミュニケーション障害，運動障害，排泄機能障害などがある。
> ● 高齢者は，疾患や障害によって活動が低下し閉じこもりがちになったり，精神的活動が低下し，うつ状態になったりすることが多い。高齢者が社会参加のための外出が可能となるように援助することが大切である。

Part 3　高齢者へのケアの原則

　高齢者のケアは，できなくなったことを支えること，および欠如した部分をすみやかに補う援助が中心となる。

　しかし，このことは老いの過程を予測し，そのための準備をすることや，その過程ができるかぎりゆっくりとしたものになるように試みることの必要性を否定するものではない。

　つまり，高齢者のケアの原則は，老いの自覚を高齢者に迫ることなく，高齢者がありのままに現実を直視して老いを受容し，その人らしさを失わずに生活できるように援助することである。

　入院した高齢者のケアには，以下のような特徴がある。

・薬物を使用する機会が多くなるので，有害事象の早期発見が重要である。
・長期間のケアを必要とする場合は，チーム医療と福祉との連携が必要となる。
・どのように死を迎えるのか，終末期医療の機会が多くなる。

　いずれにしても，高齢者をケアする際の基本姿勢としては，高齢者の価値観や過去の生き方を尊重し，相手のペースに合わせ，ゆったりとした雰囲気でかかわることが求められる。

　また，

・入院による心身の活動低下を最小限に止めること
・退院後に，可能なかぎり元の生活に戻れるように援助すること
・介護・福祉サービスなどの社会資源を最大限に活用し，高齢者のQOLを良好に保つように援助すること

などが重要である。

1）異常の早期発見

　高齢者が疾患に罹患し入院すると，さまざまなストレスにさらされた状況のなかで生活することになる。そのストレスが，原疾患の悪化だけでなく，別の疾病や合併症を起こすことがある。

　異常の発見が遅れると，それだけ全身の機能が低下し，回復も遅れるので，早期発見と早期対応が重要になる。

13

2) 早期離床の促進

ヒトの心身の能力は，使用していないと機能が低下する。臥床状態が続くと，循環，呼吸，筋力，精神など全身の機能が低下し，寝たきりになりやすい。そして，寝たきり状態になると，その機能低下は著明になり，日常生活動作（ADL）が自立できなくなる。

そのため，臥床中の機能維持のための運動訓練を導入し，早期離床に向けて援助していく。

3) 高齢者への薬物投与の注意

高齢者は，薬剤に対する反応が成人とは異なっており，有害事象も成人と比べると多くなる[4]。

高齢者の薬物有害事象は，
①薬物作用の加齢による変化
②過量投与
③合併症に対する配慮不足
④薬歴への注意不足
などによって起こる。

特に，高齢者では，多種類の臓器に薬物有害事象（精神神経障害，血液障害，循環器障害，腎障害など）が出やすく，しかも重症となる例が多い。

原因薬剤としては，抗生物質，降圧薬，非ステロイド系抗炎症薬（NSAID），抗不整脈薬，精神神経薬が多い。

薬物作用の加齢変化は，体内動態の変動による薬物濃度の変化と薬物に対する反応性の変化による。このうち，加齢変化がもっとも顕著にあらわれるのが，薬物の代謝（肝臓）と排泄（腎臓）である。

特に，高齢者の場合，肝代謝の遅延による薬物血中濃度の上昇や，腎機能低下による排泄の延長が蓄積効果を生じ，過剰血中濃度を引き起こす。したがって，腎機能や体重などから成人量の$1/3 \sim 1/2$以下を常用量とし，薬剤に応じて血中濃度をモニターしながら投与量を決定する。

高齢者1人当たりの疾患数が増加することによる投与薬剤数の増加が有害事象の一因となる。特に6薬剤以上になると有害事象が急激に増加する（第2章 p67 図表11参照）。

高齢者は，処方された薬の種類の増加，認知機能・身体的機能の低下などの要因に加えて，医師，看護師，薬剤師などとのコミュニケーション不足などから，飲み忘れ，服用方法の誤りなどを生じて，服薬アドヒアランスの低下を起こしやすい。

最近では，薬剤師による服薬指導が行われるようになっているが，グループホームや福祉施設，自宅にいる高齢者には，まだ十分な対応がなされているとは言えない。かかりつけ薬局を推進し，薬剤の残量管理やジェネリック薬品を活用することが望まれる。さらに，お薬手帳は必ずもち，処方された薬名，量，服用方法，有害事象を，高齢者・家族が常に把握していることも重要である（**図表11**）。

図表11 服薬アドヒアランス低下に関わる要因

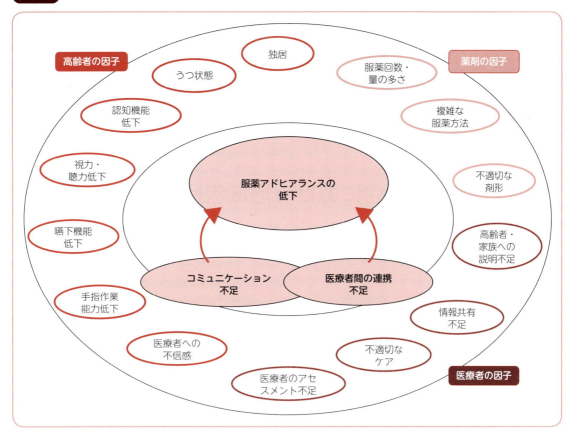

> **summary**
> - 地域包括ケアシステムには，5つの構成要素（住まい・医療・介護・予防・生活支援）がある。
> - 高齢社会においては，公助・共助・自助・互助の生活が重要である。

Part 4　超高齢社会における地域包括ケアシステム

　日本は，諸外国に例をみないスピードで高齢化が進行し，国民の4人に1人が65歳以上になってきており，これからも，75歳以上の人口割合は増加し続ける。

　このような状況のなか，国民の医療や介護の需要が，さらに増加することが見込まれている。このため，厚生労働省は，2025年を目途に，高齢者の尊厳の保持と自立生活の支援を目指している。重度な要介護状態となっても住み慣れた地域で自分らしい暮らしを人生の最期まで続けることができるよう，住まい・医療・介護・予防・生活支援が一体的に提供される，地

図表12　地域包括ケアシステム

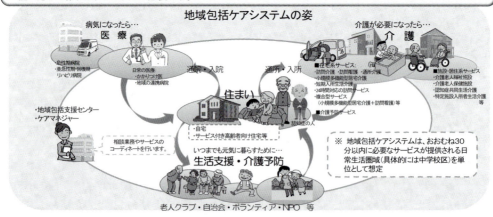

（厚生労働省資料）

図表13　地域包括システムの構成要素

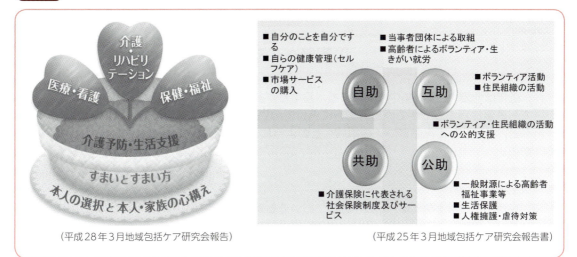

（平成28年3月地域包括ケア研究会報告）　　　　　　（平成25年3月地域包括ケア研究会報告書）

域の包括的な支援・サービス提供体制，すなわち，地域包括ケアシステムの構築を推進している（図表12）。

特に，認知症高齢者とその家族にとっても，地域で生活を支えられるようなケアシステムの構築が重要である。

国が推進する地域包括ケアシステムは，5つの構成要素（住まい・医療・介護・予防・生活支援）が相互に関係しながら，一体的に提供されることを示している。さらに，これらは，公助（公的支援）・共助（介護保険など）はもとより，自助（セルフケア・自分のことは自分でする），さらに，互助（ボランティア活動，住民の組織活動）という活動を重要視している。たとえば，高齢者による高齢者支援というピアボランティア，高齢者の生きがい就労なども含まれる（図表13）。

都市部でも高齢者人口の急増が予想される地域，人口減少で高齢者人口が5割以上になっている町村など，多様な地域の特性がある。地域の自主性や主体性に基づき，地域の特性に応じてケアシステムを作り上げていくことが必要である。高度成長期の1970年代に造成された住宅地では，都市部にありながら，高齢者人口の割合が50％を超えるという団地が存在する。このような団地に住む65歳以上の住民は，社会的活動を通して培った多様な能力をもった人々がいる。このような人々の力をボランティアや住民組織の活動に生かす互助のパワーにして，その地域の人々の生活に対応した地域包括ケアシステムをつくっていくことが必要である。

文献

1) 日本老年学会，日本老年医学会：高齢者の定義と区分に関する，日本老年学会・日本老年医学会　高齢者に関する定義検討ワーキンググループからの提言．2017.
2) 厚生労働省：人口動態統計（確定数）の概要　平成29年.
3) 日本老年医学会：高齢者高血圧診療ガイドライン2017．日本老年医学会雑誌．54（3）：271，2017.
4) 日本老年医学会：高齢者の安全な薬物療法ガイドライン2015．メジカルビュー社，2015.
5) 日本老年医学会，日本糖尿病学会：高齢者糖尿病診療ガイドライン2017．南江堂，2017.

column

災害時への対応

　近年は地震や台風，集中豪雨による水害などが多発し，こうした災害時への対応についても重要性が増してきている。災害に向けての備えや，実際に災害が起こった際の対応など，看護として高齢者やその家族へどのようにかかわればよいかを考えておく必要がある。

災害に備えて
　食料品や飲料水などは，どの年齢層においても重要となるが，高齢者の場合は常に内服している薬があったり，インスリンなどを常用している場合があるので，特に在宅の場合などは，薬や医療物品の予備，お薬手帳などを誰にでもわかりやすい場所にまとめ，非常時にすぐに持ち出せるようにしておくとよい。また，薬や医療物品だけでなく，杖やめがね，義歯なども高齢者の日常生活にとっては重要であるため，非難時に持ち出せることが望ましい。

災害時の支援
　災害による心身の疲労や，避難所や仮設住宅などの非日常的な環境は高齢者，特に認知症のある高齢者にとっては過酷な環境であり，認知症の症状を増悪させる危険性がある。また，認知症でなくても，昼夜が逆転し眠れない，落ち着かずにウロウロする，時間や場所，状況がわからなくなる，口数や活動量が極端に減るなど，「せん妄」と呼ばれる一過性の脳機能障害が起こることがある。そのため，これらを予防することや，早期に高齢者の変化に気づき対応することが大切である。
　また，高齢者は排泄の不便さから水分摂取を控えてしまいがちで脱水や便秘につながることも多いので，水分を意識的に摂ってもらうことも重要である。
　避難所ではじっとしていることが増えるが，動かないことは便秘や不眠，食欲低下，長期的には筋力の低下にもつながるため，少しずつでも動いてもらえるよう，きっかけを作ったり，動きやすい環境を整えることが大切となる。また，同じ姿勢では静脈血栓症なども起こりやすくなるため，足首の運動を促したり，腫脹や疼痛，皮膚色の変化がないかを観察する必要がある。

生活再建が長期化する場合
　避難生活が長引いた場合，慣れない生活の疲れから頭痛，腰痛，不眠などの身体的な症状が出たり，周囲で生活再建が進むことで「自分が取り残されている」といった不安や焦りも生じやすい。こうした反応は自然に起こる反応なので，高齢者や家族がつらさを我慢したり，抱え込むことがないよう，相談しやすい環境をつくったり，互いに体験を語り合える場をつくっていくことが大切である。

参考：命を守る知識と技術の情報館〈高齢者編〉
http://www.coe-cnas.jp/group_senior/manual/index.html（2019年2月閲覧）

第1章

認知症のある高齢者のケア

> **summary**
> - 認知症とは，「一度正常に達した認知機能が後天的な脳の障害によって持続的に低下し，日常生活や社会生活に支障をきたすようになった状態」[1]である。
> - 認知症の原因となる疾患によって，治療法や予後が異なる。主な疾患には，アルツハイマー型認知症，レビー小体型認知症，前頭側頭型認知症，血管性認知症がある（四大認知症）。その他，治療可能な認知症もある。
> - 症状には，認知機能障害と行動・心理症状（BPSD）がある。
> - 認知機能障害，行動・心理症状に対する薬物療法，症状に応じた非薬物療法がある。
> - 認知症高齢者は，認知機能の低下により，生活のさまざまな場面で苦悩を体験している。まずは病態を理解し，認知症高齢者の気持ちに寄り添い，1人の人として尊重してかかわることがケアの基本である。ケアにおいては，認知機能障害，生活障害の程度，行動・心理症状，身体的・心理的影響などをアセスメントし，安心につながるコミュニケーションの検討や環境調整がケアの柱となる。

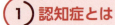

Part 1　認知症のある高齢者へのアプローチ

1）認知症とは

●定義

　認知症とは「一度正常に達した認知機能が後天的な脳の障害によって持続的に低下し，日常生活や社会生活に支障をきたすようになった状態」[1]である。従来は記憶障害の存在が重視されていたが，米国精神医学会のDSM-5（2013）の定義では，記憶障害だけを特別視しない方向に改定された（図表1）。

●年齢相応のもの忘れと病的なもの忘れ

　年齢相応のもの忘れは部分的なものであるため，ヒントがあると忘れた内容を思い出すことができる。一方，病的なもの忘れでは，経験した出来事全体を忘れてしまい，そのような出来事はなかったと否定する。そして年単位でその程度がひどくなるのが特徴である（図表2）。

●認知症の原因疾患

　認知症をきたす主な疾患には，神経変性疾患，血管性認知症，感染症性疾患などがある（図表3）。高齢者の認知症では，神経変性疾患と脳血管障害が約9割を占めている。

2）認知症の症状

　認知症の症状には，多様な「認知機能障害（中核症状）」と「行動・心理症状」がある（図表4）。

① 認知機能障害（中核症状）

●記憶障害

　自分の体験した出来事や過去についての記憶が抜け落ちてしまうことを記憶障害という。
　記憶の種類は，記憶内容と保持時間の観点で

第1章　認知症のある高齢者のケア

図表1 認知症（DSM-5）の診断基準

A	1つ以上の認知領域（複雑性注意，実行機能，学習および記憶，言語，知覚-運動，社会的認知）において，以前の行為水準から有意な認知の低下があるという証拠が以下に基づいている： （1）本人，本人をよく知る情報提供者，または臨床家による，有意な認知機能の低下があったという懸念，および （2）標準化された神経心理学的検査によって，それがなければ他の定量化された臨床的評価によって記録された，実質的な認知行為の障害
B	毎日の活動において，認知欠損が自立を阻害する（すなわち，最低限，請求書を支払う，内服薬を管理するなどの，複雑な手段的日常生活動作に援助を必要とする）。
C	その認知欠損は，せん妄の状況でのみ起こるものではない。
D	その認知欠損は，他の精神疾患によってうまく説明されない（例：うつ病，統合失調症）。

（日本精神神経学会 日本語版用語監修，高橋三郎・大野裕監訳：DSM-5 精神疾患の診断・統計マニュアル，p594，医学書院，2014.）

図表2 年齢相応のもの忘れと病的なもの忘れの違い

年齢相応のもの忘れ	病的なもの忘れ
・ふとした拍子に思い出す ・もの忘れの自覚はある（忘れたということは覚えている） ・生活に支障はきたさない ・食事の内容は忘れるが，食事をしたことは覚えている	・何度も同じことを言ったり聞いたりする ・物のしまい忘れがあるが，しまったこと自体を忘れる（そして，「盗まれた」と言う） ・出来事全体を忘れる ・ヒントやきっかけがあっても，思い出せない ・昔のことは（よく）覚えているが，新しいことを覚えられないし，忘れる（初期の場合。晩期になると，昔のことも忘れていく）

図表3 認知症をきたす主な原因疾患

神経変性疾患	アルツハイマー型認知症，レビー小体型認知症，前頭側頭型認知症，パーキンソン病，ハンチントン病，大脳皮質基底核変性症，進行性核上性麻痺　など
血管性認知症	脳血管疾患
感染症性疾患	クロイツフェルト・ヤコブ病，神経梅毒，AIDS関連認知症　など
脳外科的疾患	その他の脳神経疾患
全身疾患に伴う認知症	代謝・内分泌疾患
その他	中毒性疾患

大きく2つに分類される（**図表5**）。記憶内容は，陳述記憶と非陳述記憶に，保持時間は短期記憶と長期記憶に分類される。また，陳述記憶や非陳述記憶は長期記憶の一種でもある。

アルツハイマー型認知症では近時記憶から障害され，進行するにつれて長期記憶（エピソード記憶）が障害されていく。

●**複雑性注意障害**

何かを記憶，または行動するときなどに，意

図表4 認知症の症状による心身への影響

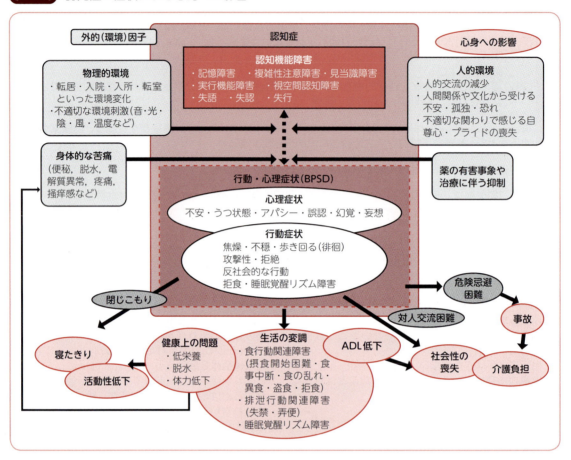

図表5 記憶の種類

陳述記憶	エピソード記憶：個人的に体験された出来事についての記憶
	意味記憶：語彙，単語
非陳述記憶	手続き記憶：自転車に乗るなど，日常動作などで保持した機能
	プライミング：無意識の記憶

短期記憶	長期記憶	
～数十秒	数分～数日	数週間以上
即時記憶	近時記憶	遠隔記憶

識を集中させることを注意という。複雑性注意とは覚醒（もしくはほとんどそれに近い状態）している状態での注意のことで，持続性注意（一定の時間の注意の維持），選択性注意（注意阻害因子があるなかでの注意の維持），分配性注意（同じ時間内で2つの仕事に対応する）の3つの側面で評価される。

たとえば，会話中もそわそわして気が散りやすい，話をしていても話題がそれてしまうなどがある。

● 見当識障害

見当識とは，現在の日時や，自分がいる場所，何のためにその場所にいるかなどの状況を把握できることである。

アルツハイマー型認知症やレビー小体型認知症で障害されやすい。記憶障害の進行に伴い見当識障害も障害されていき，自分がどこにいるか，今がいつなのか，などもわからなくなる。

図表6 実行機能障害とは	図表7 失行とは
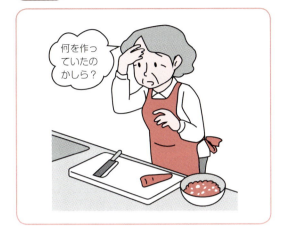	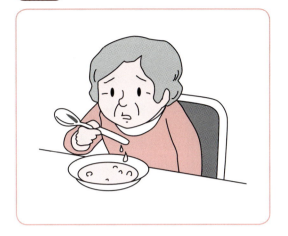

時間→場所→人物の順で障害が進み，時間に関しては日にち→月→年→季節というように細かい部分から障害されていくことが多い。

●実行機能障害

　目的をもった一連の行動を有効に成し遂げるために必要な機能が障害されることを実行機能障害という。内容は，4つの要素（①目標の設定，②計画の立案，③目標を実現するための計画の実行，④効率的な実行）に分かれ，この要素の1つでも障害されると実行機能障害が生じる。

　たとえば料理をする場合，メニューを決め（目標の設定），手順を考えて（計画の立案），実際に料理をする（効率的な実行）ことになるが，実行機能障害が現れると，手順がわからなくなって最後まで遂行できなくなり（図表6），味付けが変わるなどの影響が生じる。

●視空間認知障害

　視力が障害されていないにもかかわらず，ものを正確に認識できない，ものの距離感や位置関係を認識できない状態をいう。

●失語

　言葉の理解や発語が困難になることを失語という。

　アルツハイマー型認知症では，主に発語は比較的スムーズにできるが言葉の理解力が低下した失語（流暢性失語）が特徴的である。また発する言葉についても，たとえば本人はトイレに行きたいと思って「トイレ」と言ってるつもりでも，「ご飯」と言ってしまうなどの錯語（言い間違い）や「あれ…それ…あれれ…えっと」などのように言葉がでてこないこと（語健忘）がよくみられる。

　血管性認知症では，障害部位によって感覚性失語（意味のある言葉は出るが理解していない）や運動性失語（理解はできるが言葉にできない）が生じる（第10章参照）。

●失行

　運動機能が障害されておらず，かつ行うべき動作を理解しているにもかかわらず，身につけた一連の動作が障害されていることを失行という。

　たとえば，スプーンを見て理解しているものの，逆さまに持つなどで正しく使用することができない（図表7）。

●失認

　感覚器に異常がないのに，物や人をそれが何

図表8　認知症疾患別のBPSDの出現頻度

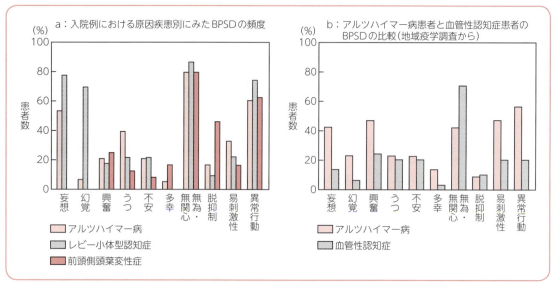

(a：Hirono N, et al.：J Neuropsychiatry Clin Neurosci. 11：498-503, 1999. を参考に作成，b：Ikeda M, et al.：J Neurol Neurosurg Psychiatry. 75：146-148, 2004. を参考に作成)

か(対象の意味やその重要性)を認識できないことを失認という。たとえば，「使い慣れたコップや鉛筆を見ても何かわからない」「有名人の顔を見ても誰かわからない」などがある。

② 行動・心理症状(周辺症状)
❶行動・心理症状とは

　行動・心理症状(behavioral and psychological symptom of dementia：BPSD)は，「認知症患者にしばしば生じる，知覚認識または思考内容または気分または行動の障害による症状」と定義されている(国際老年精神医学会，1996)。

　行動・心理症状は，焦燥・不穏状態，攻撃性，叫声，拒絶，行動障害，食行動の異常，睡眠覚醒障害などの「行動症状」と，妄想，幻覚，誤認，感情面の障害などの「心理症状」に分けられる(本章p22図表4)。

　行動・心理症状は，高齢者本人にとっては生活の質が低下し，苦痛であるだけではなく，同居家族には心理的・身体的・経済的負担が生じ，在宅生活の破たんをきたす一因となるため，医療や介護において行動・心理症状の対応は重要である。

　行動・心理症状は，性格や生活歴，認知機能障害といった高齢者の素因に，疼痛などの身体的要因，不快やストレスにつながる不適切なケアやさまざまな環境要因が加わった結果生じる症状である。個別性が非常に高く，介護者を含む環境の影響を受けやすいのが特徴である。

❶行動・心理症状の出現と認知症疾患との関係

　行動・心理症状は，出現する症状や時期が認知症疾患によって異なることが報告されている(図表8)。四大認知症(アルツハイマー型認知症，レビー小体型認知症，前頭側頭型認知症，血管性認知症)の多くの高齢者にみられるのが意欲の低下(無為・無関心)である。あまり気づかれないことが多いが，テレビを見ながらウトウトする状態が続き筋力低下や外出意欲が低下していくと，認知症の悪化や寝たきりにつながる可能性が高く，注意が必要である。

　後で詳述するが，疾患別によくみられる症状としては，アルツハイマー型認知症は夜間の徘徊と物盗られ妄想，レビー小体型認知症では，

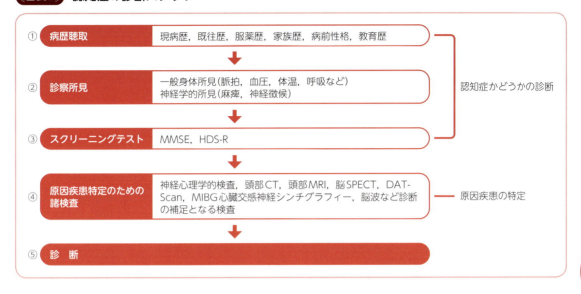

図表9 認知症の診断ステップ

幻視（存在しないものが見える）や錯視（見まちがい），誤認妄想，レム睡眠行動障害（睡眠中に寝言を言ったり激しく身体を動かしたりする），前頭側頭型認知症では，常同行動（同じ行動を繰り返すことに執着する）が特徴的で，他者や社会ルールへの配慮が失われて集団活動が難しくなったり，過食などの食行動異常が出現しやすく，血管性認知症では，意欲の低下がみられる。

3) 認知症の診断

現時点では，認知症の根本的な治療法はないが，認知症の原因疾患を診断することで疾患特有の病状経過を推測することができる。これは臨床の現場で重要となる高齢者への理解や寄り添い方，生活の変化に伴う家族の心構えに役立ち，大きな利点である。なお診断を行ったとしても病状の経過は個人差が大きいため，病歴はきわめて詳細に聴取することが，診断ではもっとも重要となる。どのような症状が，いつ発症したか，行動や表情の変化といった日常生活での様子，態度による客観的評価が病型診断，鑑別の基盤となるため，本人だけでなく家族からの情報聴取をまず重点的に行う。

● 診断手順（図表9）

①病歴聴取：高齢者と同居する家族から聴取することが多いが，介護者やケアマネジャーから日常生活の様子を聴取する。

②診察所見：身体所見，神経学的所見などから，認知症の診断や原因疾患の予測を行う。

③スクリーニングテスト（仮の診断）：
MMSE（図表10）やHDS-Rにて認知機能を評価し，認知症かどうかの診断を行う。

④原因疾患特定のための諸検査：神経心理学的検査（図表11），血液検査，頭部CT，頭部MRI，脳SPECTなどの画像検査を施行する。

⑤①～④を総合的に評価し，診断を行う。

● 画像検査

・頭部CT，頭部MRI：脳の萎縮，脳出血や脳梗塞，脳の虚血病変などを確認する。

・脳SPECT：脳の血流や代謝を評価する。

・DAT-Scan：黒質線条体のドパミントランスポーターのはたらきを評価し，レビー小体型認知症の鑑別に用いることがある。

・MIBG心臓交感神経シンチグラフィー：心臓の交感神経の変性と脱落を評価し，レビー小体型認知症の鑑別に用いることがある。

図表10 MMSE

30点満点，24～29点：認知症境界域（MCI），23点以下で認知症領域を疑う。
23～20点：軽度認知障害，19～10点：中等度認知症，9～0点：高度認知症に区分する

	質問内容				認知機能障害
1	今年は平成何年ですか。＊各1点　合計5点	年	0	1	日時の見当識障害
	今の季節は何ですか。		0	1	
	今は何月ですか。	月	0	1	
	今は何日ですか。	日	0	1	
	今日は何曜日ですか。	曜日	0	1	
2	ここは，何県ですか。	県	0	1	場所の見当識障害
	ここは，何市ですか。	市	0	1	
	ここは，何病院ですか。	病院	0	1	
	ここは，何階ですか。	階	0	1	
	ここは，何地方ですか。	地方	0	1	
3	これからいう3つの言葉をいってみて下さい。 後でまた聞きますのでよく覚えて下さい。 （以下のいずれか一つで，採用した系列に○印を付けておく。） 1：a）桜　b）猫　c）電車 2：a）梅　b）犬　c）自動車		0 0 0	1 1 1	即時記憶障害
4	100から7を引く（5回まで）93，86，79，72，65（正当1個に1点） 最初が誤りでも2度目が正解であれば1点。できなければ「フジノヤマ」を逆唱させる。（マヤノジフ-5，ヤマノジフ-1，マヤジフ-2）		0 1 2 3 4 5		注意障害，計算障害，作業記憶障害
5	先ほど覚えてもらった言葉をもう1度いってみて下さい。 （自発的に解答があれば各2点，もし解答がない場合以下のヒントを与え正解であれば1点） a）植物　b）動物　c）乗り物		0 0 0	1 1 1	近時記憶障害
6	（時計をみせながら）これは何ですか。＊各　1点 （鉛筆をみせながら）これは何ですか。合計　2点		0 0	1 1	失語，失認
7	文章反復「みんなで力をあわせて綱を引きます」（1回のみで評価）				失語，注意障害，即時記憶障害，作業記憶障害
8	（三段の命令）「右手にこの紙を持って下さい」「それを半分に折りたたんで下さい」「机の上に置いてください」（各段階ごとに1点）		0　　1 2　　3		失行，作業記憶障害，注意障害
9	次の文章を読んで，その指示に従ってください。「目を閉じなさい」		0	1	失読
10	文章を書いてください（文法や読点は不正確でも自発的で意味のあるもの）		0	1	失書
11	次の図形を書いてください。		0	1	構成障害，視空間認知障害
	得点合計		/30		

図表11 原因疾患の特定のための神経心理学的検査

疾患名	検査名
アルツハイマー型認知症	CDT，ADAS-Jcog
レビー小体型認知症	パレイドリアテスト
前頭側頭型認知症	FAB

4）認知症の原因疾患

① 四大認知症の特徴（図表12）

●アルツハイマー型認知症：AD

①原因：脳変性がエピソード記憶に関与する「海馬」からはじまる認知症で，緩やかに確実に進行し，初期から記憶障害が認められる（図表13）。

第1章　認知症のある高齢者のケア

図表12　四大認知症の特徴

	アルツハイマー型認知症（AD）	レビー小体型認知症（DLB）	前頭側頭型認知症（FTD）	血管性認知症（VaD）
年齢・男女差	女性に多い	60歳以降，男性に多い	50〜60歳代，男女差なし	男性に多い
進行・経過	一般的に進行はゆるやか。経過はさまざまであるが10年程度であることが多い	ゆるやかではあるがアルツハイマー型認知症より進行は早いことが多い。経過はさまざまであるが7年程度であることが多い	ゆるやかではあるがアルツハイマー型認知症より進行は早いことが多い。経過はさまざまであるが8年程度であることが多い	脳血管障害が起こるたびに階段状に進行するタイプやゆるやかに進行するタイプなどさまざま
全経過	10年（5〜15年）	約7年（アルツハイマー型認知症より短い）	約8年（運動性では4年）	約7年
記憶障害	初期から出現（近時記憶障害）	初期はアルツハイマー型認知症に比べて軽度	初期はアルツハイマー型認知症に比べて軽度	比較的軽度
運動障害	重度になるまで出現しない	パーキンソン病様症状，転倒が多い	筋萎縮性側索硬化症などの運動ニューロン疾患と合併することがある	みられやすい
症状・徴候	認知機能障害が主。初期症状としては近時記憶障害や見当識障害が多い	幻視・錯視，パーキンソン症状，認知機能障害に加えて，レム睡眠行動異常症や便秘・起立性低血圧などの自律神経症状，注意や覚醒レベルの変動を伴う認知機能の変動など症状はさまざま	無気力，無関心，注意障害，反響言語，脱抑制，反社会的行為，食行動異常	意欲，意識，感情の障害せん妄を合併しやすい
予防・治療	薬物による症状進行の抑制	精神症状に対して薬物治療	精神症状に対して薬物治療	生活習慣改善，薬物治療による予防
その他	物盗られ妄想がみられやすい	抗精神病薬への過敏性	初期には，認知機能障害は目立たず，行動障害と精神症状が中心	局所の神経症状（片麻痺，聴音障害，嚥下障害，歩行障害，尿失禁など）脳卒中の既往動脈硬化の危険因子の存在

②症状：初期症状は記憶障害である。物の置き場所がわからない，同じことを繰り返して話すなどの症状が認められる。進行し前頭前野に変性が進むと遂行機能に障害がみられ，段取りや要領が悪くなったり，場当たり的な行動がよくみられるようになる。さらに

27

脳変性が頭頂葉や側頭葉に拡大するに従って視空間構成障害，計算障害，書字障害，言語障害などの認知機能障害がみられる。進行に伴って意欲低下，うつ，妄想，幻覚，徘徊，興奮などの行動・心理症状が認められることが多い。特に妄想は半数以上の高齢者に認められるとされ，財布や通帳を盗られたと訴える"物盗られ妄想"が多くみられる。

③経過：アルツハイマー型認知症の経過はⅠ～Ⅲ期に分けられ，認知機能，行動・心理症状，ADLにある程度進行の順序が認められる（図表14）。

- **認知機能**：通常，近時記憶障害（もの忘れ）から始まり，次第に遠隔記憶・言語・行為・視空間認知・遂行機能の各領域が全体的に緩徐に低下していく。
- **ADL**：Ⅰ期では手段的ADL（金銭管理，電話など）がおぼつかなくなる。Ⅱ期になると基本的ADL（トイレや食事，着替え，入浴など）が困難となり，Ⅲ期では身体的介助が必要となり，末期には嚥下障害による摂食不良，寝たきり状態となる。
- **行動・心理症状**：Ⅰ期では抑うつや意欲減退などの陰性症状が比較的多いが，Ⅱ期になると妄想・幻覚などの陽性症状や介護上問題となる徘徊・不適切行動などが目立つようになる。Ⅲ期には単純な常同行為や弄便などの不潔行為を経て，最終的には無為となる。

●レビー小体型認知症：DLB（図表15）

①原因：レビー小体が大脳皮質や脳幹など中枢神経系全般に蓄積することで，神経細胞が障害されて起こる。特に内側面を含む後頭葉から側頭葉，頭頂葉の血流が低下している。脳幹に特に蓄積したものがパーキンソン病である。

図表13　アルツハイマー型認知症

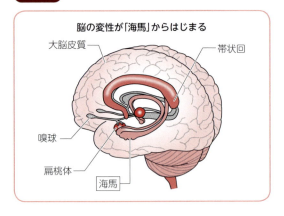

図表14　アルツハイマー型認知症の経過

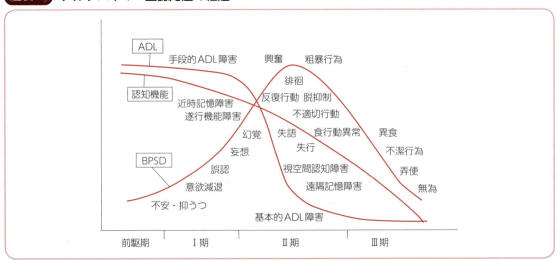

（西川隆，大西久男：認知症の原因疾患による症状・行動の特徴とケアの方針．J Rehabili Health Sci. 7：1-7, 2009.）

第1章 認知症のある高齢者のケア

図表15　DLBの臨床診断規準（2017）

DLBの診断には，社会的あるいは職業的機能や，通常の日常活動に支障を来す程度の進行性の認知機能低下を意味する認知症であることが必須である。初期には持続的で著明な記憶障害は認めなくてもよいが，通常進行とともに明らかになる。注意，遂行機能，視空間認知のテストによって著明な障害がしばしばみられる。

1. 中核的特徴（最初の3つは典型的には早期から出現し，臨床経過を通して持続する）
・注意や明晰さの著明な変化を伴う認知の変動
・繰り返し出現する構築された具体的な幻視
・認知機能の低下に先行することもあるレム期睡眠行動異常症
・特発性のパーキンソニズムの以下の症状のうち1つ以上；動作緩慢，寡動，静止時振戦，筋強剛

2. 支持的特徴
抗精神病薬に対する重篤な過敏性；姿勢の不安定性；繰り返す転倒；失神または一過性の無反応状態のエピソード；高度の自立機能障害（便秘，起立性低血圧，尿失禁など）；過眠；嗅覚鈍麻；幻視以外の幻覚；体系化された妄想；アパシー，不安，うつ

3. 指標的バイオマーカー
・SPECTまたはPETで示される基底核におけるドパミントランスポーターの取り込み低下
・MIBG心筋シンチグラフィでの取り込み低下
・睡眠ポリグラフ検査による筋緊張低下を伴わないレム睡眠の確認

4. 支持的バイオマーカー
・CTやMRIで側頭葉内側部が比較的保たれる
・SPECT，PETによる後頭葉の活性低下を伴う全般性の取り込み低下（FDG-PETによりcingulate island signを認めることあり）
・脳波上における後頭部の著明な徐波活動

Probable DLBは，以下により診断される
a. 2つ以上の中核的特徴が存在する
または
b. 1つの中核的特徴が存在し，1つ以上の指標的バイオマーカーが存在する
Probable DLBは指標的バイオマーカーの存在のみで診断するべきではない

Possible DLBは，以下により診断される
a. 1つの中核的特徴が存在するが，指標的バイオマーカーの証拠を伴わない
または
b. 1つ以上の指標的バイオマーカーが存在するが，中核的特徴が存在しない

DLBの診断の可能性が低い
a. 臨床像の一部または全体を説明しうる，他の身体疾患や脳血管疾患を含む脳障害の存在（ただし，これらはDLBの診断を除外せず，臨床像を説明する複数の病理を示しているかもしれない）
b. 重篤な認知症の時期になって初めてパーキンソニズムが出現した場合

DLBは認知症がパーキンソニズムの前か同時に出現したときに診断されるべきである。PDDは，明らかなParkinson病の経過中に起こった認知症を記載するために用いられるべきである。実際の場では，その臨床的状況に最も適した用語が用いられるべきで，Lewy小体病（Lewy Body Disease）といった総称がしばしば役立つ。DLBとPDDの区別が必要な研究では，認知症の発症がパーキンソニズム発症の1年以内の場合DLBとする"1年ルール"を用いることが推奨される

（McKeith IG, Boeve BF, Dickson DW, et al：Diagnosis and management of dementia with Lewy bodies：Fourth consensus report of the DLB Consortium. Neurology. 89：1-13. 2017.）

②症状：DLBの主症状として，変動する認知機能障害，繰り返す幻視，パーキンソン症状などがある。

③変動する認知機能

あるときはとても穏やかで活動もできるのに，あるときは怒りっぽく記憶も乏しく，身体も動きづらいなど，症状に日内や日間で変動する。

図表16 幻視

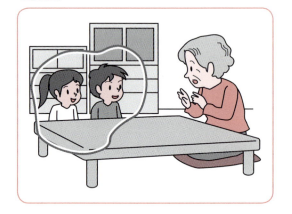

図表17 パーキンソン症状

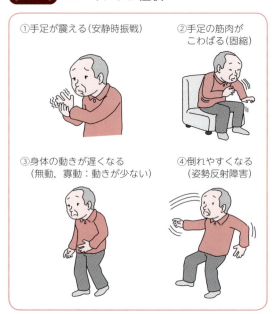

④繰り返す幻視

　幻視は他の認知症と比べると，レビー小体型認知症に特徴的である（図表16）。人の顔や動物などの具体的で詳細な幻視が多く，本人は，そこにいるはずがないのにそこに見える，といった表現をすることが多い。幻視が見える場合は，視覚からの情報を整理できていないこともあり，狐の手やハトの手の形をまねてもらうことで，ベッドサイドで簡単に確認できる。幻視と現実が混同することで被害妄想が起こる場合もある。

⑤パーキンソン症状

　パーキンソン症状では，安静時の振戦（小刻みな身体の震え）はあまり少なく，固縮（上肢や下肢の動きが固くなり，時には段階的な歯車様になる）と固縮による歩行障害や姿勢反射障害などが多い（図表17）。また自分がパーキンソン症状が進行して動けなくなるなか，家族が自由に外出している様子から嫉妬妄想につながることもある。

⑥レム睡眠行動障害

　悪夢に従い，大声をあげる，笑い声をあげる，身体を激しく動かすなどの症状があり，時にその動作で目を覚ますことがある。その動作により自分，または一緒に寝ているパートナーを傷つけることがある，などが特徴である。

⑦その他の特徴的な症状

　最初は抑うつ，無気力，便秘などの症状からはじまることがある。抗精神病薬に過敏なことがあり，注意が必要である。嗅覚の低下を認めることもある。

⑧治療：抗精神病薬に対する過敏性があるため，少量でも錐体外路症状が出現したり，過鎮静となり，ずっと眠ってしまうことがある。そのため，基本的には薬剤による治療ではなく，病気の性質を家族に説明しケアによって経過をみていく必要がある。あまりにも症状が強い場合は，少量のアリセプトや抑肝散なども幻視などに効果があることがある。

● 前頭側頭型認知症：FTD

①原因：前頭葉と側頭葉の萎縮によって認知症が起こり，それぞれの部位に司る機能（感情コントロール，理性的行動，言葉の理解など）の低下が認められる。

②症状：アルツハイマー型認知症と異なり脳後方部が保たれるため，ある程度進行するまでは基本的日常動作は問題を生じない。前頭葉や側頭葉の機能が低下し，衝動や感情の制

御が利かなくなる（脱抑制），多幸的，不機嫌，無表情，他者との疎通が得られにくい（感情・情動の変化），行動が単純化し同じ行動を繰り返す（常同行動），相手の言葉をそのまま繰り返す（保続／滞続言語）などの特徴的な症状がみられる。精神症状や行動症状が前景に立ち，認知機能の低下は目立たないことが多い。暴力行為や万引きなどの反社会的な行動で気づかれることもある。

●血管性認知症：VaD

①原因：脳梗塞や脳出血などの脳血管障害により生じる認知症。一般的には脳血管障害の部位，大きさから以下の4つのタイプに分類される。

1．多発梗塞性認知症：
皮質下領域に中〜大梗塞が起こり発症するタイプ。いわゆる階段状の進行となる。

2．小血管性認知症，ビンスワンガー型認知症：
皮質下に小さい脳梗塞が多発する小血管性認知症，皮質下の広範囲に虚血性病変が生じるビンスワンガー型認知症に分けられる。
血管性認知症の中ではもっとも多いタイプである。

3．限局性梗塞認知症：
視床，海馬，前脳基底部など認知機能に重要な部位に梗塞が単発で起こり発症するタイプである。

4．出血性認知症：
脳出血により生じる認知症全般である。

②症状：いずれのタイプも傷害された脳部位に対応した症状がみられる。1や4のタイプは脳梗塞や脳出血が起こるたびに新たな症状が出現し，いわゆる階段状の経過となる。部位によっては，麻痺やパーキンソン症状などの運動障害，手足のしびれなどの感覚障害，尿失禁などの身体症状もみられやすい。2のタ

イプは緩徐に進行し，初期には認知機能傷害は目立たず，思考や動作緩慢，アパシーが前景となりやすい。

③予防：脳血管障害を繰り返すごとに病状の悪化や進行が起こるため，高血圧や糖尿病，高脂血症，心房細動などの脳血管障害の危険因子の管理・治療が重要である。

② その他の主な認知症

①正常圧水頭症

認知機能障害，歩行障害，尿失禁の3徴が主症状である。著明な脳室の拡大や円蓋部の狭小化などの特徴的な画像所見を示す。髄液シャント術により回復する可能性がある疾患である。

②慢性硬膜下血腫

高齢者に多くみられ，典型的には頭部外傷後1〜2か月後に硬膜下に血腫が生じる。無症状なことも多いが，頭痛，嘔吐などの身体症状や認知機能低下がみられることもある。血腫除去術により回復する可能性がある疾患である。

③アルコール性認知症

長期間の過剰なアルコール摂取により生じる認知症。前頭葉が萎縮しその機能低下による症状から発症することが多い。その後，徐々に認知機能も低下していく。

③ 認知症と類似した疾患

●せん妄

せん妄とは，「急激に生じる注意・障害を中心とする精神神経症状を出す病態全体」[2]を指す。認知症があると脳の脆弱性因子があるため合併しやすく，高齢者でも感染（呼吸器，尿路），脱水，薬剤（ステロイド，オピオイドなど）などの身体疾患や環境変化などが誘因になり発症することが多い。

典型的なせん妄の症状は，"注意障害を伴う意識障害""睡眠覚醒リズム障害"であり，ほぼ全例に認められる。これらに関連して種々の症

図表18 せん妄の主な症状

注意障害	注意が散漫し会話に集中できない，話題が変わっても前の話を続ける
記憶障害	昔のことは覚えているが，つい最近のことが思い出せない
見当識障害	日時や場所がわからなくなる，よく知っている人もわからなくなる
知覚障害	幻視：実際にはないものが見える 幻聴：実際にしない音が聞こえる 錯視：実在するものを異なって知覚する，ex）天井のシミを虫と思い込む
思考障害	妄想：知覚障害の内容を現実と思い込み訂正できない，被害妄想など
精神運動障害	精神運動亢進：興奮，多動，多弁など 精神運動抑制：自発的な行動がない，刺激に反応しない
情動の変動	不安，恐怖，抑うつ，怒り，多幸，無欲など
睡眠覚醒周期障害	夜間不眠，断眠，昼夜逆転

（亀井智子編：高齢者のせん妄ケアQ&A．p8，中央法規出版，2013．）

図表19 せん妄，認知症，うつ状態の症状比較と鑑別

	せん妄	認知症	うつ状態（偽性認知症）
発　症	急激	ゆるやか	一般にゆるやか
日内変動	夜間や夕刻に悪化	変動しない	朝方に悪化
症　状	錯覚，幻覚，妄想，興奮	記憶力低下 （昔の記憶より最近の記憶の障害が目立つ）	抑うつ症状，記憶力低下 （最近の記憶も昔の記憶も同様に障害）
症状持続期間	数日～数週間	永続的	数時間～数週間
物忘れの訴え	自覚がないこともある	自覚がないこともある	強調する
知的能力 （自己評価）	一時的な低下	持続的な低下 （能力低下を隠す）	低下はない （自分の能力低下に嘆く）
言語理解・会話	会話にまとまりがない	困難 （誤った答え，作話やつじつまを合わせようとする）	困難でない （質問に「わからない」と答える）
身体疾患	合併していることが多い	時にあり	時にあり
薬物の関与	しばしばあり	なし	時にあり
環境の関与	多い	なし	時にあり

（日本神経学会監：認知症疾患治療ガイドライン2010．p7，医学書院，2010．を参考に作成）

状が重なって出現する（図表18）。

せん妄は，認知症とは異なり，急激に発症し，日内変動があり，多くは身体疾患を合併している。いつも穏やかに過ごしていた高齢者が，ある日を境に夜間になって突然興奮し，要求を繰り返す，説得しても納得する様子がなく同じ話を何度も繰り返すなどの症状がみられることがある。認知症高齢者の場合，自分の身体不調を正しく表出することが難しく，見逃されていることが少なくない。まず，原因となる身体疾患や便秘などの体調不良を見直し，対応することが優先される。せん妄症状は，一過性の意識障害であるため，身体の改善に伴い，意識障害は回復し，興奮などの症状も消失する。

●うつ病

睡眠時間の減少，ふだん楽しめていたことが楽しめなくなる，自分は悪くないのに過剰に自分を責めるようになる，疲れやすい，食欲の減少，自殺念慮がある，などの症状が出る。うつ病であれば，抗うつ薬が効果的であるため，精神科の受診が必要である。

重症になると認知症に間違われることがあるため，鑑別が重要である（図表19）。

●高次脳機能障害

脳の損傷によって生じるさまざまな神経心理学的障害であるが，記憶障害がないのに失語，失行，失認などが生じる場合を高次脳機能障害という（図表20）。

●健忘症候群

新しい情報を獲得，保持する機能が障害された状態を指す。記憶だけが特異的・選択的に障害され，他の認知機能は比較的保たれている。病巣としては視床と側頭葉がかかわる記憶の回路が障害される（図表20）。

図表20　認知症の類像疾患

認知症	・記憶障害 ・失語，失行，失認，実行機能障害
高次脳機能障害	・失語，失行，失認，実行機能障害
健忘症候群	・記憶障害

⑤ 認知症の薬物療法と非薬物療法

① 認知機能障害に対する薬物療法

アルツハイマー型認知症（AD）は異常蛋白の蓄積の結果，神経細胞の変性脱落が生じる。AD初期よりアセチルコリンエステラーゼ阻害薬（ドネペジル塩酸塩，ガランタミン臭化水素酸塩，リバスチグミン）を使用，AD中期よりNMDA受容体拮抗薬（メマンチン塩酸塩）の併用にて神経細胞死の抑制，変性の阻止が行われている。異常細胞の細胞死をできるかぎり遅らせる薬剤が2011年より国内で4種類認可されるようになった（図表21）。

レビー小体型認知症においては幻視に伴う精神運動興奮やパーキンソニズム，自律神経失調症に伴う身体症状に対して対症療法を行うことが現状である。なお，薬剤過敏性が強いため薬剤治療にも注意が必要である。

前頭側頭型認知症においては，効果のある薬剤は開発されていない。

血管性認知症においては，虚血変化により脱落死した細胞を回復させる薬剤は開発されていない。よって血管塞栓のリスクが高い糖尿病や脂質異常症，心房細動などの内科的治療を第一優先で行う予防医学が治療の現状であり，血栓の増大悪化の抑制として抗凝固薬や血流改善薬が使用されている。

② 行動・心理症状に対する薬物療法

行動・心理症状に使用する薬物治療はせん妄の治療方法と共通している。第一には，行動・

(図表21) 抗認知症薬

作用機序	コリンエステラーゼ阻害薬			NMDA受容体拮抗薬
一般名	ドネペジル塩酸塩	ガランタミン臭化水素酸塩	リバスチグミン	メマンチン塩酸塩
商品名	アリセプト®など	レミニール®	リバスタッチ® イクセロンパッチ®	メマリー®
適用重症度	軽度～高度	軽度・中等度	軽度・中等度	中等度・高度
副作用	悪心・嘔吐, 下痢	悪心	嘔吐, 貼付部かぶれ	眠気, めまい
用法用量	①軽度・中等度 3mg～開始 5mgに増量 1回/日 ②高度 10mg 1回/日	8mg/日～開始 16mgまで増量 最大24mgまで 2回/日食後	4.5mg～開始 4.5mgずつ段階的に 18mgまで増量 1回/日貼付	5mg～開始 5mgずつ段階的に 20mgまで増量 1回/日
特徴・注意点	血中半減期が長い	ニコチン性アセチルコリン受容体刺激作用(覚醒作用)	貼付剤	鎮静作用 その他認知症薬と併用可

(図表22) 睡眠調整に使用する薬剤

一般名	ラメルテオン	スボレキサント	トラゾドン	ミアンセリン
商品名	ロゼレム®	ベルソムラ®	デジレル® レスリン®	テトラミド®
分類	メラトニン受容体作動薬	オレキシン受容体拮抗薬	抗うつ薬	抗うつ薬
用法	8mg眠前	15～20mg眠前	25～100mg夕食後	10～30mg夕食後
副作用	少ない	過鎮静, 悪夢	過鎮静	過鎮静
特徴	日内リズム調整作用, 効果は弱い	筋弛緩作用がなく安全性が高い, 併用禁忌薬剤が多数あり注意	抗うつ薬であるが, 睡眠を深く・長くする作用あり, また, せん妄改善効果も期待できる	

心理症状につながる背景の理解とケアによる環境調整にて行動・心理症状の改善を図る必要がある。しかし, ケアの調整だけではうまくいかない場合, たとえば睡眠リズムの調整がずれている際は睡眠薬を使用し体内リズムを調整する (図表22)。脳機能の精神運動興奮により暴言,

暴力などの介護困難に陥っている際は一時的に抗精神病薬を使用し, 薬剤の調整を行う (図表23)。

●認知症の非薬物療法

非薬物療法として提唱されているものには,

第1章 認知症のある高齢者のケア

図表23 精神運動興奮やせん妄に用いる代表的な薬剤

薬剤名	定期投与量	特徴・注意
注射薬：内服ができない場合		
ハロペリドール（セレネース®）	2.5〜5mg	・幻覚，妄想，焦燥感に効果あり，鎮静作用や催眠作用は弱い ・錐体外路症状の発現率が高い ・パーキンソン病，レビー小体型認知症では禁忌
内服薬		
クエチアピン（セロクエル®）	1日12.5〜75mg	・鎮静・催眠作用が強い ・半減期が短く持ち越し効果が少ない ・錐体外路症状の発見が非常に少ない ・パーキンソン病，レビー小体型認知症で第一選択薬 ・糖尿病では禁忌
リスペリドン（リスパダール®）	1日0.5〜2mg	・注意障害，幻覚，妄想への効果は強く，鎮静効果は弱め ・腎排泄のため，腎機能低下時に過鎮静が生じる場合がある ・錐体外路症状の発現率が高い ・パーキンソン病，レビー小体型認知症では禁忌
オランザピン（ジプレキサ®）	1日2.5〜10mg	・鎮静・催眠作用が強い ・半減期が長く，持ち越し効果や過鎮静に注意 ・食欲増進，難治性の悪心・嘔吐にも効果あり ・糖尿病では禁忌
チアプリド（グラマリール®）	25〜150mg	・脳梗塞後遺症に伴う精神運動興奮やせん妄に適応あり ・腎排泄のため，腎機能低下時に過鎮静が生じる場合がある
抑肝散（ツムラ抑肝散エキス顆粒）	1回2.5〜7.5g	・漢方薬 ・有害事象が少ないが，低カリウム血症に注意

①認知機能の改善に焦点を当てたアプローチ，②身体の刺激に焦点を当て，精神全般の賦活を目的としたアプローチ，③行動に焦点を当てたアプローチ，④気分，感情の改善に焦点を当てたアプローチなどがある（**図表24**）。

図表24 主な非薬物療法の概説

回想法
高齢者の過去の人生の歴史に焦点をあて，そのライフストーリーを受動的，支持的，共感的に傾聴することを通して，心を支えることを目的としている。手続き記憶を活用して，古い生活道具を使った回想も有効である。

現実見当識訓練（リアリティ・オリエンテーション：RO）
今の時間や日時，今いる場所などがわからないといった見当識障害を補い，現実認識を深めることを目的とした訓練である。これは，「24時間RO」と「クラスルームRO」の2種類の方法がある。24時間ROは，着替えや食事場面など日常のケア場面の中で，スタッフが意図的に認知症高齢者の注意や関心を季節や天気に向けたり，部屋に飾られた季節の花を用いて見当識を補う機会を提供する療法である。クラスルームROは少人数で決められたプログラムに沿って訓練する療法である。

音楽療法やアートセラピー
音楽を聴く，歌う，打楽器などの演奏，リズム運動などの方法があり，これらを組み合わせてプログラムを構成することが多い。知覚，思考，気分の改善や行動・心理症状への低減が報告されている。

運動療法
運動により脳を活性化することを目的とした療法である。認知症高齢者は，他動的に身体を動かされることに不安を感じる方が多い。風船バレーや音楽のリズムに合わせた動きなどレクリエーション要素を取り入れた活動は，自発的な運動を促す機会となる。

Part 2 エビデンスに基づくケアの展開

1) ケアの目標

認知症高齢者とは,「認知症の診断の有無によらず,加齢や疾病等によって,日常生活の遂行に何らかの支障をきたすほどの認知機能低下を示しつつも,潜在する力を有し,主体的に自分の人生を生きようとしている高齢者であり,コミュニケーション障害により上手く表現できないとしても,自らの意思を有している人」[3]である。この定義を前提に,認知症高齢者の意思が尊重され,本人が有する力を最大限に活かしながら,できる限り住み慣れた環境で自分らしく暮らし続けることができるよう支援していくことが,ケアの原則である(図表25)。

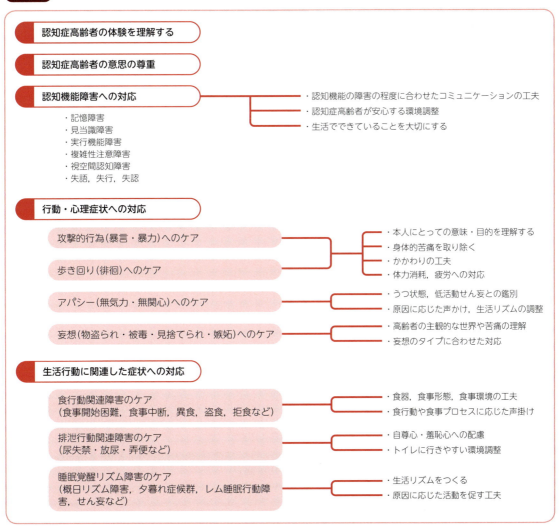

図表25 認知症のある高齢者のケア

認知症ケアにおいては，疾患別の認知機能障害をアセスメントすることが重要であり，その症状に応じた適切なコミュニケーションと生活場面での環境調整がケアの柱となる。さらに，今までの生き方，価値観，性格等を理解することで，何を拠り所にして安心し，どんな生活場面で自分のもてる力を最大限生かせるのかといった個別性豊かなケアに貢献できる。

2）認知症高齢者の体験

認知症に伴う認知機能障害は，記憶や理解，考えのしづらさを生じるため，認知症高齢者は生活への不自由さとこれまでの自分を失っていく不安や恐怖を体験している（図表26）。

たとえば，認知症高齢者の「同じことを何度も聞く」「立ったり座ったり何度もする」という言動を「わからない人」「指示が守れない人」と表面的に捉えるのではなく，「知らないことばかりで怖い」「どうしたらいいかわからない」結果の言動かもしれないと，本人の体験世界を考え，理解しようとする姿勢が，ケアにおいて重要である。

memo
認知症高齢者の意思を支える

2018年6月，厚生労働省より「認知症の人の日常生活・社会生活における　意思決定支援ガイドライン」が発表され，認知症の人を支える人の意思決定支援の基本的考え方（理念）や姿勢，方法，配慮すべき事柄等が整理された。意思決定のプロセスでは，本人が意思を形成することの支援，本人が意思を表明することの支援，本人が意思を実現するための支援が丁寧に示されている。

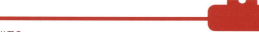

column
～あなたに助けてほしいこと～　クリスティーン・ブライデン

46歳でアルツハイマー病の診断を受けたクリスティーン・ブライデン氏が，著書を通じて患者の立場から，私たちに多くの示唆を与えてくれている。その一部を紹介する。

＊尊重して認めてほしい＊

あなたが私たちにどう接するかが，病気の進行に大きな影響を与える。あなたの接し方によって，私たちは人間らしさを取り戻し，自分たちはまだ必要とされている，価値のある存在なのだと感じることができる。…省略，私たちに自信を与え，抱きしめ，励まし，生きる意味を与えてほしい。今の私たちと，その私たちがまだできることを認めて尊重し，社会的なつながりを保たせてほしい。

＊心と魂にふれてほしい＊

私たちがより感情の世界に生き，認知の世界を生きることが少なくなっているので，記憶に残るのはあなたが何を言ったかではなく，どんなふうに話したか，ということだ。私たちには感情はわかるが，話の道筋はわからない。あなたの微笑み，あなたの笑い声，私たちに触れるあなたの手が，私たちに通じるものだ。（略）何と言っていいかわからない時は，ただそばにいてくれるだけでいい。私たちには言葉よりも，あなたがそばにいてくれること，思いを分かちあってくれることが必要だ。

（クリスティーン・ブライデン：私は私になっていく―痴呆とダンスを．p169，p185，クリエイツかもがわ，2004．より引用）

第1章　認知症のある高齢者のケア

図表26　認知症高齢者の体験

- 突然知らない世界に連れられてくる（記憶障害）
- 「毎日が新しい体験，なじみがない」
- 周りの動きが早過ぎてついていけない（実行機能障害）
- 何かをすること自体に疲れる
- あれこれ刺激が多くて混乱する
- 「おかしい」と思うけれども，どう直したらよいのかがわからない
- 相手の表情を読み取るのが苦手になった（社会的認知）
- 場の雰囲気がわからないので怖い
- ものが迫ってくる（空間認知）
- 椅子にうまく座れない

（看護職員認知症対応力向上研修資料. 2017.）

③ 認知機能障害のアセスメントとケア

すべての認知症高齢者が認知症の診断を受けているとはかぎらない。そのため，家族から今までの生活状況を聞いたり，実際のケア場面で会話を通じて確認したり，生活行動の観察を通して，認知機能障害をアセスメントしていく。

① 認知機能のアセスメントのポイント

●記憶障害（近時記憶障害）

ほぼすべての認知症疾患において中心となる症状である。最近の記憶に関しては，「朝ごはんは何を食べましたか」「昨日は何をしましたか」「天気は○○でしたね」など，世間話を通して聞き出していく。昔の記憶については，既往歴，職業歴，生活の場所，趣味など，生きてきた経過に沿って聞くと自然に話ができる。これらによって，どのくらいの時間の記憶が保持されているのか，どの内容の記憶が保持され障害されているのかが評価できる。

●複雑性注意障害

複数の外的刺激があるなかで注意が維持でき

なくなる症状であるため，集中して物事に取り組めない状態である。たとえば，レクリエーションをしているときに誰かが目の前を通りすぎたり，ちょっとした物音がすると中断されるなど，行動面の観察で評価できる。また会話の面では，途中から集中できず，話題がどんどんずれていき，話している内容が支離滅裂になる，何を話しているのかわからなくなっているなどから評価できる。

●見当識障害

見当識は，時間，場所，人に分類され，環境の中で自己を位置づける認知機能である。時間では日にち，時間，季節感や昼夜の感覚がわかりにくくなる。年月日だけでなく，今の季節や今の時間をさりげなく尋ねることで評価できる。月を言えても季節を間違える場合もある。場所では自分のいる場所がわかりづらくなり，慣れた場所でも迷子になることもある。

住んでいる場所や今いる場所，何階にいるかを尋ねるだけでなく，本人の行動を観察したり家族に道迷いなどのエピソードを確認することで評価できる。人の見当識は，会う機会の少ない人から認識できなくなり，次第に子どもや配偶者など親しい人の認識も難しくなる。配偶者にまるで他人に話しかけているような言葉遣いであるといったように，相手をどのように認識し会話を進めているかを観察することで評価できる。

●実行機能障害

「予測をする，段取りを組む，比較をする」能力であるため，この障害があると計画を立てて計画通りに進めることが苦手になる。これは，特にIADLと関連しているため，家族から日頃の生活について聞く必要がある。買い物，料理，電話をかける，移動・外出をする，薬の管理，お金の管理など，どの程度できているのかを確認し評価する。

39

●視空間認知障害

構成障害があるため，距離や方向がうまくつかめない症状である。ベッド柵をつかめなかったり，ベッドに斜めに寝るなど観察により評価ができる。

●失認

物や人をそれが何か（対象の意味やその重要性）の見分けがつきにくいため，「食器洗剤を水と間違えて飲む」「靴をテーブルの上に置く」など，区別がつきにくく誤って使用することや，非常識な行動がみられることがある。行動の観察や家族に"おかしな行動"があるか尋ねることで評価できる。

●失行

物の名前や用途はわかっているのに，「スプーンを逆に持って食べはじめができない」「色鉛筆を持ったまま塗り絵をはじめられない」など，一連の動作ができなくなったりぎこちなくなったりする。正しく手に持ち換え，手を添えてはじめの動作を誘導すると続けられることがある。また，ボタンをかけられない，服を脱いだり着たりができなくなるといった着衣失行もよく見られる。これらは"手が止まっている""怠けている""ふざけている"行動のように見える場合もある。神経学的診察とともに，生活場面において，一連の動作がどのようにはじまり継続されるのかを観察することで評価できる。

② 認知機能障害のケア

ケアにおいてはこれらのアセスメントに基づいて認知機能症状を理解し，認知機能障害に配慮したコミュニケーションの工夫と環境調整へのケアを行う（図表27，図表28）。

④ 行動・心理症状の アセスメントとケア

随伴症状としてあらわれる行動・心理症状は，認知機能障害に由来したつくられた症状で

あり，認知症の基礎疾患によってその頻度や種類が異なる。また適切でない周囲の対応や物理的環境，老化や親しい人の死といった喪失体験など社会的影響などを受けやすく，増悪を招くこともある。

行動・心理症状のケアにおいては，原因に応じたケアを提供することで改善される可能性がある。そのため，その発症機序を理解し，個々の事情をよく理解してケアすることが基本となる。一般的な行動・心理症状には，段階的なアプローチを検討していく（図表29）。特徴的な行動・心理症状については，それぞれのアセスメントとケアを後述する。

① 過活動な状態：攻撃的行為（暴言・暴力）

攻撃的行為とは，叩く，押す，ひっかく，蹴るなどの暴力（身体的攻撃性）と，大声で叫ぶ，ののしる，かんしゃくを起こすなどの暴言（言語的攻撃性）がある[4]。「暴力」は男性に多く，「暴言」は抑うつ状態や便秘や疼痛など身体的問題と関係する。

●攻撃的行為が起こる原因ときっかけ（図表30）

①認知症の疾患別特徴

攻撃性は，前頭葉・側頭葉の機能障害と関連することが示唆されており，特に前頭側頭型認知症では出現頻度が高い。

前頭側頭型認知症では，衝動を自制し理性的な行動をコントロールするという前頭葉が障害されるため，早期から脱抑制行動が目立ち，人格変化や感情の荒廃とともに暴言・暴力などの攻撃的な行為が出現するという特徴がある。

アルツハイマー型認知症の初期には，もの忘れを自覚し不安が芽生え，焦燥感が募り些細な事で不機嫌になり，怒りにつながる。また進行に伴い，居場所がわからない（見当識障害），次どうすればいいかわからない（実行機能障害），うまく伝えられない（コミュニケーションの低下）ことで状況が認識できなくなる。この時期は，

第1章　認知症のある高齢者のケア

図表27 認知機能障害の高齢者に接するときの配慮

認知機能障害のある（注意が持続しにくい）方との接し方の工夫
環境
□静かな環境
声をかける
□視野に入って声をかける
□目線は低く
□普段よりも一歩踏み込んで
□顔を隠さない，影のかからないよう
□目線をつかんでから話をはじめる
□複数の刺激を組み合わせる

話す
□会話は短く，具体的に
□ゆっくり，はっきり
□話題は一つずつ
□大事なところは繰り返す
□ゆっくり待つ（10秒ルール）
□話をさえぎらない

（小川朝生：あなたの患者さん，認知症かもしれません―急性期・一般病院におけるアセスメントから BPSD・せん妄の予防，意思決定・退院支援まで．p115，医学書院，2017．より一部改変）

図表28 認知機能障害に応じた配慮の工夫

項　目	配慮の工夫
記憶障害	□一日のスケジュールを見えるところに置く □親しみを感じている持ち物は見つけやすいところに置く
視空間認知障害	□照明を明るくする，床の反射を減らす □コントラストをつける
実行機能障害	□わかりやすい環境（時間：不意打ちをしない，空間：目印をつける，人：顔写真を置く，ケアの予定表を置く） □選択肢の提示は簡単にわかりやすく □行動をうながす，声をかける □言語以外のメッセージにも気を配る（家族にサポートを依頼する）
言語障害	□要点は書く，メモに残す　□図で示す

（小川朝生：あなたの患者さん，認知症かもしれません―急性期・一般病院におけるアセスメントから BPSD・せん妄の予防，意思決定・退院支援まで．p115，医学書院，2017．より一部改変）

図表29 段階的な行動・心理症状へのアプローチ

第1段階：問題の同定，しばしば起こる問題を1つ取り上げ，そこから始める
第2段階：情報収集，いつ，どのように，どこで生じているのかを明らかにする
第3段階：問題の前後の出来事を確認，直後に何があったのか，結果として何が起こったのか
第4段階：目標設定，現実的な目標を決め，一歩ずつ進む，一度にすべてを解決しようとしない
第5段階：目的が達成された場合には，介護者に対して何らかの報酬で報いることを考える
第6段階：継続的な評価と計画の修正，柔軟に計画を修正しながら遂行する
第7段階：介入効果が不十分な場合には，薬物療法を考える

（水上勝義：アルツハイマー病における BPSD の治療と対応．老年精神医学雑誌．21（8）：872-878，2010．より改変引用）

排泄・入浴など身体接触を含んだケアに対する不適切なケアの反応として暴力・暴言が出現しやすい。かかわりそのものが脅威に感じられ，自己防衛としての暴言・暴力の場合がある。また，物盗られ妄想や嫉妬妄想などの精神症状が攻撃性に発展することもある。

図表30 攻撃的行為が起こる原因やきっかけ	
身体的因子	疼痛などの身体的問題 扁桃核の機能亢進 前頭葉・側頭葉の機能障害
精神的因子	抑うつ状態 各種妄想 易怒性 焦燥・人物誤認
環境的因子	コミュニケーション不足 信頼関係が築かれていない状態

レビー小体型認知症では，人物や虫などのありありとした幻視や人物誤認などの精神症状をきっかけに，攻撃性に発展することもある。

②身体的要因

身体的な要因としては，疼痛や便意・尿意などの身体的苦痛がきっかけとなり，うまく伝えられず，苦痛が軽減されない状態が続くと暴言・暴力として表現されることがある。また，薬物の影響もあるため，変更になった薬剤があるか確認することも重要である。

③不適切なかかわりや不快な環境

ケア提供者の問題として，不適切なかかわりや不快な環境がきっかけとなり，怒りが暴言・暴力として表現される場合がある。

不適切なかかわりでは，高齢者の失敗を指摘する，行動を制止する，命令する，急に近づく，能力を超える課題を与えるなどが，きっかけとなりやすい。

環境面として，騒音や明るさなどは，過度な刺激や状況理解を困難にすることがあり，不快となる場合がある。

● **攻撃的行為のケアのポイント**

ケアでは，暴言・暴力への対応だけでは問題解決にならない。上記の原因やきっかけについて丁寧に把握し，暴言・暴力という行動障害に関する"本人にとっての意味"や"目的"を推測し，かかわりを工夫することが重要である（**図表31**）。

・強制されること，身体に突然触れられることは，強い不快や恐怖を引き起こし，攻撃性を誘発する援助であることを認識する。

・拒否には必ず理由がある。

軽度の場合は実際にあった嫌な経験や苦痛，体調など納得できる理由が多い。拒否があった場合，その背景には心配や気がかり，苦痛などの理由があることを推測し，相手の意思を尊重する姿勢を示し，信頼を得ることが大切である。

中等度の場合は，時間，場所，人の見当識が彼らの行動に影響していることを理解しながら，本人の行動に寄り添って言葉と行動を照らし合わせて，その理由を推測することが必要である。

重度の場合は，意味を理解できていないために誘導に従えないことがある。言葉で説明するのではなく，腕をとって誘導したり，一緒に行動し誘導することが大切である。

(2) 落ち着きなく歩き回る：徘徊

いわゆる徘徊とは，「どこともなく歩き回ること，ぶらぶらしている」[5]行動をいう。認知症高齢者が目的もなくぶらぶら歩き回るようにみえる行動には，意味や目的がある。歩いている理由を忘れる，自分が今いる場所がわからなくなり確認するなど，認知機能障害にさまざまな誘因が加わり生じることが多い。

● **徘徊が起こる原因やきっかけ**

徘徊が起こる原因は，主に①認知機能障害を基盤に，②身体状況，③願望，④心理状況といった目的や意味が加わり生じるものがある。また，⑤意識の変容によっても生じる。

①認知機能障害

・アルツハイマー型認知症：記憶障害により物を置いた場所を忘れ探し回ることがいわゆる徘徊にみえたり，場所の見当識や視空間認知障害が加わると，街並みや道順が覚えられない，今いる場所がわからなくなるなどが生じ，あちこち歩き回ることが徘徊につながる。また，自宅にいるのに「家に帰る」と出ていこ

第1章　認知症のある高齢者のケア

（図表31）攻撃的行為のアセスメントとケアのポイント

アセスメント	ケアのポイント
・認知機能の低下の有無と程度 ・どのようなときに症状が出現しやすいか ・1日の流れで頻度，時間帯 ・攻撃性や易怒性の出現のしかた ・身体疾患・症状・苦痛の有無 ・薬剤の影響 ・攻撃性が見られる前の状態はどうだったか ・入院前の生活で，気分転換ができたこと，攻撃性に対して工夫していたこと	・ニーズを把握 ・身体的苦痛の緩和 ・信頼関係を築く，不安感の軽減 ・自尊心を尊重したかかわり ・コミュニケーションはわかりやすく ・そっと見守る ・気分転換を図る

うとしたり，仕事をしていないのに「仕事に行く」と出かけようとするなど，本人が認識している現実に誤認が生じた場合，徘徊につながる場合がある。

・レビー小体型認知症：記憶障害以外に不快な幻視（たとえば，汚い犬や自分に不利益な人など）が生じるため，恐怖，不快などに対処するための行動として，徘徊が生じることがある。また，レム睡眠行動障害の症状として，寝ながら（寝ぼけた状態で）家の中を歩き回ったり，家の外に行ってしまうことがある。

・前頭側頭型認知症：徘徊と類似の症状がみられるが，毎日同じ時刻に同じコースをめぐるという特徴から，「周遊」「周回」ともいう。徘徊とは異なり，必ず目的地に到着し，迷子にならず戻ってくるのが特徴である。

②身体状況

痛み，口渇，発熱，皮膚のかゆみ，空腹，便秘，下肢のむずむず感など，不快や不調をどうすればいいかわからない行動として，徘徊が生じる。

③願望

会社に出かけたい，買い物がある，貯金をおろしたい，人がいる場所に行きたいといった欲求，願望が，歩き回る（徘徊）ことにつながる。

④心理状況

気分の高まりや不安，恐怖などにどう対処したらいいかわからず歩き回る行動として，徘徊

が生じる。

⑤意識の変容

せん妄に伴う幻覚や妄想や意識の変容によって，徘徊が生じる。普段と顔つき，目つきが違ってみえる。

● **落ち着きなく歩き回る：徘徊のケアのポイント**

徘徊は，意味や目的があるが，歩き回っているうちにその目的が薄れ，強迫的，常同的，保続的行動のようになる。そのため，徘徊を無理に制止させる，やめさせるといった対処ではかえって不安が高まり興奮，暴力をまねくことがある。認知症高齢者の行動の奥にひそむ意味や目的を推察しそれに応じた対応や，環境調整，身体トラブルへの対応がケアのポイントになる。また歩き続けることによる体力消耗，疲労への対応も重要である。

アセスメントでは，徘徊がはじまるときの時間，言動や行動，表情（怯えた感じなのか，不安な感じなのか，楽しい感じなのか）を観察し，前述した「徘徊が起こる原因やきっかけ」を参考に，意味や目的のある行為なのかを推察する。また，認知症を発症する前の生活歴（生家への思い，家族関係，大切にしてきたこと，誇りにしてきた役割，習慣など）の情報は，推察の一助となる。

①原因とケアの例

・トイレの場所がわからず歩き回っている

| 図表32 | アパシーとうつ状態の共通点 |

アパシー	アパシーとうつ状態に共通する症状	うつ状態
自発性・発動性の欠如 情動の平板化 持続力の欠如 社会性の減退 無関心・無頓着	活動性の低下 活気のなさ 精神運動の緩慢さ 易疲労 趣味の喪失	抑うつ気分 絶望・苦痛 不眠・食欲不振 自責，憂慮 希死念慮

⇒トイレだとわかるように馴染みのあるもので目印をつける，またはドアを開けておき便器が見えるようにしておく

・何かを探して歩き回っている
　⇒一緒に歩き，一緒に探す

・痛みやかゆみ，便秘などの症状に困り，歩き回っている
　⇒鎮痛薬の投与など，それぞれの身体症状に対処する

・不快な環境の可能性
　⇒暑い，寒い，明るすぎる，うるさいなどがないか，調整する

・不安を感じている
　⇒不安を和らげる接し方の工夫，安心感を与える，付き添う時間を長くとり傾聴する

・前頭側頭型認知症で，周遊（周回）している
　⇒周遊（周回）のコースの安全確認を行い，見守る。自身では疲労感に配慮できないため，休憩できるポイントをつくる

②徘徊が治まらない場合

・しばらく一緒に歩く。

・静かな音楽を聴く，甘いものを提供するなど，他の事柄や話題に注意を向けてみる。

・可能なら親しい人，家族にしばらく付き添ってもらう。

③体力の消耗への対応

・施設内など屋内を歩き回る場合は，適当な時間がきたらお茶やお菓子をしようと誘い，休息を促す：【例】「ずいぶん歩きましたね。お茶の時間にしましょう」

・屋外の徘徊に同行する場合は，途中に休息を

入れてスポーツドリンクやアメをなめたり，「あら，もうこんなにお花が咲きはじめましたよ」など，高齢者の意識を現実に向けるように話しかけ，ペースがゆっくりになるよう配慮する。

③ 活動性が低下している状態：アパシー（無気力・無関心）／うつ状態／低活動性せん妄

活動性が低下している状態には，アパシー，うつ状態，低活動性せん妄がある。いずれも認知症があると生じやすく，それぞれでケアの方法が異なるため，鑑別が非常に重要である。

アパシーとは，自発性の低下，意欲の低下がある状態をいい，苦痛の自覚が少ないのが特徴である。今までの趣味や社会活動への興味が喪失し，周囲に対する関心が低下する。進行すると，家事などの日常生活も面倒がり，家の中でごろごろしたり過眠したりするようになる。アパシーには，情緒の欠如を主体とする感情のアパシー，不活発で仕事や家事に手を出そうとしない行動のアパシー，周囲に興味を示さない認識のアパシーがある[6]。

うつ状態は，図表32に示す通り，アパシーと共通する症状があるため混同されやすいが，本人が自身の状況を深刻にとらえていることが多く，それをとても苦痛に感じていることが特徴である。また，答えられるようなことでも，考えることを放棄するように「わかりません」と繰り返し，自己評価が低くなるのも特徴である。自責感，焦燥，悲哀，希死念慮，睡眠障害

などがあれば，うつ状態が疑われる。

一方，低活動性せん妄とは，以前はみられなかったがある時期を境に，ぼんやりしていて無気力，無関心でじっとして動かない状態として現れる，せん妄の一種である。

● **活動性が低下している状態が起こる原因やきっかけ**

- アパシーの原因：前頭葉におけるドパミンやアセチルコリンなどの神経伝達物質の調整障害や，モチベーションに関連する神経回路（前頭葉—皮質下回路）のどこかが損傷されて生じることが報告されており，いずれの認知症にも生じ，特に初期にみられることが多い。
- 前頭側頭型認知症では：比較的初期から自発性低下と無為などの症状と，陽性症状（常同行動や脱抑制的行動など）が併存するのが特徴である。たとえば，決まった常同行動を行う時間帯以外は，他のことにまったく関心を示さず，周囲への関心がなくなる（無関心），課題に対する意欲低下（考え不精）などが目立つ。うつ病と間違えられやすいが，抑うつ気分や悲哀感などを認めない。
- うつ状態の原因：近親者の死など生活史上の変化・孤独・経済的問題・慢性疾患や疼痛など健康上の問題といった身体・心理・社会的問題に加え，脳血管障害や視床下部−下垂体−副腎系の障害など神経系の要因も想定されている。その他薬剤やアルコールの影響もある。特に血管性認知症では，病巣に関連したうつ病が多く認めれると報告されている。

● **活動性が低下している状態：アパシー（無気力・無関心）/うつ状態/低活動性せん妄のケアのポイント**

活動が低下している3つの状態（アパシー，うつ状態，低活動性せん妄）は，表面的には落ち着いているようにみえる状態のため見過ごされることが多く，放置されると廃用症候群が重篤化し，日常生活動作（ADL）の低下をまねきやすい。そのため，廃用症候群の予防を目的とした介入や生活リズム調整は不可欠である。それぞれに対応の特徴があり，注意が必要である（**図表33**）。

アパシーでは，発動性や自発性の低下があるため，「○○しましょう」「□□してみませんか」といった促しが必要である。その際，動作のどの段階で介入が必要なのかを評価し，身体可動性の問題なのか，記憶障害なのかといった原因を探り，アプローチを考えるとよい。そして，本人の生活歴から楽しみと感じることや興味を探り，生活のなかに組み入れながら生活リズムを整えていく。

一方うつ状態では，訴えを傾聴し，背景にある苦痛に共感を示す対応が重要である。その際，むやみに励ますのではなく「○○はよくできていますよ」など称賛や支持的な声かけを行い，「○○は私がお手伝いしますね」など，心身が落ち着くまでは介護量を増やし不安を軽減させる対応が効果的である。また，楽しみを与えようと無理に活動させるのは逆効果となるため，注意が必要である。ケアでも改善しない場合は，薬物療法を検討する。

④ **妄想**

妄想とは，「外界の現実についての誤った推論により生じた誤った確信であり，内容の修正は不可能であり，主観的でほかに通用しないもの」[7]である。

認知症でみられる妄想には，被害妄想，見捨てられ妄想，嫉妬妄想，妄想性誤認症候群がある（**図表34**）。

● **妄想の原因やきっかけ**

妄想は前述したように認知機能障害による誤った推論により生じるのが特徴であり，いずれの認知症でも初期～中期にもっとも生じ，状況の判断能力が低下していく過程（進行の過程で）で生じなくなる。

図表33　うつ状態の原因とケアのポイント

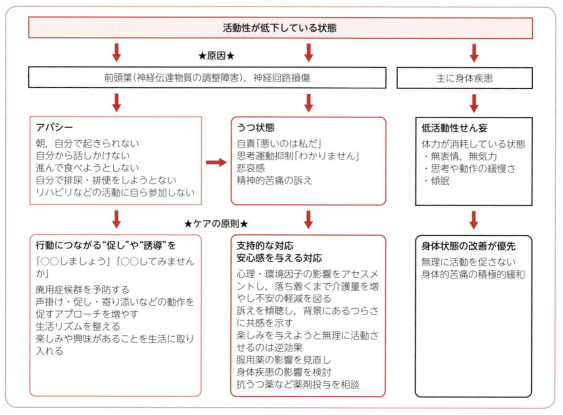

(高橋未央，山下功一，天野直二：アルツハイマー病のBPSD．老年精神医学雑誌．21（8），2010．を参考に作成)

● 妄想のケアのポイント

　妄想の原因やきっかけは複雑であり，また，"主観的な想像や信念"に基づいているため，正確な情報を説明したり，説得したりすると余計な不信感につながるおそれがある。そのため，認知症高齢者の主観的な世界にある苦痛や不快，困り事を十分理解し対応する。また環境調整（デイサービスの導入など）や薬物療法の併用も効果的な場合がある。

　ケアは，妄想の特徴に応じて問題が異なるため，特徴を踏まえて対応する。

物盗られ妄想

　この妄想の心理的背景には，"自分と嫁の関係性が逆転してしまった"など家庭内の人間関係のもつれから生じることが多く[8]，精神的孤立や不安感，不快感がある。家族のかかわり方を振り返り，家庭内の緊張緩和に努め，接し方を工夫することで緩和することがある。

　また，事前に物をどこに置くのか観察しておき，信頼ある人と一緒に探す，あるいは，代替品を準備しておくことも有効である。あらかじめ代替が利かない証書などは家族が保管しておく。また，探し物がみつかるまで探し続けるのではなく，その機会に散歩や楽しいと思うことへ誘い，何もできない不甲斐なさや不安な感情が和らぐと，落ち着くこともある。

被毒妄想

　認知症の人になぜ毒を盛られるように感じるのか傾聴し，その原因が特定の人である場合は，面会制限等を理由にあげて，会いに来られないことを伝える。食事に不信感を抱いているときには，目の前で盛りつけたり，ふたを開けたりして，食事が安全であることを伝える。

第1章　認知症のある高齢者のケア

図表34　妄想の原因ときっかけ

種　類	特　徴
被害妄想	ある人や特定の組織などによって危害を加えられる，いじめられる，不利益を与えられるという妄想 アルツハイマー型認知症の初期（軽度）にみられることが多く，通常，疾患の進行とともに2～3年で消失する
①物盗られ妄想	・現金や通帳などの大切な物を自分でしまっておきながらそれを忘れ，盗まれたと解釈するために生じる ・記憶障害に基づく猜疑的傾向が関係している ・家族や身近で介護している人が妄想対象（犯人）になることが多い
②被毒妄想	・食べ物や飲み物，薬などに毒が入れられているという妄想 ・拒食や拒薬などにつながることがある
③物理的被害妄想	・夜中に電気をかけられる，電磁波で狙われるなどの妄想
見捨てられ妄想	・自分が見捨てられると確信し，介護者を攻撃する妄想。そのような計画が進んでいると悪口を言いふらすなどがある ・根底にそれまでの人間関係に不安や寂しさを覚えたり，認知機能障害により会話を理解できない，ついていけないことが「悪口を言われている」「私を捨てる算段をしている」と邪推する場合がある ・自らの状況判断能力がいくらか保たれている場合にみられることが多い
嫉妬妄想	・配偶者が性的，もしくは他の意味での不実をはたらいていると思い込む妄想 ・男性では性的不能，女性では更年期障害など性的機能の減退と関連して出現することが多い
妄想性誤認症候群	・レビー小体型認知症の51％に出現する ・カプグラ（替え玉）妄想：親しい人が他人に入れ替わっている，フレゴリ妄想：同じ人物が多数いる，家の誤認症候群，テレビ誤認症候群：テレビ映像内の人物や状況を現実のものと誤認する，などがある

（平原佐斗司編：認知症のステージアプローチ入門．p249，中央法規出版，2013．を参考に作成）

見捨てられ妄想

　この妄想の根底には，認知機能障害による不安やコミュニケーションが円滑に成立しないことによる孤立感などが影響している。他者との間をとりもったり気にかけていることを伝えたり，相性のよい人と近くの環境にしたりなどの配慮が必要となる。

嫉妬妄想

　介護している配偶者は「恋人と会っていたんじゃないか。浮気してるだろう！」などきつい言葉で責められ，心労が重なることがある。身体的影響に加え，見捨てられる，嫌われているなど喪失感や疎外感といった心理的体験も影響

していることが多い。まず，認知症高齢者が最近何か認知機能障害により生活場面での不自由さが増していないか，周囲の人間関係の変化はないかなどを見直し，家庭内等で自分の役割を感じられるような配慮が必要となる。それでも安心や信頼感を取り戻すことができず事件に発展する重症なケースは，専門科を受診し，薬剤的介入や緊急避難（入院等）が必要なこともある。

⑤ 生活行動に関連した症状の アセスメントとケア

① 食行動関連障害（認知症高齢者に特有の食事

認知症高齢者に特徴的な食行動の変化には，「摂食困難」「拒食」「過食」「異食」「盗食」がある。

「摂食困難」とは，注意障害や失認・失行，幻覚・幻視などの認知症の症状によって，体内への食べ物の取り込みが減少する状態，あるいは食べない状態を指し，①摂食開始困難，②食事の中断，③食べ方の乱れの3つに分類[9]される。

「拒食」とは，食べ物を拒むことを意味し，本人の明確な意思表示を指す。

「過食」とは，食欲が亢進して体内への食べ物の取り込みが増した状態である。

「異食」とは，失認により，食べ物と食べ物でない物との識別ができないことで生じた行動であり，食べ物以外を体内に取り込む状態をいう。

「盗食」とは，判断力の低下により，他人の物と自分の物の認識がつかないことで生じた行動であり，食卓の隣の人の料理を盗って食べる，夜中に台所でコソコソ盗んで食べる状態をいう。

●食行動関連障害が起こる原因やきっかけ

主に摂食困難について述べる。

アルツハイマー型認知症の初期では，記憶障害に影響を受け，鍋を焦がしたり，同じ物を何回も買ってきたり，実行機能障害の影響を受け，料理の味が変わったりするなど，食事の準備が障害される。

中等度・重度になると，失認（食べ物と認識できない）や失行（箸の使い方がわからない）の影響を受け，食事開始困難が生じる。また食卓に多数の食器や食品が並べられると情報量の多さにより混乱し，食事を開始できない場合がある。また視空間認知障害や失行の影響を受け，食べこぼし，手で食べるなど，食べ方の困難（食

べ方の乱れ）が生じる。注意障害に影響を受けると，人が通るたびにキョロキョロして食事が中断するといった食事中断が生じる。

重度・末期になると，「いつまでも咀嚼し続ける」「口腔内に食べ物をためる」「口を開かない」といった口腔失行が生じ，末期には嚥下障害による誤嚥性肺炎のリスクが高まる[10]。

レビー小体型認知症の軽度では，食事の中に虫や毒が入っているなど，幻視や被毒妄想により摂食開始が困難な場合がある。中等度・重度では，認知機能や注意障害の日内変動により，食べることができるときとできないときが生じ，視空間認知障害の影響を受け，食べ物までの距離が正確につかめずスプーンを鼻に運ぶといった食べ方の困難が生じる。

前頭側頭型認知症の軽度・中等度では，脱抑制により食事の途中で立ち去る，食物を嚥下する前に次々と口の中に詰め込むなど，食べ方に困難（食べ方の乱れ）が生じる。また，前頭葉機能障害の影響から過食や味覚が変化し，特に甘い物に強くこだわり欲するようになる。進行に伴い，手に取るものをすべて口に運ぼうとする口唇傾向（異食）が目立つようになる。

血管性認知症では，障害部位に影響を受け，仮性球麻痺による咽頭期障害，半側空間無視による片側半分の食事を残すということがある。

●食行動関連障害のケアのポイント

食行動は通常だが，食事のプロセスに異常がある場合（図表35）と，食行動そのものに障害がある場合（図表36）を示す。前述した視点に基づいてアセスメントし，各図表を参考に食事の支援を行う。

② 排泄行動関連障害／不潔行為

認知症高齢者に特徴的な排泄行動の変化には，いわゆる不潔行為といわれる行動の「尿失禁」「放尿」「弄便」がある。いずれも動作や行為の不確かさや清潔観念が障害されることにより不潔行為につながりやすい。

第1章　認知症のある高齢者のケア

図表35 食行動は通常であり，食事のプロセスに異常がある場合のアセスメントとケア

	観察される状態	アセスメントとケア
摂食開始困難（食べようとしない）	じっと座ったままで食物へ手を伸ばすなどしない	失認や失行により食べ始められない ⇒左手に食器，右手に食具を持ち，"食の構え"を支援すると，食べはじめることが多い
	食器を並び替えることを繰り返す，食べ物を移し替えたりと遊ぶ	食卓にたくさんの品数が置かれることにより困難している ⇒情報量を減らす支援として，ワンプレート方式や1品ずつ配膳するなど
	スプーンを逆さに持ったり，食器に触れたりするが摂食に至らない	食器の使用が困難 ⇒てまり寿司やおにぎりなど，手でつまんで食べられる食形態を工夫する
	不安な表情をして食べない	食事に虫が入るなど誤認 ⇒ゴマやふりかけは事前にかけないようにする
食事の中断（途中でやめる）	人が通るたびにキョロキョロして食事に集中できない，食事が中断する	注意障害があり刺激に注意が向き，食事中であることを忘れて再び自ら食べ続けられない ⇒静かな場所，カーテンで囲うなど，視覚，聴覚の影響を最小限にでき，食事に集中できる環境を整える
	食事が途中であるが，立ち去る	脱抑制の特徴の1つ ⇒動きながらでも手に持って食べることができる食物を用意する，生活リズムに合わせて食事時間を設定する
食べ方の乱れ（以前と違う）	口までの距離がつかめず，鼻に食物を運ぶ，スプーンが食器まで届かず空すくいする	視空間認知障害により距離がつかめない ⇒できない部分のみ，高齢者の手に介護者の手を添えて支援する
	片側の食事を残す	片側の食事が終わると，回転させて視野に入るように支援する
	口に入っているのに，次々と食物を口に運ぶ	スプーンを小さいものにする 1品ずつ，少量に小分けして配膳する
	特に甘いものにこだわり食べる 過食	前頭側頭型認知症の症状の特徴の1つ ⇒食事を制限なく食べたり，甘いものにこだわり過食することは糖尿病になるおそれもある。時間や1日の制限を一緒に決めるなどして管理する

（山田律子：認知症高齢者の食事支援に関するパンフレット. を参考に作成）

　認知症高齢者の排泄行動関連障害は，一連の排泄行動がうまくできないといった実行機能障害や失行，場所がわからないといった記憶・見当識障害，適切に訴えられないという失語・喚語困難といった，認知機能障害が関連している。そのため，それらを踏まえて一連の排泄行動の自立の程度を細かくアセスメントするとともに，排泄に関連した身体状況，排泄回数・パターン，排泄物の量や性状，失禁の回数・パターンをアセスメントし，排泄状況を把握する（図表37）。

●不潔行為が生じる原因やきっかけ
①尿失禁／放尿

　認知症高齢者に多くみられる尿失禁には，認知機能障害や身体機能の低下により，トイレで

49

図表36 食行動そのものに障害がある場合のアセスメントとケア

	アセスメント	ケア
異食	・特定の対象物だけを口にするのか ・空腹やのどの渇きはないか ・内服薬の変更はなかったか ・異食の背景に幻覚・妄想は存在していないか	・視界の入らないところ，手の届かないところへ移す ・異食の代用品を手にしやすい場所に置くなど，空腹感への対処をする ・他者と接する時間を長くし，"拒否されている"という感覚の軽減を図る
盗食	・食事したことを忘れてしまっていないか ・入院・入所して間もないなど，心理・環境要因に基づくストレスはないか ・気分の変動や異食を伴っていないか ・内服薬の変更はなかったか ・徘徊など食行動以外の行動障害を伴っていないか ・前頭側頭型認知症ではないか	・食事以外に興味の方向をもっていく ・慣れるまで介護時間を増やす ・食べ物を視界に入らない場所へ移す ・抑うつを伴うようならうつへの対処をする ・異食が伴うならその対処をする ・専門医に相談する
拒食	・被毒妄想による拒食はないか 「毒が入っている」など ・食欲はあるか ・食べたいものはあるか ・気分の変動はあるか ・最近追加になった薬剤はないか	・ケアする人が一緒に同一の食事を食べたり盛り付けしているところを見せ，安全な食事であることを理解できるよう配慮する ・栄養が多少偏っていても好物や食べられそうな物を選んで勧める ・抑うつを伴うようならその対処をする ・薬剤の影響で消化器症状がでることがあるので，主治医に相談する

（山田律子：認知症高齢者の食事支援に関するパンフレット．を参考に作成）

図表37 排泄状況の把握

①排泄行動の自立の程度
　一連の排泄行動(実行機能障害・失行)
　トイレの場所，トイレまでの道順を覚えているか(記憶・見当識障害)
　不快や尿意・便意を伝えられるか(喚語困難・失語)
②排泄に関連した身体状況：便秘，下痢，下腹部の状態，嘔吐，発熱など
③排泄回数・パターン
④排泄物の量・性状
⑤失禁の回数・パターン

の排泄が間に合わず漏れ出てしまうといった尿失禁やトイレ以外で排泄するといった放尿がある。

認知症の軽度の時期は，失禁などで汚れた下着をタンスや布団の中に隠したりすることがある。これは，差恥心があり対処したいと思うものの，適切な始末のしかたがわからず，結果的に隠すという不潔行為につながることがある。

また，記憶障害，場所の見当識障害が生じることで，トイレの場所がわからなくなり，間に合わずに失禁や放尿に至ることがある。トイレまで行き着いても，遂行機能の障害により，ズボンや下着を下ろす動作に移行できずに失禁する場合がある。

さらに言語の障害が生じると，失禁による不快感や，尿意，便意を伝えることができず，お

むつを外す，失禁，放尿，放便がみられることがある。

②弄便

弄便（ろうべん）とは便を弄ぶ行為[11]である。比較的進行した認知症高齢者に生じやすい排泄の後始末の障害である。背景にある認知症疾患はさまざまであり，特定の疾患には限定されない。便を認識できないなどの失認による場合もあるが，失行を基盤とした排泄障害で，後始末がうまくできない，どうしたらいいかわからないなどにより，おむつに排便した後の不快感を取り除こうとして触り，さらに手についた便を取り除こうと布団や壁にこすりつけ，周囲を汚染してしまう状態がある。

軽度の認知症高齢者が急に弄便を呈した場合，身体疾患や薬物によるせん妄の合併を考慮する。

❶排泄行動関連障害／不潔行為のケアのポイント

＜ケアの原則＞

わが国では「歳をとっても，下の世話にはなりたくない」という言葉があるように，排泄の問題は高齢者にとってもっとも切実な問題である。

・他人に排泄行為に立ち会われ，排泄の後始末や処理をされる認知症高齢者の羞恥心や気兼ねを十分配慮し，気持ちよく排泄ができるような声かけを行う。

・排泄物は機敏に後始末を行い，換気や他者に見えないような配慮が必要である。

・不潔行為がみられた際，大きな声で怒ったり責められたりすることで自尊心が傷つけられ，不安や不快な感情を抱き，他の行動・心理症状に発展する可能性もある。そのため，「気持ち悪かったですね。すぐに着替えましょうね。きれいになりましたよ」など，さりげなく声をかけ，不快な感情が残らないように配慮することが重要である。

＜ケアのポイント＞

◆トイレに行きやすいような工夫（記憶・見当

図表38　尿意や便意があるときのサイン

・機嫌が悪くなる
・そわそわする
・目をキョロキョロさせる
・手をズボンの中に入れたり，出したりする
・廊下や部屋の隅でじっとしている
・突然，ドアの出口のほうへ歩き出す
・突然，おしりを持ち上げる
・ズボンを下げるような仕草をする
・スカートの裾を上げながら歩く

識を補う手がかりをつくる）

・トイレのドアを開けて便器が見えるようにしておく。

・灯りをつけたままにしておく。

・壁に目印を掲示し，トイレの場所をわかりやすくする。

◆環境の工夫（記憶・視空間認知障害への対応など）

入所・入院などの環境変化に伴い，放尿がはじまることがある。自宅でのトイレの位置と似た場所で排尿していることがあるため，以前の生活環境を把握する。そして無理に修正せずに，ポータブルトイレなどを利用し，徐々に新しい環境のトイレの位置へ移行するよう誘導する。

◆尿意や便意があるときの行動パターンやサインを把握（喚語困難・失語への対応）

・そわそわと落ち着きがない，おむつを外そうとするなど，尿意や便意があるときの行動パターンを把握し，サインをみつけたら声をかけトイレに誘導する（**図表38**）。

・尿意や便意を訴えたにもかかわらず，おむつ内での排泄を促すと，結果的に弄便やおむつを外すなどの不潔行為をまねくことが多いため，サインや訴えを見逃さずトイレに誘導する。

◆一連の排泄行為としてできるような工夫（実行機能障害・失行への対応）

・ボタンやファスナー，重ね履きを避けるなど着脱がしやすいように衣服を工夫する。
・着脱⇒便座に座る⇒排泄後の清潔などといった一連の動作が継続してできるように，そっと手を取って誘導したり，トイレットペーパーを渡す，手洗いを促すなどの次の動作を引き出すような援助の工夫を行う。

◆便秘への対応
・便秘は，不潔行為や他の行動・心理症状につながりやすいため，食習慣の見直しなど便秘の予防が重要である。
・摘便や浣腸は不快感につながりやすいため，それをしないですむように便秘への対応を行う。

③ 睡眠覚醒リズム障害
（概日リズム障害，夕暮れ症候群，レム睡眠行動障害，せん妄に伴う睡眠覚醒リズム障害）

認知症でみられる睡眠障害は，認知症の進行過程や環境要因によってさまざまな睡眠障害を生じる。代表的な睡眠障害として，概日リズム障害，夕暮れ症候群，レム睡眠行動障害，せん妄に伴う睡眠覚醒リズム障害を中心に述べる。

概日リズム障害

概日リズム障害とは，体内時計が変調したために，通常は眠っている夜は不眠になり，日中に目覚めていたいと思っているにもかかわらず眠ってしまうこと，強い眠気が長時間にわたってしまうため，社会生活や日常生活に支障を起こすものをいう。

これは認知症の進行過程で，徐波睡眠やレム睡眠の減少など器質的障害に加え，アパシーや遂行機能障害の影響により「ずっとゴロゴロしている」「何をしたらいいかわかない」など活動性が低下し，日中睡眠をとる機会が増え，結果的に概日リズム障害が生じる。

＜ケアの原則＞

概日リズム障害に対しては，生活リズムを整えることが基本である。定時の起床および就寝，朝方の日光浴，日中散歩などの適度な運動，

午睡の時間を限定（15時までにする），就寝前の過剰な水分摂取を控える，コーヒーなどカフェインを含んだ嗜好品を控える，利尿薬は午前中にする，静穏な寝室環境，そして，施設や入院環境では，睡眠を妨げる夜間ケアの見直しが有効である。

夕暮れ症候群

夕暮れ症候群とは，夕方から夜間にかけて，「そわそわして落ち着かない」など，焦燥や興奮，不安，見当識障害などがみられ，徘徊や不穏が激しくなるなど行動面での障害が増悪する現象をいう。認知症に伴う概日リズムの障害が主な原因とされており，広義の睡眠障害に分類される。

病院や施設では，スタッフの交替や夕食の準備の時間であるため，人手が少なく，慌ただしい雰囲気，そして，馴染みのある担当者が帰ろうとするなど人的・物理的環境要因がきっかけとなることもある。また，日没を見ているうちに「夫の夕飯を作らないといけない」と家族や自分の役割を思い出し，それを遂行する目的のために生じることもある。

＜ケアの原則＞

①午後から夕方にかけて，簡単な仕事や楽しめる活動ができるように調整し，「役に立っている」「楽しい」といった感覚が保て，不安が募らないようにする。
②ゆったりした雰囲気づくりを行う
③生活歴を聴取し，帰ろうとする目的に沿った声かけを工夫する

レム睡眠行動障害

レム睡眠行動障害とは，睡眠中に夢で見たことが身体の動きに表され，寝言を言ったり夢遊病のように身体を動かしたりする状態をいい，レビー小体型認知症に特徴的な睡眠障害である。レム睡眠に伴って起こるため，睡眠の周期（約90分ごと）に伴って繰り返されることが多く，明け方に強くなる傾向がある。

＜ケアの原則＞

①睡眠中に大声で怒鳴ったり，怖がったり，暴

図表39　せん妄の発症

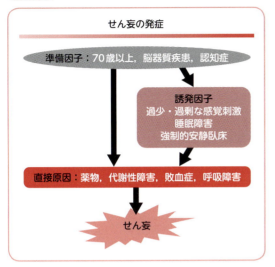

(小川朝生：自信が持てる！　せん妄診療はじめの一歩，p46，羊土社，2014.)

単なる睡眠への援助だけでは改善せず，せん妄の原因を3要因(準備因子・直接因子・誘発因子)から検討する"せん妄のマネジメント"が重要である(図表39)。

＜ケアの原則＞

せん妄への対応は，主に身体疾患に対する治療を進めながら，同定された誘発因子への対応を可能な限り行い，因子を低減させていくことが重要である(図表40)。また，せん妄は発症していないもののリスクが予想される時期，およびせん妄発症期には，本章p35図表23に示す意識障害を改善させる薬剤を選択し，睡眠覚醒リズムの調整も行う。

れたりするときは，身体を揺さぶって強制的に起こすと，悪夢と現実が混同し，さらに興奮することがある。そのため，自然に目を覚ますようなはたらきかけが大切である。たとえば，電気をつけて部屋を明るくする，懐中電灯を顔に当てる，目覚まし時計を鳴らすなどが有効である。

②睡眠時の異常行動では，ベッドから転落・転倒しないような環境調整，が重要である。ベッド柵を取りつけ，打撲による外傷を最小限にするようやわらかい布などで柵を保護するなどが必要である。

せん妄に伴う睡眠覚醒リズム障害

せん妄の代表的な症状の1つに，睡眠覚醒リズム障害がある。これは，高齢者がもつ元来の器質的な脆弱性(高齢，認知症，脳梗塞などの神経疾患)に加え，炎症反応や脱水などの身体的負荷が重なり生じる症状である。そのため，

文献

1) 日本神経学会監：認知症疾患治療ガイドライン2010．医学書院，p1，2010．
2) 小川朝生：自信がもてる！　せん妄診療はじめの一歩．羊土社，p12，2014．
3) 日本老年看護学会：「急性期病院において認知症高齢者を擁護する」日本老年看護学会の立場表明．2016年8月23日公開
4) 平原佐斗司編：認知症のステージアプローチ入門．p261，中央法規出版，2013．
5) 服部英幸編：BPSD初期反応ガイドライン．pp68-70，ライフサイエンス，2012．
6) 高橋智：認知症のBPSD．日本老年医学会雑誌．48：199，2011．
7) 高橋未央，山下功一，天野直二：アルツハイマー病のBPSD．老年精神医学雑誌．21（8）：850-855，2010．
8) 水上勝義：アルツハイマー病におけるBPSDの治療と対応．老年精神医学雑誌，21（8）：872-877，2010．
9) 山田律子：認知症高齢者の食べる喜びに向けた看護．老年精神医学雑誌．27（3）：296-303，2016．
10) 高山成子編：認知症の人の生活行動を支える看護—エビデンスに基づいた看護プロトコル．p35，医歯薬出版，2014．
11) 前掲5) pp58-59
12) 日本認知症学会編：認知症テキストブック．pp75-78，中外医学社，2008．
13) 前掲6) pp195-204

図表40 主なせん妄ケア（誘発因子）

症状管理	不快症状の緩和	・疼痛：術後疼痛，がん性疼痛，整形外科的疼痛でADLの障害となり得るもの→疼痛マネジメント ・呼吸困難：肺炎，心不全→十分な酸素投与，労作性呼吸困難による心負荷の予防 ・口渇：脱水→補正，口腔ケア，飲水励行 ・便秘，排尿障害→排便コントロール，残尿，カテーテルの早期抜去検討 ・倦怠感→十分な休息，安楽な体位調整
環境調整	状況理解の補助・補完，見当識の強化	・適度な照明とわかりやすい標識・表示をする ・時計やカレンダーを見えるところに設置する ・日常会話に，場所，日付や時間をさりげなく取り入れ，見当識をつける ・家人・友人の面会や使い慣れたものを持参してもらい，安心感を促したり，混乱を緩和する
	感覚障害への対応	・補聴器，メガネ，入れ歯の装着
	快適な環境	・ルート類を見えない位置，手に触れにくい場所に整理する ・ルート類を最小限にするex)夜間点滴の中止，おむつ尿測への変更 ・夜間の足元を明るくする（ルームランプ）
	活動性の維持	・可能なかぎり早期離床を促し，可動域の運動を実施する ・日中はなるべく寝入ってしまわないような状況に整える：頭部挙上，座位，好みのテレビ，音楽鑑賞，画会，ベッド上で可能な作業療法 ・リハビリの開始
	睡眠覚醒リズムの維持	・日中は明るく，夜間は足元がわかる程度の照明をつける ・夜間の不快な音を減らす ・睡眠中の処置・ケアは避ける（巡回時間の検討） ・夜間頻尿につながるような連続した輸液や利尿薬は避ける ・薬剤：ベンゾジアゼピン系薬剤の多剤併用は注意，処方を見直す

（柴田明日香：入院中の認知症高齢者への対応：せん妄. 看護技術. 62（5）：92. 2016.）

第 2 章

サルコペニア・骨粗鬆症のある高齢者のケア

> **summary**
> - サルコペニアと骨粗鬆症は，加齢に伴う筋量や骨の強度の低下であり，寝たきりにつながる重篤な転倒を引き起こす大きな要因となっている。
> - 転倒による大腿骨頸部骨折や脊椎圧迫骨折をきっかけに歩行が困難になり，日常生活動作（ADL）が低下してしまうことが多く，「転倒後症候群」とよばれる精神的な影響もみられ，高齢者の生活を一変させる。
> - 転倒予防は，食事療法，運動療法，薬物療法，環境調整，歩行補助具の選択など，多角的な視点から検討する必要がある。

Part 1　サルコペニア・骨粗鬆症のある高齢者へのアプローチ

　転倒を引き起こす最も大きな要因は筋力の低下である。また，年齢とともに骨粗鬆症も進行するため，加齢による筋骨格系の衰えは，寝たきりにつながる重篤な転倒を引き起こす要因となり，実際，転倒・骨折が要介護状態に至った要因の約1割を占める。50〜60歳代は転倒時に手をついたことでの手首の骨折（橈骨遠位端骨折）を起こすことが多いが，70歳以上になると上肢の骨折は少なくなり，しりもちをつくことなどでの大腿骨頸部骨折が急激に増える[1]。

　高齢者は，転倒による大腿骨頸部骨折や脊椎圧迫骨折をきっかけに，入院を余儀なくされ，寝たきりになったり，寝たきりには至らずとも，歩行が困難になり，日常生活動作（ADL：Activities of Daily Living）が低下してしまうことが多い。

　また，転倒は，こうした身体的な低下だけでなく，転倒経験をきっかけにして，転倒への不安，恐怖から歩行能力がありながらも行動を規制してしまったり，歩行に障害をきたす「転倒後症候群」とよばれる精神的な影響をもたらす。このように転倒は，高齢者の生活を一変させてしまうことがあるため，転倒予防はきわめて重要な課題である。

1) 高齢者の筋骨格系の老化の特徴

① 骨の老化

　骨の強度は，骨密度と骨質によって規定される[2]。骨密度は建物におけるセメント，骨質は鉄筋にあたり，いずれが低下しても骨の強度は下がる。

　　骨の強さ ＝ 骨密度70％ ＋ 骨質30％
　　　　　　　（骨の量）　（骨のしなやかさ，強さ）

　骨は，骨を壊す「骨吸収」と骨をつくる「骨形成」が繰り返され，エストロゲン（女性ホルモン）には，このバランスを保つはたらきがある。

> **脊椎圧迫骨折**
> 　脊椎圧迫骨折は，脊椎が押しつぶされる骨折である。骨粗鬆症によって骨がもろくなっていると，しりもちやくしゃみ，身体をひねるといった弱い力でも脊椎圧迫骨折を起こすことがある。

骨密度は，少年期から青春期に高まり最大になるが，閉経後は骨吸収が骨形成を上回るため，骨密度は徐々に低下する（図表1）。また，高血圧や脂質代謝異常，糖尿病，肥満などの生活習慣病は骨質を低下させる。

② 骨格筋の老化

骨格についている「骨格筋」は，体重の約40％を占め，人体でもっとも大きな器官であり，年齢とともに身体の動きが鈍るのは，「骨格筋」の衰えが主な原因といえる。筋量の低下は，加齢とともに，筋線維数の減少と筋線維自体が萎縮することで起こる。個人差はあるが，筋量の低下は50歳代後半から認められ，下半身における筋力低下が顕著であることが報告されている[3]。「老化は足から」とよくいわれるが，下肢筋力の低下率は上肢に比べ格段に大きい。また，瞬発力にかかわる筋肉である速筋線維と，持久力にかかわる筋肉である遅筋線維を比較すると，速筋線維のほうがより年齢の影響を受けやすい。若い人には瞬発力があるが，高齢者ではゆっくりとしか力を出すことができないのはそのためである。

近年では，こうした高齢者の筋力の低下に対し，サルコペニアという言葉が用いられることが増えてきた。サルコペニアとは，ギリシャ語で筋肉をあらわす「sarx（sarco：サルコ）」と喪失を表す「penia（ペニア）」を合わせた言葉であり，1989年にRosenbergによってはじめて提唱され[4]，当初は，加齢に伴う筋力の減少という非常に狭義の概念であった。しかし，その後，筋力の低下に伴う身体的な障害や生活の質の低下，および死亡などの重大な転機リスクを伴う症候群として広義にとらえられるようになり，現在では，概ね筋量の減少がみられることに加えて，筋力および身体機能の低下の両方またはどちらかに当該する場合をサルコペニアとみなすことが一般的である[5]。

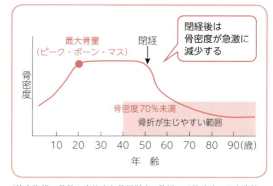

図表1 女性の骨密度の変化

（鈴木隆雄：骨量の自然史と骨粗鬆症，骨折の予防戦略．日本臨牀．62（増刊号2）：225-232，2004．を参考に作成）

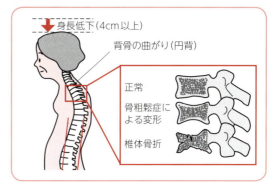

図表2 椎体骨折を疑う指標

2）骨粗鬆症・サルコペニアの把握

① 骨粗鬆症の診断基準

骨粗鬆症の診断基準は，YAM（Young Adult Mean．骨密度がもっとも高いとされている20歳代の骨密度を100％とした場合，現在，どのくらいの割合かを示したもの）70％以下とされている[2]。

YAMは骨密度測定を行わないと正確に判断できないが，25歳頃の身長に比べ4cm以上，身長が縮んでいる場合，骨粗鬆症の進行に伴う脊椎圧迫骨折の徴候が考えられる[2]。通常は，骨折すると急性あるいは慢性の痛みが生じるが，高齢者の場合は痛みを伴わない場合も多いため，腰や背中に痛みがなくとも，背が縮んだ，背中が丸くなってきた場合は，骨粗鬆症の進行に伴う椎体骨折を疑う（図表2）。

② サルコペニアの診断基準

サルコペニアの判定には，まず歩行速度と握力の測定を行う。歩行速度低下かつ／または握力低下が認められた場合，筋量の測定を行い，筋量減少が認められた場合にはサルコペニアと判定する（図表3）。

当該要件の数によるサルコペニアのステージ分類が提唱されている（図表4）。また，発生要因から分類されることもあり，純粋に加齢だけによるサルコペニアを原発性とし，「活動不足」や「低栄養」「疾患」に伴うサルコペニアを二次性としている（図表5）。

③ 骨粗鬆症・サルコペニアによる心身への影響

骨粗鬆症とサルコペニアは，転倒・骨折に関連する要因であり，安静臥床が必要となる大きな転倒・骨折を起こすと，さらに活動性が低くなり，サルコペニアや骨粗鬆症が進行するといった悪循環が生じる（図表6）。まず，悪循環のサイクルに入らないための予防が大切であり，万一，転倒・骨折といった事態が生じても，活動量の低下による負のサイクルに踏み込まずにすむよう，早期離床を図ることが重要になる。

図表3　サルコペニアの診断基準

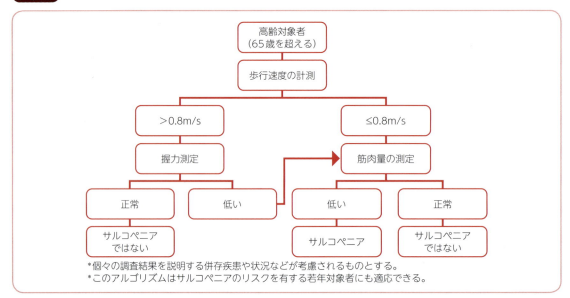

（厚生労働科学研究補助金（長寿科学総合研究事業）高齢者における加齢性筋肉減弱現象（サルコペニア）に関する予防対策確立のための包括的研究　研究班：サルコペニア：定義と診断に関する欧州関連学会のコンセンサスの監訳とQ＆A．2012．https://www.jpn-geriat-soc.or.jp/info/topics/pdf/sarcopenia_EWGSOP_jpn-j-geriat2012.pdf（2019年2月閲覧））

図表4　サルコペニアのステージ分類

ステージ	筋肉量	筋力	身体能力
プレ・サルコペニア	↓		
サルコペニア	↓	↓ or	↓
高度サルコペニア	↓	↓	↓

（厚生労働科学研究補助金（長寿科学総合研究事業）高齢者における加齢性筋肉減弱現象（サルコペニア）に関する予防対策確立のための包括的研究　研究班：サルコペニア：定義と診断に関する欧州関連学会のコンセンサスの監訳とQ＆A．2012．https://www.jpn-geriat-soc.or.jp/info/topics/pdf/sarcopenia_EWGSOP_jpn-j-geriat2012.pdf（2019年2月閲覧））

図表5　サルコペニアの分類

原発性	
年齢が関与したサルコペニア	：年齢以外明らかな原因なし

二次性	
活動量に関連したサルコペニア	：ベッド上安静，不活発な生活習慣，体調不良，無重力状態
疾病に関連したサルコペニア	：進行した臓器不全（心臓・肺・肝臓・腎臓・脳），炎症性疾患，悪性腫瘍，内分泌疾患
栄養に関連したサルコペニア	：摂食不良，吸収不良，食思不振

（厚生労働科学研究補助金（長寿科学総合研究事業）高齢者における加齢性筋肉減弱現象（サルコペニア）に関する予防対策確立のための包括的研究　研究班：サルコペニア：定義と診断に関する欧州関連学会のコンセンサスの監訳とQ＆A．2012．https://www.jpn-geriat-soc.or.jp/info/topics/pdf/sarcopenia_EWGSOP_jpn-j-geriat2012.pdf（2019年2月閲覧））

column

筋量測定

　サルコペニアの筋量測定方法としては，CTやMRIで大腿部などの筋断面積を測定するのがもっとも正確な方法であるが，コスト面や撮像，画像解析に多大な時間を要するため，現在のところ，二重エネルギーX線吸収測定法（DXA法）や生体電気インピーダンス法（BIA法）などが広く用いられている。また，筋量の評価方法としては，四肢の筋量を身長の二乗で除した値（skeletal muscle mass index：SMI）を用いた評価法が主流である。

　筋量の測定には上記の検査が必要ではあるが，簡便に筋量を知る方法として東京大学高齢社会総合研究機構の飯島勝矢教授ら考察の「指輪っかテスト」がある。方法は，両手の親指と人さし指で輪っかをつくり，ふくらはぎのもっとも太い部分を囲むだけであり，「囲めない」は正常範囲，「ちょうど囲める」「隙間ができる」の順にサルコペニアの可能性が高まる。

指輪っかテスト
● ふくらはぎのもっとも太い部分を両手の親指と人さし指で囲む

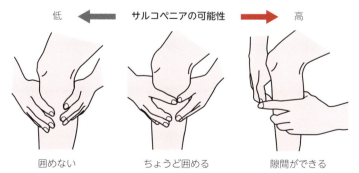

低 ← サルコペニアの可能性 → 高

囲めない　　　ちょうど囲める　　　隙間ができる

図表6 サルコペニア・骨粗鬆症による心身への影響

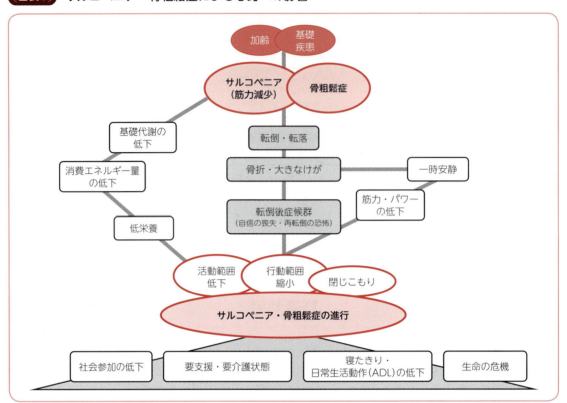

ロコモティブシンドローム

　ロコモティブシンドローム(Locomotive Syndrome：運動器症候群)とは，運動器の障害によって，介護・介助が必要な状態，そうなるリスクが高い状態をいう。サルコペニアが「筋」にのみ焦点が絞られているのに対し，ロコモティブシンドロームは，運動に関与する「筋」「関節」「骨」を包含しており，サルコペニアより広範な様態を示す。

ロコモティブシンドロームの概念図

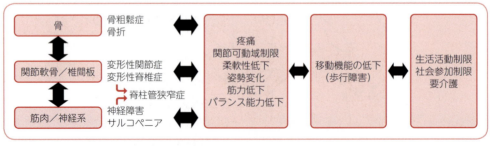

(公益社団法人日本整形外科学会：ロコモティブシンドローム――いつまでも自分の足で歩くために（ロコモパンフレット2015年度版))

Part 2 エビデンスに基づくケアの展開

1) ケアの目標

　高齢者は，筋力が低下し，骨も脆弱であることから，ほんの少しの段差につまずいたり，廊下や階段で転倒することで，容易に骨折し，この骨折が契機となって，要介護状態や寝たきりになりやすい。

　そのため，「転倒→骨折」の流れをつくらない，転ばないための「身体づくり」「環境づくり」が非常に重要になる。丈夫な骨，筋力は一朝一夕にできるものではなく，この薬さえ飲めば筋骨隆々，という治療があるわけではない。食生活，運動習慣など，さまざまな角度から生活習慣を見直し，転倒しないための健全な身体，体力づくりを意識していくことが大切である。また，転倒を起こさないためには，身体を整えるだけではなく，環境を整えることも非常に重要となる。家屋の環境，服装，また，立位や歩行が不安定な高齢者が用いる歩行補助具の適切な選定などにも目を向け，動きやすい環境を整えることは，転倒予防だけでなく，高齢者の活動性を高め，さらなる筋量や骨の強度の低下を防ぎ，QOLを高めることにもつながる（図表7）。

2) 骨量・筋量の低下を防ぐ食生活

① 骨量低下を防ぐ食生活

　骨を構成しているのは，コラーゲンをはじめとする骨基質たんぱく質とカルシウム，リン，マグネシウムなどのミネラルであり，こうした栄養素の摂取は重要である。特にカルシウム

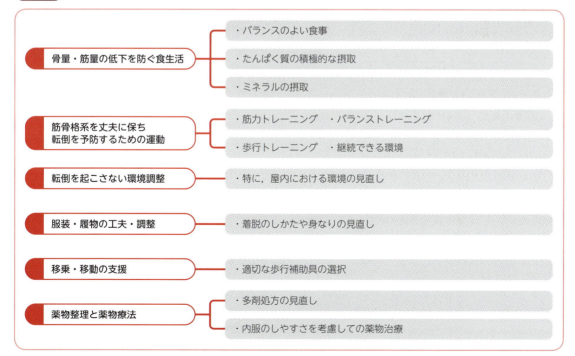

図表7　サルコペニア・骨粗鬆症のある高齢者のケア

は体内への吸収率があまりよくない栄養素であるため，カルシウムの吸収を促すビタミンDや，骨形成を促進するビタミンK，骨基質（コラーゲン）の合成を助けるビタミンCなども積極的に摂る必要がある[2]。ただし，ビタミンDは摂りすぎると有害事象が生じるため，サプリメント服用で過剰摂取にならないよう注意が必要である（食品から摂る場合は多すぎることはほとんどない）。また，ビタミンKも，抗血栓薬・ワーファリンなどの作用を減弱させてしまうため，注意が必要である。そのほか，高齢者ではたんぱく質の摂取が不足する傾向にあるが，これも骨基質を高める重要な栄養素であるため，意識して摂取する必要がある。

栄養素の特性を述べたが，バランスのよい食事を規則的に摂るのが，一番の食事療法といえる。

[**カルシウム**] 牛乳・乳製品，小魚，干しエビ，小松菜，チンゲン菜，大豆製品など
※骨粗鬆症や骨折予防のためのカルシウムの摂取推奨量は，1日700～800mgである。

[**ビタミンD**] サケ，ウナギ，サンマ，メカジキ，イサキ，カレイ，シイタケ，キクラゲ，卵など

[**ビタミンK**] 納豆，ホウレン草，小松菜，ニラ，ブロッコリー，サニーレタス，キャベツ，柑橘類など

② 筋力低下を防ぐ食生活

高齢者の場合，男性で60g/日，女性で50g/日のたんぱく質摂取が推奨されているが[6]，サルコペニアの予防や改善には，それ以上のたんぱく質を摂ることが望ましく，少なくとも1.0～1.2g/kg/日のたんぱく質摂取が推奨されている。ただし，推奨投与量の2倍のたんぱく質摂取は，高齢者の腎機能を低下させる危険性もあるため，個人の健康状態に合わせ，個別に摂取量を検討する[7]。

③ 筋骨格系を丈夫に保ち転倒を予防するための運動

骨は，負荷がかかるほど骨形成が活発となる。散歩や階段の上り下りなど，日常生活のなかで，できるだけ運動量を増やすことが望ましい。また，筋力についても，従来は，高齢者の筋力は衰える一方と考えられていたが，近年の研究では，高齢者であっても，筋力を鍛えることで維持，向上が可能であることがわかった[8]。

下肢筋力の低下率は上肢に比べ格段に大きいため，鍛える部位としては，日常生活動作（ADL）と強く関連する大腿四頭筋，ヒラメ筋，中殿筋，体幹深部筋（多裂筋，腹横筋）を中心に鍛えると有効である。また，筋たんぱく質の合成を直接刺激する筋力トレーニングと，インスリン刺激によるたんぱく同化作用を改善する有酸素性運動の組み合わせは，相乗効果が期待できるとされている[9]。高齢者の筋力トレーニングは大がかりなマシンや重いバーベルといった特別な器具を用いる必要はなく，自分自身の体重を負荷とする方法でも十分に効果が期待できる。運動は，継続することが一番重要である。

転倒予防のためのプログラム（図表8）は，一度にすべてを行う必要はない。関節の痛みや身体の状態を考慮しながら，1～2種目以上，少しずつ強度を増やしていくとよい。

日光浴とビタミンD

カルシウムの吸収を助けるビタミンDは，紫外線を浴びることで体内でもつくられる。長時間の日光浴は，皮膚にダメージを与えるが，適度な日光浴は骨の健康に有用である。冬であれば30分～1時間程度の散歩，夏であれば木陰で30分程度過ごす程度で十分である。運動を兼ねて戸外に出て，日光をうまく活用しよう。

第2章 サルコペニア・骨粗鬆症のある高齢者のケア

図表8　転倒予防のための運動プログラムの一例

いすに座ってできるトレーニング

◆もも上げ(腸腰筋)

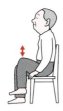
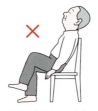

膝をゆっくりへその高さまで上げ，3～5秒静止してゆっくりと戻す。左右交互に行う

のけぞらないようにする

◆膝の曲げ伸ばし(大腿四頭筋)

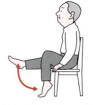

つま先を立てたままゆっくりと片方の膝を伸ばす。そのまま3～5秒静止し，ゆっくりと戻す。左右交互に行う

◆つま先上げ(前脛骨筋)，かかと上げ(下腿三頭筋)

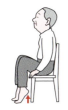
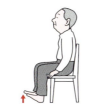

つま先をゆっくり上げ下げする

かかとをゆっくり上げ下げする

◆タオル引き(足底筋)

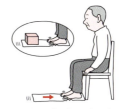

タオルを少しずつ指で引き寄せる。楽に行える場合は，少し重しを載せて行う

◆お尻うかし(ゆっくり立ち上がり，ゆっくり座る)

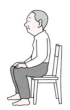

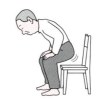

浅めに腰かけ，腰の幅くらいに足を開く

足に体重が載ればOK

お尻はこの程度うかす

バランストレーニング

◆片足立ち
①壁のそばに立つ
②片方の足の膝を軽く曲げて持ち上げ，片足立ちになる
③この状態を3～5秒程度保ち，上げた足を戻す
④②～③を5～10回，無理のない範囲で反対の足も行う
可能ならば，座布団や柔らかいマットレスの上でも行う

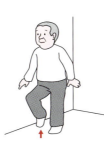

◆継ぎ足立ち
①壁のそばに立つ
②一方の足を他方の足の前に出し，できるだけ一直線上に置く
③この状態を3～5秒程度保つ
④②～③を5～10回，無理のない範囲で反対の足も行う

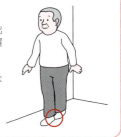

(北湯口純，上岡洋晴：運動療法．日本転倒予防学会監，転倒予防白書．pp70-77，日本医事新報社，2016．を参考に作成)

図表9　転倒予防のための室内における環境改善のポイント

【居室・階段・廊下】
・整理整頓を心がけ，床に物を置きっぱなしにしない
・敷居などの段差をなくす（スロープをつけるなど）
・カーペットや敷物は，たるまないようにして，端も両面テープなどで固定する（カーペットや敷物は毛足の短いものがよい）
・コード類は，壁に這わせるか，敷物の下などに固定する
・家具類は，金具などで壁や柱に固定する
・廊下や階段に手すりをつける（階段にはすべり止めも）
・照明は明るくし，寝室の枕元や廊下の足元に照明を設置する

【浴室・トイレ・寝室】
・手すりをつける（浴室には握りがゴム製のものがよい）
・洗い場にはすべり止めマットを敷く（浴槽内にも吸盤式のすべり止めマットを敷くとよい）
・和式トイレは洋式トイレに替える
・ベッドの高さを調整する
・ベッドに柵や手すりをつける

　また，筋力さえ増強すれば，転倒が防げるというわけではない。近年，筋力強化だけでは転倒予防にはつながらず，バランストレーニング，歩行のトレーニングなどを含む多面的なトレーニングを並行して行うことで，予防効果が高まることが明らかになってきた。

　しかし，1人で行う運動やトレーニングは継続が難しいのも現実である。高齢者が参加し，継続しやすいように，集団で行う地域や施設，病院での運動教室，ゲーム性を取り入れたレクリエーションなどの活動機会を設け，高齢者が楽しみながら運動を継続できるよう支援していく。

4）転倒を起こさない環境調整

　高齢者の転倒事故の多くが家の中で起こっている。転倒事故の発生場所として多いのは，居室，階段，玄関，洗面所や浴室である[10]。高齢者の転倒は，視力や筋力が衰えるなど身体的な原因のほか（序章p5図表5参照），住環境，服薬状況などさまざまな要素が重なり合って生じ，若年者には何でもないわずかな段差も，高齢者にとってはつまずきの原因となる（図表9）。

column
見過ごされがちなフットケア

　足の指は，転倒しそうになったときにバランスをとったり，踏ん張って防ぐ機能をもっている。それゆえ，足指の手入れは，転倒予防を考えるうえで非常に大切だが，つい見過ごされがちな部分でもある。高齢者には巻き爪や爪白癬がよくみられるが，視力の低下や手の巧緻性の低下により，足先を自分で管理することが難しい人も多い。足先の重要性を考え，手入れを行い，足指のマッサージや，足指の開閉といった運動を取り入れていくことも転倒予防につながる。

column 歩行器とシルバーカーの違い

- 歩行器は介護保険が適用されるが,シルバーカーには適用されない。
- 歩行器は,体重をかけて歩いても安定性があり,ふらつきのある高齢者でも容易にバランスがとりやすい設計になっている。安定性を重視しているため,重量はシルバーカーに比べて重い。逆に,シルバーカーは小型であるが体重を預けて歩くには,やや不安定である。シルバーカーは,基本的に誰かに歩行を助けてもらうほどではないが,何かにつかまっていないと不安,という人向けである。よって,転倒の心配が強い人は,歩行器のほうが望ましい。
- 歩行器は歩行訓練を行うためのものであるため,よい姿勢をとることができるように,ハンドル(握り)が使用者の側方にある。一方,シルバーカーは使用者の前方にハンドル(握り)が位置しているものがほとんどである。シルバーカーはハンドルが前方にあるため,使用時に前かがみの姿勢になることから,円背の高齢者にとっては楽に使用することができる。

こうした違いがあることから,使用する高齢者の歩行状態に合ったものを適切に選ぶことが重要になる。

5) 服装・履物の工夫・調整

「排泄の後にズボンがしっかり上がっておらず,裾を踏んでつまずく」「立ったままズボンの更衣をしようとしてふらつく」「靴を履くのが億劫になったり,足がむくみがちで靴が窮屈になりやすいため,スリッパやつっかけを好む」「靴の後ろを踏んだ状態で歩く」など,高齢者のなにげない衣生活の状況が転倒に結びつくため,適宜,調整が必要である。

転倒時の骨折予防としてヒッププロテクターの有効性が報告されているが[11],着脱のしにくさ,医療保険や介護保険の適用がなく高額,といった一長一短がある。ヒッププロテクター以外にも,つま先がやや上向きになっており,すり足歩行ぎみな高齢者でもつまずきにくい形の靴や,滑り止め機能のついた靴下なども開発されている。こうしたものを必ず購入する必要はないが,滑りやすい靴下は避ける,スリッパを履かずに,素足か,すべり止めつきの上履きを着用するといった工夫は必要である。

6) 移乗・移動の支援

ベッドから車いすへ,車いすから便座へなどの移乗は,歩行が困難な人にとっては大変な動作になる。

腰を上げたり,立ち上がりに不安がある場合はL字柵といった「移動支援バー」や「立位支援ポール」を用い,つかまりながら行うと身体がより安定する。また,立ち上がりが困難でも,端座位がとれる場合は「スライディングボード」を利用すると,座位のまま移乗が可能である(ただし,移乗する先の車いすは,アームレストやフットレストが取り外せる機能をもったものを選ぶ必要がある)。

ベッド上だけの生活では自立度はますます低下する。日中できるだけベッドから離れることは,生活のリズムを整える意味でも大切で,

図表10 各補助具の特徴とその対象者

補助具	特徴	対象となる人
T字杖	把手がT字になっていて，体重がかけやすくなっている	脚が弱って歩行バランスの悪い人，脳血管障害による片麻痺の人などに幅広く対応
多脚型杖	脚が4本（または3本）に分かれており，1本脚より安定性がある。ただし，平坦な場所でないと脚の接地が均等にならず，不安定になることもある	脳血管障害による片麻痺の人や変形性股関節症や関節リウマチなど，バランスの保持が困難な人に有効
前腕固定型杖（ロフストランドクラッチ）	握りと前腕の2か所で支えるので握力が十分でない場合に有効	片足に体重をかけられない下半身麻痺，骨折，捻挫，変形性股関節症，下肢切断や筋力低下の人に有効
歩行器	場所をとるため，日常使いとしてよりは，リハビリや歩行訓練などで過渡的に使用されることが多い	姿勢やバランスの保持が困難で，杖を使用できない人，腕力のある人には固定型，腕力の低下がある人には，キャスターつきなどがある
肘支持型歩行車	フレームの上部に肘をついて身体を支えながら前進する。取り扱いが簡単で早期から歩行訓練用として使用することができる	立位バランスが悪く，全身の筋力が低下している人に有効
四輪歩行車	左右のハンドルを持って移動する。休息用の腰かけや小物入れがついているので外出に便利	何かにつかまっていないと歩行が不安という人に有効
シルバーカー	買い物カゴや休息用の腰かけがついている外出用歩行車。ハンドルは前方についていることが多い	軽度の障害や，脚が弱く歩行の持続性が低い人などに有効

（加藤守：杖・歩行器等補助用品の選び方，利用のための基礎知識．高齢者生活福祉研究所，pp43-53．を参考に作成）

食卓での食事，トイレでの排泄，浴室での入浴など，生活の基本となる行為をそれぞれの場所で行うことは自尊心を高め，高齢者の自信回復にもなる。

生活の場から場へ移る移動は，基本は歩行であるが，歩行が不安定な場合は杖や歩行器，歩行車が，さらに歩行が困難な場合は車いすが必要となる。歩行補助具には，杖や歩行器，シル

第2章 サルコペニア・骨粗鬆症のある高齢者のケア

バーカーなどさまざまなものがあるが，高齢者の歩行状態や認知機能（正しい方法で使用できるか）に合わせた補助具を選択しないと，かえって転倒のリスクを高めることになり，逆に過保護なものになると，高齢者がもっている能力を衰えさせ，自立を阻むことになる（図表10）。

7 薬物整理と薬物治療

高齢者が飲み過ぎている薬を調整し，有害事象による転倒のリスクを下げる，治療的に薬物を用いる，という2つの側面から考える必要がある。

① 薬物整理

高齢者の場合，複数の科を受診し，数多くの薬を内服していることもめずらしくない。しかし，高齢者は薬物の代謝機能が低下していることから，薬による有害事象（副作用）が発生しやすい。実際，5種類以上になると転倒が急激に増えるという報告もあることから（図表11），本当に必要な薬のみに整理する必要がある。

② 薬物治療

骨粗鬆症に関しては，薬剤の有効性が確立され，保険適用になっているものが多い。薬効の点から，①腸管からのカルシウムの吸収を高めることで骨を強くするもの，②骨形成を促進するもの，③骨吸収を抑制するもの，といった3

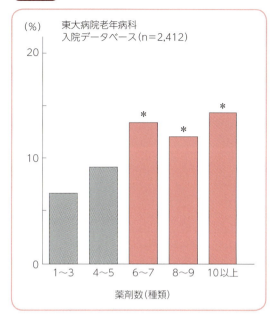

図表11 薬物有害事象の頻度

(Kojima T, Akishita M, Kameyama Y, et al：High risk of adverse drug reactions in elderly patients taking six or more drugs：Analysis of inpatient database. Geriatr Gerontol int 12（4）：761-762, 2012.)

つのタイプに分類できる（図表12）。しかし，ビスホスホネートは，「コップ1杯の水で飲み，飲んだ後30分は水以外の飲食をせず，横にならないようにすること」といった服薬条件が伴うことから，高齢者の場合，認知機能の低下によって，確実な服薬が困難となる場合もある。

図表12 骨粗鬆症に対する保険適用の薬剤

分類	薬品名		副作用・留意点
	一般名	商品名	
腸管からのカルシウム吸収増加	カルシウム製剤	L-アスパラギン酸カルシウム	アスパラCA®	胃腸障害がみられることがある
	活性型ビタミンD製剤	アルファカルシドール	アルファロール® ワンアルファ®	血液中のカルシウム濃度が増えすぎる場合があり，この場合，食欲不振，全身倦怠感などがみられる。カルシウム剤と活性型ビタミンD3製剤を併用している場合に有害事象が出やすい
		カルシトリオール	ロカルトロール®	

67

分　類	薬品名		副作用・留意点
	一般名	商品名	
骨形成促進 ビタミンK2製剤	メナテトレノン	グラケー®	ワーファリン®を服用している場合には薬効を減らすため使用できない
骨形成促進 副甲状腺ホルモン製剤	テリパラチド	フォルテオ®	血中のカルシウム濃度が増加する場合があり，この場合，食欲不振，全身倦怠感などがみられる注射薬のみで連日あるいは1週間に1回注射をする。重症例や，骨吸収を抑える薬を使えない・効果がないなどの場合に使われる。投与期間は2年間に限られる
骨吸収抑制 カルシトニン製剤	エルカトニン	エルシトニン®	骨粗鬆症そのものの治療より，骨粗鬆症に伴う疼痛の緩和に用いられる
骨吸収抑制 イプリフラボン製剤	イプリフラボン	オステン®	比較的，有害事象は少ないが，発疹やかゆみ，食欲不振，めまいなどが現れることもある.
骨吸収抑制 ビスホスホネート剤	エチドロン酸二ナトリウム	ダイドロネル®	この薬を飲む際にはコップ1杯の水で飲み，飲んだ後30分は水以外の飲食をしない，横にならないようにすること。連日飲む薬や，1週間あるいは1か月に1回の飲み薬，注射薬も出ている
	アレンドロン酸ナトリウム	フォサマック®，ボナロン®	
	リセドロン酸ナトリウム	アクトネル®，ベネット®	
	ミノドロン酸水和物	ボノテオ®，リカルボン®	
骨吸収抑制 エストロゲン製剤	エストラジオール	ジュリナ®	乳がん，子宮体がんの発がん率を高める。心筋梗塞や脳卒中の危険性を増すこともある
骨吸収抑制 選択的エストロゲン	ラロキシフェン	エビスタ®	有害事象として，更年期症状でみられるような「ほてり感」と足の痙攣などが比較的よくみられるビスホスホネート製剤のような服用時間や食事の制限はない
骨吸収抑制 受容体モジュレーター（SERM）	バゼドキシフェン	ビビアント®	

第2章　サルコペニア・骨粗鬆症のある高齢者のケア

よって，骨の状況だけでなく，服薬管理の状況などを含めて内容を検討する必要がある。

　サルコペニアについては，まだ有効な薬物治療は開発されておらず，研究・開発段階である。骨粗鬆症同様，サルコペニアとされる高齢者が増加していることから，新薬の開発，普及が望まれる。

〔 文献 〕

1) 折茂肇編：最新骨粗鬆症：病態診断 予防 治療. pp28-33, ライフサイエンス出版, 1999.

2) 骨粗鬆症の予防と治療ガイドライン作成委員会編：骨粗鬆症の予防と治療ガイドライン2015年版. ライフサイエンス出版, 2015.

3) 鳥羽研二監：高齢者の転倒ガイドライン. pp91-95, メジカルビュー社, 2012.

4) 厚生労働科学研究補助金（長寿科学総合研究事業）高齢者における加齢性筋肉減弱現象（サルコペニア）に関する予防対策確立のための包括的研究　研究班：サルコペニア：定義と診断に関する欧州関連学会のコンセンサスの監訳と Q&A. 2012. https://www.jpn-geriat-soc.or.jp/info/topics/pdf/sarcopenia EWGSOP_jpn-j-geriat2012.pdf（2019年2月閲覧）

5) 葛谷雅文, 雨海照祥編：新版 栄養・運動で予防するサルコペニア. pp2-5, 医歯薬出版, 2018.

6) 厚生労働省：日本人の食事摂取基準. https://www.mhlw.go.jp/stf/seisakunitsuite/bunya/kenkou_iryou/kenkou/eiyou/syokuji_kijyun.html（2019年2月閲覧）

7) 荒井秀典編：サルコペニアとフレイル. pp166-173, 医薬ジャーナル社, 2015.

8) 前掲5）pp134-139

9) 日本転倒予防学会監：転倒予防白書. pp70-77, 日本医事新報社, 2016.

10) 前掲3）pp38-42

11) 泉キヨ子編：エビデンスに基づく転倒・転落予防. pp139-143, 中山書店, 2005.

第2章

Part 2　エビデンスに基づくケアの展開

第 3 章

呼吸困難
（慢性閉塞性肺疾患）の
ある高齢者のケア

> ## summary
>
> - 高齢者は，老化とともに呼吸筋力の低下，肺活量の減少，肺の線維化などによる呼吸機能の低下がみられる。
> - 慢性閉塞性肺疾患（Chronic Obstructive Pulmonary Disease：COPD）は，「タバコ煙を主とする有害物質を長期に吸入曝露することで生じた肺の炎症性疾患である。呼吸機能検査で正常に復すことのない気流閉塞を示す。気流閉塞は末梢気道病変と気腫性病変がさまざまな割合で複合的に作用することにより起こり，通常は進行性である」[1]と定義されている。
> - COPDにおける炎症は肺局所のみならず，全身性にも認められる。全身性炎症は栄養障害，骨粗鬆症，骨格筋機能障害，心・血管疾患のリスクと関連している。
> - ケアをする人は，COPDをもつ高齢者が生活の質を低下させたり，症状・苦痛に苦しんだり，生命の危険に陥らないように支援していく。
> - COPDの高齢者は，酸素摂取量の減少により日常生活動作（ADL）の低下や，活動の制限を余儀なくされるが，自分でできることは可能なかぎり自分で行うことと，自分の健康を自ら守っていくことの重要性を認識できるようにはたらきかけていく。

Part 1 呼吸困難（慢性閉塞性肺疾患）のある高齢者へのアプローチ

1）呼吸器系の老化の特徴

① 胸郭の変形

　高齢者の胸郭は，老化による脊椎の軟骨の萎縮によって曲がってくる。特に女性では，肋骨の脱灰現象や，肋軟骨の化骨がみられる。

　また，胸部の横径が減少するため，心胸比が拡大してくる。そして，胸郭の可動性と肺活量が減少する一方で，横隔膜の運動量が増え，腹筋や補助呼吸筋も疲労しやすくなる。

② 肺の老化

　肺は，加齢とともに退行性変化が生じる。

● 肺胞表面積の減少

　加齢によって，肺の呼吸細気管支と肺胞道の内径は増大する。肺実質において肺胞道が占める割合が増加すると肺胞隔は短くなり，肺胞は扁平化する。一方，肺容量に対する肺胞の表面積は減少する。肺胞の表面積は25歳くらいまで増加し続け，75m²に達するが，30歳以降は減少に転じ，4％/年で減り続け，70歳までにはピーク時の15％程度まで減少するといわれている。

● 肺の弾性収縮力の低下

　安静呼吸の状態では，吸気時には，横隔膜をはじめ吸気筋群のはたらきにより肺は拡張する

が，呼気時には肺自身がもつ収縮力により収縮する。しかし，加齢とともに肺胞道，および肺胞入口部を取り囲む弾力線維束が菲薄化し，肺の弾性収縮力は低下する（図表1）。

2）慢性閉塞性肺疾患の病期・病型

慢性閉塞性肺疾患（COPD）の病期は1秒率（FEV_1）に基づいてⅠ〜Ⅳ期に分けられる（図表2）。ただし，この病期は基本的に気流閉塞の程度による分類で，疾患の重症度の分類ではないことを念頭に置いておく必要がある。重症度は1秒率だけでなく，労作時の呼吸困難などの症状や運動耐性能，併存症の有無，増悪頻度などから総合的に判断する。

病型としては，気腫型と非気腫型に分かれる。気腫型は，主に肺胞の破壊が進行し肺気腫病変が有意となるタイプであり，非気腫型は主に気道病変が有意となるものであるが，どちらか一方というよりは，各々の病変がさまざまな割合で複合的に起こっていることが多い。

3）慢性閉塞性肺疾患の症状と心身への影響

●呼吸困難

呼吸困難はCOPDの特徴的な症状であり，最初は労作時にみられ，持続的で進行性であるのが特徴である。

COPDでは，呼吸面積の縮小や，痰の貯留などによって増加した気流抵抗に打ち勝って酸素を肺に取り入れるための呼吸努力を必要とするが，高齢者はその努力を呼吸困難として感じる。

交感神経や知覚神経を刺激して起こる呼吸困難は，酸素への飢餓感から，生命の危機を予感させ，強い不安と恐怖で高齢者の精神状態を不安定にさせる。

また，呼吸困難は，睡眠障害を引き起こしたり，補助呼吸筋を使った努力呼吸をするためにエネルギー消費量が増加し，体力の消耗につながる。

図表1　気道の構成

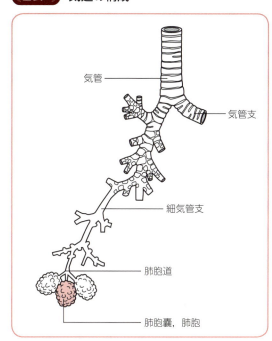

図表2　COPDの病期分類

病期	定義	
Ⅰ期	軽度の気流閉塞	％FEV_1≧80％
Ⅱ期	中等度の気流閉塞	50％≦％FEV_1＜80％
Ⅲ期	高度の気流閉塞	30％≦％FEV_1＜50％
Ⅳ期	きわめて高度の気流閉塞	％FEV_1＜30％

気管支拡張薬投与後の1秒率（FEV_1＜FVC）70％未満が必須条件

（日本呼吸器学会COPDガイドライン第5版作成委員会編：COPD（慢性閉塞性肺疾患）診断と治療のためのガイドライン　第5版. p50，メディカルレビュー社，2018.）

●咳

慢性の咳は，COPDの早期の症状として現れることが多いが，高齢者は喫煙や風邪のせいだと考えて，軽視しがちである。咳は，最初のうちは間欠的（一定の時間をおいて起こったりやんだりする）であるが，しだいに毎日みられるようになり，1日中持続することもある。一般的には喀痰を伴うことが多いが，乾性咳のこと

図表3 COPDによる心身への影響

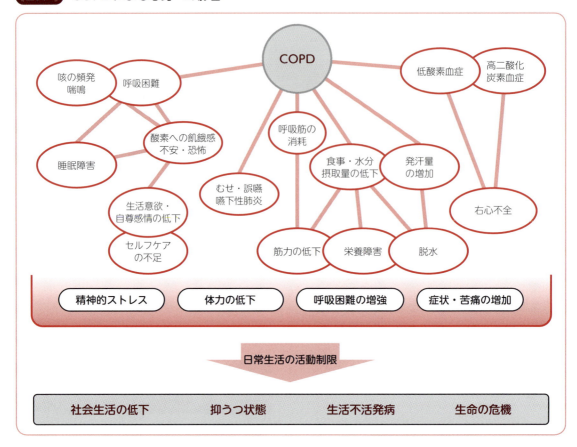

もある。

●喘鳴

　喘鳴は，重症や最重症の段階でみられることが多い。喘鳴は，気管支攣縮や狭窄，あるいは分泌物の貯留や粘膜浮腫で，呼吸時の気道抵抗が起こることで生じる。非特異的な症状で，日によって異なり，1日の間でも変動することがある。喘鳴が明らかな場合は，喘息や心不全との鑑別が必要になる。

●嚥下性肺炎

　COPDをもつ高齢者は，神経系のはたらきの老化や長期臥床により，咳反射が減弱していたり，呼吸筋力の低下によって痰の喀出力が低下し，むせ・誤嚥が起こりやすい。これらは嚥下性肺炎を引き起こす原因となる。

●脱水

　口呼吸や呼吸筋の運動量の増加などに伴う発汗に加えて，呼吸困難に伴う食事や水分摂取量の減少は，もともと身体組織の水分が低下している高齢者では，すぐに脱水に結びつく。

●栄養障害

　COPDの高齢者は，呼吸困難で食事量が低下する一方で，呼吸筋の運動量が増加することでエネルギーが増大するため，エネルギー出納が負のバランスに傾き栄養障害が出現しやすい。このほか，炎症性サイトカイン，喫煙や薬剤の影響，COPDで合併しやすい消化性潰瘍の影響や，肺の過膨張による横隔膜の低位平坦化や胸郭拡大，横隔膜筋量の減少などで下部食道括約筋の機能が低下して起こる胃食道逆流症（GERD）など，複数の要因が絡み合い，栄養障

害が起こりやすい。特にCOPDが重症化するほど栄養障害は顕著に認められ，呼吸不全への進行や死亡のリスクは高くなる。

●筋力の低下

酸素摂取量の低下とエネルギー消費の増加は，身体活動を制限して，骨格筋の筋力を低下させ，それが廃用性萎縮をまねくという悪循環を形成する。そのほか，炎症性サイトカインやCRPの上昇による骨格筋機能障害も起こり，運動能が低下しやすい。

●精神的ストレス

COPDをもつ高齢者の多くは，自分自身の力だけでは生活できず，生活に医療者や家族の助けを必要とすることから，「どうせ何をしても治らない」，あるいは「自分は何もできない人間になってしまった」などと思い込み，生活意欲や自尊感情を低下させるなど精神的なストレス，抑うつ状態になることもある。加えて，呼吸困難による不安は，さらに日常生活の活動を低下させ，友人や地域とのかかわりを少なくする場合が多い。

このような状況は，睡眠を障害したり，いっそう身体面の障害を拡大し，日常生活の活動制限をまねくことになる。

●日常生活の活動制限

COPDでは，呼吸困難などの身体症状があらわれたり，機能障害が生じる。また，酸素摂取量の低下が著しい場合には，酸素供給装置を身近なところに置く必要があり，日常生活の活動が制限される。

呼吸困難，あるいは易疲労性による意欲の低下や不安などによって，「動けない」「動きたくない」という日常生活が制限された状態は，セルフケアを困難にし，感染や合併症をまねく原因となる。

さらに，エネルギー不足によって日常生活に不可欠な食事や水分を摂るということも苦痛に

なれば，栄養状態の悪化や脱水につながる悪循環が形成される（図表3）。

4) 慢性閉塞性肺疾患による低酸素血症・高二酸化炭素血症

COPDが進行したり，あるいは急激に悪化すると，

・肺内水分の増加，胸壁浮腫などによる呼吸コンプライアンスの低下
・気管支粘膜浮腫，気管支攣縮，痰の貯留などによる呼吸抵抗の増加

をまねく。その結果，呼吸仕事量が増加し呼吸筋疲労による換気障害，換気血流比の異常などから低酸素血症あるいは高二酸化炭素血症となる（図表4）。

COPDの急性増悪の誘因としては，感染症（細菌性，ウイルス性）と心不全が多い。

図表4 低酸素血症と高二酸化炭素血症の臨床症状

動脈血酸素分圧(PaO₂)の基準値：
80～100Torr

●低酸素血症の臨床症状●
　60Torr以下：頻脈，動悸，高血圧，頻呼吸，失見当識
　40Torr以下：チアノーゼ，不整脈，重度の呼吸困難，不穏，興奮，低血圧，乏尿
　30Torr以下：意識消失
　20Torr以下：昏睡，徐脈，チェーン・ストークス呼吸，ショック状態，心停止

動脈血二酸化炭素分圧(PaCO₂)の基準値：
35～45Torr

●高二酸化炭素血症の臨床症状●
平常時からの上昇の程度と速度に影響を受ける。手のぬくもり(心拍出量増加と末梢血管拡張による)，頭痛，発汗，脈圧増大を伴う高血圧，頸動脈の躍動性拍動，縮瞳，羽ばたき振戦，無力感，傾眠，腱反射低下，不整脈，うっ血乳頭，低血圧(重症)，痙攣，昏睡などがある。

① 低酸素血症

低酸素血症は，動脈血酸素分圧（PaO_2）が低下した状態である。

原因は，肺において酸素の取込みが不足するガス交換障害によることが多い。

低酸素血症では，全身の組織は正常な生体機能を営むことができなくなり，いわゆる呼吸不全の状態になる。

＊酸素分圧が60mmHg以下になるとさまざまな組織や臓器に悪影響が生じる。呼吸不全は何らかの原因によって動脈血中の酸素分圧が60mmHg以下になる病態と定義される。

② 高二酸化炭素血症

高二酸化炭素血症は，動脈血二酸化炭素分圧（$PaCO_2$）が上昇した状態である。原因は，換気障害によることが多い。

高二酸化炭素血症の症状は，高齢者本人の平常時の値からの上昇の程度と速度に影響を受けるため，低酸素血症のように，この値での症状はこれであるとは言いがたいが，心拍出量増加と末梢血管拡張による手のぬくもりや，頭痛，発汗，脈圧増大を伴う高血圧，頸動脈の躍動性拍動，縮瞳，羽ばたき振戦，無力感，傾眠，腱反射低下，不整脈，うっ血乳頭，低血圧（重症），痙攣，昏睡などがみられる。

⑤ 低酸素血症による障害の拡大

低酸素血症は，反応性に肺血管を収縮させて，肺高血圧症，肺性心・右心不全，などの循環系の異常を引き起こす。

そのほか，中枢神経系の障害，胃潰瘍，肝機能障害，腎機能障害，電解質の異常などがみられる。

① 肺高血圧症

COPDの高齢者は，高率に肺高血圧症（20mmHg以上）を合併するといわれている。

原因は，肺疾患自体による肺血管床の破壊以外に，低酸素血症に伴う肺血管攣縮が関係している。また，アシドーシスは本症を増悪させる。肺高血圧症では，頻脈，心音の異常などがみられる。

② 肺性心・右心不全

肺性心とは，肺，肺血管，または肺ガス交換を一次的に障害して肺高血圧をきたす疾患があり，その過程で右室拡大または右心不全が起こることと定義される[2]。

特に，COPDの急性増悪期においては，肺に血液を送るために代償的に右心室が肥大する。また，時間の経過によって，拡張期終末に右心室内に大量の血液が残存し，右心室を拡張させる。

さらに，低酸素血症により骨髄における赤血球産生が亢進し多血症となる結果，血液の粘稠度が上昇し肺高血圧症を悪化させるので，右室の仕事量が増加し，最後に右心不全となる。

右心不全は，
①頸部や肩などの呼吸補助筋を使った努力呼吸
②静脈還流の低下による頸静脈の怒張
③食欲不振，悪心，腹水による腹部膨満，肝腫大，浮腫（足背の圧痕）
などの症状を引き起こす（図表5）。

⑥ 慢性閉塞性肺疾患の把握

COPDをもつ高齢者の場合は，動脈血ガス分析で異常がみられても，自覚症状を訴えなかったり，他覚症状やバイタルサインに変化があらわれないこともある。

また，現在の検査データが異常値を示していても，過去のデータと比べると，状況がよくなっていたり，逆に基準値の範囲であっても，悪化傾向を示すこともある。

ケアする人は，各種のデータを検討し，病状の方向性を見きわめたうえでケア方針を確立することが大切である。

① 呼吸状態の把握

呼吸困難の訴えから症状の程度を把握する。

図表5　肺性心の病態メカニズム

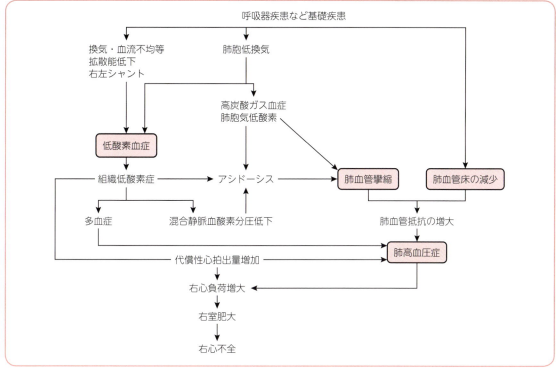

（大内尉義，秋山弘子編．新老年学　第3版．p726．東京大学出版会，2010．）

ただし，訴え方とその強弱は人によって異なるので，呼吸困難の程度をmMRC質問票（図表6）や，ボーグスケール（図表7）などの指標を使って評価することが多い。

呼吸困難のときに生じやすい特有の呼吸状態として，以下のものがある。

●努力呼吸

必要な呼吸量（換気量）を得るのに通常の呼吸運動だけでは足りず，呼吸補助筋を使って呼吸している状態を努力呼吸という。

鼻翼呼吸（吸息時に鼻翼が広がる呼吸）や，下顎呼吸（吸息時に顎が下がり，口ですするような呼吸）も努力呼吸のあらわれである。

努力呼吸では，上腕や肩だけでなく，全身の筋が緊張して胸郭の運動をかえって制限することになる。また，呼吸運動のために消費するエネルギー量を増加させる。

●呼吸数の増加と口すぼめ呼吸

浅く速い呼吸となり，呼気が延長する。また，気道に逆向きの圧力を加え，二酸化炭素の排出を促進し，呼吸困難を軽減するために行われる口すぼめ呼吸が自然にみられる場合がある。

●呼吸運動と胸郭の異常

胸鎖乳突筋や斜角筋などの呼吸補助筋の利用が増大されるため，特徴的な肥厚を呈する。

> **ケアのone point**
>
> 高齢者のなかには，倦怠感，疲労感，頭痛，食事のまずさ，食欲不振，便秘，排便後のすっきり感がないといった，呼吸とは直接関係がなさそうな症状を訴えることもある。
>
> 看護師は，微妙な訴えにも耳を傾けて，早期に病状の変化を発見することが重要である。

図表6　呼吸困難（息切れ）を評価する修正MRC（mMRC）質問票

グレード分類	あてはまるものにチェックしてください（1つだけ）	
0	激しい運動をしたときだけ息切れがある	☐
1	平坦な道を早足で歩く，あるいは緩やかな上り坂を歩くときに息切れがある	☐
2	息切れがあるので，同年代の人よりも平坦な道を歩くのが遅い，あるいは平坦な道を自分のペースで歩いているとき，息切れのために立ち止まることがある	☐
3	平坦な道を約100m，あるいは数分歩くと息切れのために立ち止まる	☐
4	息切れがひどく家から出られない，あるいは衣服の着替えをする時にも息切れがある	☐

呼吸リハビリテーションの保険適応については，旧MRCのグレード2以上，即ち上記mMRCのグレード1以上となる

（日本呼吸器学会COPDガイドライン第5版作成委員会編：COPD（慢性閉塞性肺疾患）診断と治療のためのガイドライン　第5版．p54，メディカルレビュー社，2018．）

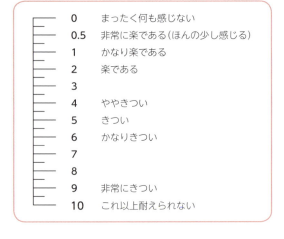

図表7　ボーグスケール

0	まったく何も感じない
0.5	非常に楽である（ほんの少し感じる）
1	かなり楽である
2	楽である
3	
4	ややきつい
5	きつい
6	かなりきつい
7	
8	
9	非常にきつい
10	これ以上耐えられない

また，吸気時には肋間や鎖骨上窩の陥入がみられる．最重症例では，横隔膜が極端に低位で平坦化すると，吸気時に下部胸郭が拡張せず，逆に内側へ陥凹する奇異呼吸様の動きがみられる（Hoover徴候）．

（2）他覚症状の把握

COPDが進行してくると，肺の過膨張による胸郭の拡張と，呼吸機能の低下や低酸素血症による呼吸仕事量の結果，以下のような特徴的な身体所見が認められる．

● 樽状胸郭

肺の過膨張のために，肋骨が水平となる「樽状」の胸郭となり，腹部が突出する．

● チアノーゼ

低酸素血症により，毛細血管が近くに存在する口唇，顔面，指尖などが青くみえる現象で，自然光下での観察が原則である．ただし，貧血のある場合には認めにくいので注意を要する．

● 呼吸不全や右心不全の徴候

頸静脈の怒張，肝腫大，下肢浮腫などがあれば，呼吸不全や右心不全を疑う．頸静脈の怒張と足首の圧痕浮腫は，肺性心を示唆するもっとも有効な臨床的徴候である．

（3）肺の聴診

COPDでは，呼気の延長が認められ，断続音や低調な水泡音，連続音が聴取されることがある（図表8）．

聴診を行う際の留意点としては，聴診器は，皮膚に密着させて衣類や寝具などに触れないようにする．

聴診する部位によって音の性質が異なるため，前胸部，側胸部，背部の順に肺尖から肺底まで，それぞれの部位で左右交互に比較しながら聴診する．

特に背部の聴診が，異常な呼吸音や副雑音をとらえやすい．

なお，呼吸音は，共鳴音が小さい場合や，音と聴診器の間に音の伝達を妨害する液体や隙

第3章 呼吸困難(慢性閉塞性肺疾患)のある高齢者のケア

図表8 呼吸音の分類

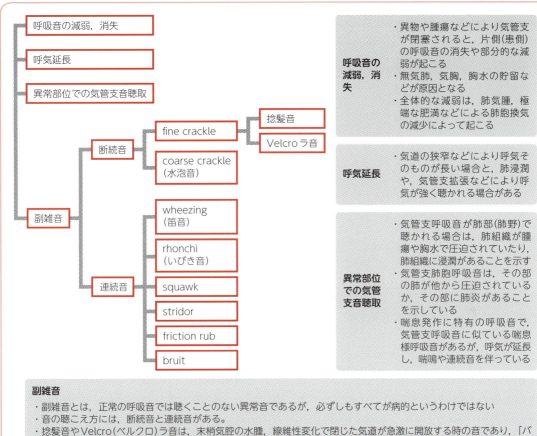

間,組織などの障害物がある場合には聞き取りにくくなる。

(4) 動脈血ガス分析値の把握

動脈血ガス分析値(動脈血酸素分圧,二酸化炭素分圧,pHなど)は,低酸素血症の重症度の判定に有力な指標となる。

そのため,他覚症状と動脈血酸素分圧の値を比較して低酸素血症の程度を把握する必要がある。

●動脈血酸素分圧

PaO_2の基準値は80～100Torrである。年齢との関係では,

$PaO_2 = 100 - (0.4 \times 年齢)$(座位)

の式を用いて計算する。PaO_2は,年齢以外に吸入酸素濃度,拡散障害,肺胞換気量,肺内換気血流比の不均等,肺内シャント率などの影響を受けて変化する。

●動脈血二酸化炭素分圧

$PaCO_2$の基準値は35～45Torrである。$PaCO_2$は,発熱などにより二酸化炭素産生量が増加し

図表9 酸素飽和度（SO₂）と酸素分圧（PO₂）の関係
（体温37℃，PCO₂40Torr，PH7.40およびHb15g/dL）

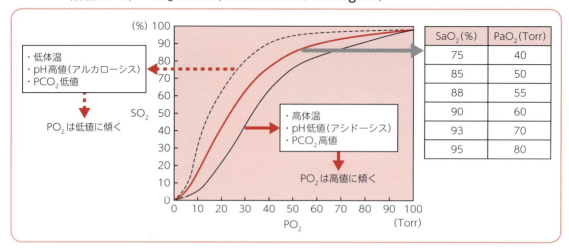

た際，ガス交換障害によりそれに見合うだけの肺胞換気が得られないときに増加する。

● pH（酸性度）

化学的には，酸性度は7.00が中性である。健常者の血液のpHは7.35〜7.45で，ややアルカリ性に保たれている。また，生体の24時間のpHの変動は0.1と，狭い範囲に調節されている。

＊呼吸障害によって，pHが7.3以下の酸性に傾くことを呼吸性アシドーシス，pHが7.45以上のアルカリ性に傾くことを呼吸性アルカローシスという。

［呼吸性アシドーシス］肺・胸膜の疾患，胸郭および呼吸筋とその支配神経の異常，呼吸中枢の活動性の低下などによって起こる。

［呼吸性アルカローシス］低酸素血症や特発性過換気症候群などの際の過換気によって起こる。

⑤ 動脈血酸素飽和度の把握

血液中のヘモグロビンと酸素の結合率（動脈血酸素飽和度：SaO₂）を，パルスオキシメーターを用いて測定する。SaO₂の基準値は，安静座位で95〜98％である。これは，経皮的動脈血酸素飽和度（SpO₂）とほぼ同等とみなされる（図表9）。

パルスオキシメーターは，高齢者の指先にプローブを装着するだけで，動脈血酸素飽和度を簡単に測定できる。

ケアする人は，パルスオキシメーターが高齢者の脈波を十分に感知しているかどうかを確認する。右指にプローブをつけ，左側の橈骨動脈の脈拍数を測定した際，パルスオキシメーター表示の脈拍数と同じであれば信頼できる。

＊ばち状指を有する慢性呼吸不全や，末梢循環不全を伴う高齢者で指尖脈波が不安定な場合には，耳プローブを用いて測定するとよい。

＊睡眠時無呼吸症候群（第4章p104参照）では，夜間の低酸素血症の有無を判定するのに使用される（安静時と比較してSpO₂が4％以上の低下を有意とする）。

［測定時の注意］

・低血圧，貧血，レイノー現象などがあるときは，実際の動脈血酸素分圧を反映しないこともあるので注意する。

・肥満高齢者の場合は，SpO₂が基準値内でも，座位から仰臥位に体位変換したときにSpO₂が低下することがあるので注意する。

⑥ 肺機能検査

肺内の空気の量（肺気量）は，安静呼吸時の1

図表10 肺機能検査による努力呼気曲線の理解

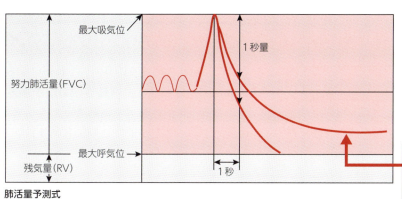

回換気量,予備吸気量,予備呼気量,残気量,肺活量,機能的残気量などに分けて考えることができる(図表10)。

換気量はレスピロメーターで,肺気量は1回換気量と肺活量をスパイロメーターで測定する。

●肺活量 (vital capacity：VC)

性差や身長,体重,年齢が同じであっても,平均値から20％の変動があること,また,同一人物でも測定するたびに変化するので,測定は,同一体位で行う。

●％肺活量 (％VC)

実際に測定された肺活量が高齢者の年齢,身長および体重から予測される肺活量と,どのくらい差があるかをみる。80％以上あれば基準値内と考えられる。

●1秒率 (FEV₁)

最大吸息位からできるだけ速く呼気したとき,最初の1秒間に呼出される空気の量(1秒量)が,実際に測定した肺活量の何％にあたるかを測定する。基準では,1秒率は70％以上を示す。

(7) 画像検査

画像診断として胸部単純X線写真や胸部CTが行われるが,画像のみでCOPDを判断することはできない。

●胸部X線検査

X線写真では,X線の透過性が低い骨・筋・血液,水などは白く写り,空気を含んだ肺はX線をよく通すために黒く写る。

この黒・白の加減で病変の場が胸郭内外,肺実質,間質,気道のいずれであるかがおよそ区別できる。

●気管支鏡検査

ファイバースコープを使って,気管・気管支壁の性状や,びらん,潰瘍などの有無,あるいは狭窄・拡張など形態の異常の有無を観察するのが,気管支鏡検査である。

Part 2 エビデンスに基づくケアの展開

1) ケアの目標

COPDをもつ高齢者に対しては，病期や重症度，全身併存症や肺合併症を総合的に評価した

うえで，症状の軽減を図りつつ，負担にならない範囲で，自ら日常生活動作（ADL）を継続できるよう，生活の仕方を高齢者とともに考え，確立していくことが重要である（図表11）。

図表11 COPDをもつ高齢者のケア

- 禁煙のサポート
  - 行動療法
  - 禁煙のための薬物療法

- 咳嗽を軽減する
- 不安を軽減する

- 身体に負荷をかけない生活のしかたを助言する
  - ・日常生活動作（ADL）の工夫，感染予防

- 通気を確保するために排痰を促進する
  - ・気道内の痰の貯留部位の把握
  - ・粘稠度が高い痰の移動を促進する
  - ・吸入療法を活用する
  - ・吸引による痰の除去

- 効率的な呼吸法の学習を援助する
  - ・腹式呼吸（横隔膜呼吸）
  - ・口すぼめ呼吸

- 栄養を補給する
  - 栄養補助食品や高栄養流動食，中心静脈栄養，経管栄養

- 運動療法を取り入れる
  - 呼吸筋ストレッチ体操，胸郭の可動域を広げる運動，上肢筋のトレーニング，下肢筋のトレーニング

- 薬物療法を活用する
  - ・気管支拡張薬 — テオフィリン薬，抗コリン薬 β_2刺激薬
  - ・副腎皮質ステロイド

- 酸素を補給する
  - ・酸素投与器具の選択
  - ・酸素チューブの管理
  - ・二酸化炭素蓄積に対する注意

- 生命の安全を確保する
  - ・精神的な安定の確保
  - ・在宅酸素療法
  - ・嚥下性肺炎に対する治療
  - ・非侵襲的人工呼吸療法

図表12 喫煙欲求をコントロールする方法

行動パターン変更法	禁煙と結びついている今までの生活パターンを変え，吸いたい気持ちをコントロールする方法 例：食後につい吸ってしまいたくなりがちなので，食後はすぐに席を立つようにするなど
環境改善法	喫煙のきっかけとなる環境を改善し，吸いたい気持ちをコントロールする方法 例：喫茶店，パチンコ店，飲み屋などタバコを吸いたくなる場所を避ける
代償行動法	喫煙の代わりに他の行動を実行し，吸いたい気持ちをコントロールする方法 例：水やお茶を飲む。シュガーレスガムや干し昆布をかむなど

軽度のCOPDでは，症状の軽減が主となるが，中等度になると症状の軽減に加え，QOLの改善や運動耐用能の改善が重要となる。

また，COPDで気道に痰が貯留すると，通気を障害し，呼吸困難を引き起こす。痰を誤嚥すると細菌の増殖の温床となり，感染を引き起こす原因となるので，排痰を促進する。

そのうえで，日常生活の活動をあまり制限しないですむように，効率的な呼吸法を高齢者とともに考える。

さらに，病状が急性増悪した場合には，危機的状況を正確にアセスメントし，高齢者の苦しみを理解し，精神的な安定を図るために，落ち着いた，機敏な対応と配慮ある声かけなどを行いながら，生命の安全を確保する。

なお，高齢者のなかには，医療者の説明や援助を理解できない人もいる。そのため，家族の理解と協力が得られるようにすることも重要である。

いずれにしても，ケアする側が結果を常に点検・評価しながら，高齢者の病態に合わせた援助の方法を考案・工夫していくことが重要である。

2) 禁煙のサポート

喫煙はCOPDの最大の危険因子であるため，禁煙は必須となる。喫煙習慣の本質は，ニコチン中毒という薬物依存症で，大麻やコカイン中毒と同様である。2006年からは一定の条件を満たせば，保険適用にもなっている。禁煙という行動変容を起こさせるには，知識の提供だけで

は不十分であり，行動科学的なアプローチ（動機づけの強化法，負担軽減法，自信強化法など）が必要となる。呼気中のCO濃度の測定などは，禁煙の動機づけだけでなく，禁煙継続の自信強化にも有用とされている。また喫煙欲求をコントロールする方法には，行動パターン変更法，環境改善法，代償行動法がある（図表12）。

また，禁煙治療には行動療法とともに薬物療法も並行して行われる（図表13）。

3) 咳嗽を軽減する

咳嗽が頻発すると，呼吸筋の運動量が増加し，酸素をよけいに消費する。また，吸気量が少なくなり，酸素摂取量が低下する。

したがって，異物や痰の排出を特に必要としない場合は，咳嗽を抑えるために鎮咳薬を投与する。ただし，鎮咳薬として使用されるリン酸コデインは，便秘，悪心・嘔吐，眠気などの有害事象があるので注意する。また，咳嗽を予防するために十分に加湿した温かい清浄な空気を送るように空調を調整する。

4) 身体に負荷をかけない生活のしかたを助言する

① 日常生活動作の工夫

高齢者の生活を支えるためには，まず，活動の強度とエネルギー消費，酸素消費との関連を日常の生活活動の面から具体的に把握したうえで，酸素消費量を増やさず呼吸器への負担を軽減し，呼吸困難をまねかないように生活を援助することが重要である。

図表13 バレニクリン，ニコチンガム，ニコチンパッチの比較

	バレニクリン	ニコチンガム	ニコチンパッチ
利　　点	①飲み薬なので簡単に使用できる ②ニコチンを含まない ③禁煙による離脱症状だけでなく，喫煙による満足感も抑制する ④循環器疾患の患者に使いやすい ⑤健康保険が適用される	①吸いたくなったらいつでも使用できる ②ニコチン補充と口寂しさをまぎらわすことを同時に行える	①ニコチンが確実に補給される ②一日1回貼れば効果がある ③使用していても人からはわからない ④健康保険が適用されるタイプがある
欠点・主な副作用と対策	①嘔気が起こることがある ・服用し始めの1〜2週間に最も多い ・必ず食後にコップ1杯の水か，ぬるま湯で服用する ・必要に応じて制吐剤を処方する，または用量を減らす ②頭痛，便秘，不眠，異夢，鼓腸 ・標準的な頭痛薬，便秘薬，睡眠薬を処方するまたは，用量を減らす	①むかつき，のどの刺激 ・唾液を飲み込まないようにする ・1/2に切って使用する ②噛み方などの使用法に若干コツが必要であり，使用法によって効果に差があることがある ・ニコチンパッチを使用する ③ガムを噛めない人がいる ・なめるだけでも効果がある ④口の中が酸性のときは吸収が悪い ・炭酸飲料，コーヒー，アルコール飲料などと併用しない	①皮膚のかゆみ，かぶれが起こることがある ・貼付場所を毎日変える ・早めにはずす ・症状がひどいときは医師に相談する ②不眠，夢 ・夜ははずすようにする ③ニコチンが多すぎる時，頭痛などの症状が起こるときがある ・1サイズ小さいものにする ・セロハンテープをパッチの裏に貼り，パッチの接触面積を減少させる

（日本循環器学会：禁煙ガイドライン（2010年改訂版）．p18．http://www.j-circ.or.jp/guideline/pdf/JCS2010murohara.h.pdf（2019年2月閲覧））

　ただし，生活を無理に変えようとすると，それがかえって高齢者にとっては大きなストレスとなるので注意する。

　そのため，
・安楽な体位の確保
・洗面，身体の清潔
・寝衣の交換
・体位変換や移動
・食事
・排泄
など，日常生活動作（ADL）を援助する。

　たとえば，安楽な体位として，呼吸困難の強いときには，座位，ファーラー位（上半身を30〜40度挙上，膝屈曲）にして背部に縦に枕を入れ，胸郭がやや前方に突き出るようにする。ま

た，身体の左右両側にも枕を置き安定を図る。

　こうすると，胸郭の動きを妨害するものがないので，呼吸面積を拡張することができる。また，横隔膜の動きに制約がなくなるため深呼吸しやすくなる。

　さらに歩行，階段昇降，入浴などの際，呼息と動作を同調させると呼吸困難が起こりにくいなど具体的に伝える。

　また，労作時に息切れがする場合には，動作をいったん中断し，呼吸を整えてから再開する，活動のペースがつかめるような助言を行う（**図表14**）。

（2）感染を予防する

　細菌などに感染すると，発熱などの炎症反応によってエネルギーの消費量が増え，呼吸困難

第3章　呼吸困難(慢性閉塞性肺疾患)のある高齢者のケア

図表14　日常生活上の呼吸法の工夫例

座位から立位へ	・座った姿勢で息を吸い込む ・息を吐きながらゆっくりと立つ
靴を履く	・いすに座って息を吸う ・息を吐きながら靴を履く
歩行	・呼吸に合わせたゆったりした歩調で，歩行のテンポと呼吸パターンが無理なく合うようにする ・軽く前傾姿勢をとると横隔膜の挙上が容易になり，呼吸しやすくなる
階段，坂道の昇降	・息を吐きながら昇り，息を吸う際は足を止めて休む
排便動作	・息を止めていきまずに，ゆっくりと息を吐きながら排便する
洗髪	・動きを止めて息を吸う ・息を吐きながら洗う ・シャンプーハットを活用する
身体を洗う	・息を吐きながら洗う ・息を吸うときは動きを止める
ひげそり，整髪	・腹式呼吸で深く息を吸い込む ・口すぼめ呼吸で息を吐きながら，腕を上げ，2〜3回ひげを剃る。あるいは髪をとく ・いったん腕を下ろして休み，腹式呼吸で息を吸い込む

図表15　呼吸器感染の予防

- 口腔内の清潔を保つ(うがい，歯みがき，義歯の手入れを励行する)
- 口腔内の炎症や傷は早期に治療する
- 室内の掃除と換気を十分にして空気をできるだけ清浄に保つ
- 部屋ごとの温度差や湿度差をできるだけ小さくする(特に入浴の際，脱衣所は暖めておく)
- 入浴後は髪や肌をできるだけ速く乾かし，湯冷めしないようにする
- 風邪をひいている人には近づかない
- 医師と相談のうえ，インフルエンザワクチンや肺炎球菌ワクチンなどの予防接種を受ける
- 痰は，体位ドレナージや吸入療法によって積極的に排痰する

を増強する。特に呼吸器の感染は，生命の危機につながる。

医療者は，高齢者に感染の危険性を説明し，セルフケアにより感染を予防できるように促す(図表15)。

また，高齢者がセルフケアを実行しやすいように，できるだけ具体的に，生活に合った方法を見出していく。

高齢者がセルフケアできない場合には，援助して感染を予防する。

COPDの高齢者にとって，呼吸器感染は増悪の原因となることから，インフルエンザや肺炎球菌のワクチン接種が推奨されている。インフルエンザワクチンの接種は，インフルエンザや肺炎による入院を30％減少させ，死亡率を50％減少させることが明らかとなっている。

5) 通気を確保するために排痰を促進する

気道に貯留した痰は気道を狭窄し，細菌の温床となる。したがって，痰の性状や貯留している部位，および高齢者の痰の喀出力などに応じて排痰を促すためにケアする。

特に身体の下になっている部分や，肺の奥などに痰が貯留していたり，あるいは大量に気道に痰が貯留している場合は，吸引などの処置を

ワクチンの公費負担について

インフルエンザワクチンについては，一部公費助成を行っている市区町村が多く，一般で受けるよりも廉価で接種できる。

また，肺炎球菌についても2014年度から定期接種となった。65歳，70歳，75歳，80歳…と5歳きざみで，その年に当該年齢に達する人が無償で肺炎球菌ワクチンを接種できる制度が設けられた。

迅速に行い，通気を確保する。

また，高齢者が自分自身の力で排痰できるように，いつ，どのような方法で排痰すればよいかなど，具体的な方法を助言する。

なお，高齢者には，排痰時の前後の自覚症状や，痰の量・性状を観察し，報告してもらう。

① 気道内の痰の貯留部位の把握

排痰を促すためには，まず，背部の聴診と自覚症状，他覚症状などから痰の貯留部位を把握する必要がある。また，排痰後は，気道に痰が残っていないかどうかを確認する。

[自覚症状] 息苦しさ，咳のしやすさ，痰の貯留感の有無とその部位，体位の違いによる変化などを把握する。

[他覚症状] 呼吸数，呼吸のしかた，表情，喘鳴や咳嗽の有無から，痰の貯留の有無が推測できる。

[胸背部の聴診] 痰が貯留しているときの異常音の有無を聴診する。

② 粘稠度の高い痰の移動を促進する

ケアする人は，粘稠度の高い痰を移動させやすくするため，水分を補給したり，体位を工夫するなどの援助を行う（図表16）。

●水分の補給

自分で水を飲めない高齢者の場合には輸液する。また，ネブライザーを使って，直接気管支内に水分を噴霧して痰を軟化させる場合もある。

ただし，この場合，痰がやわらかくなりすぎて，末梢気管支や肺胞に流れ込むことがないように十分注意する。

●体位ドレナージ

水様性の痰が貯留している部位を気管支より高くすることで，重力により小気管支から大気管支へ，さらに気管へと痰を誘導し，体外に排出させる。これを体位ドレナージという（図表

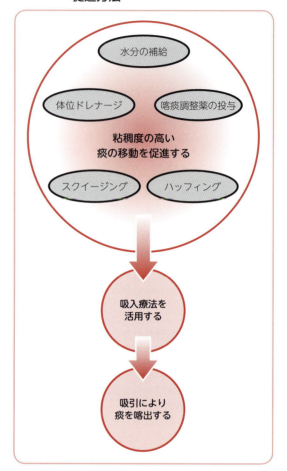

図表16 通気を確保するための排痰の促進方法

17，図表18）。

実施する前に，マッサージや温罨法などにより十分にリラックスし，胸郭の可動性を高めておくとよい。

＊リラクゼーションは，副交感神経を優位にさせ，痰を喀出する際の刺激により，気管支平滑筋が攣縮するのを予防する効果もある

[体位ドレナージの禁忌・中止] 気管支喘息を合併している高齢者の場合，咳によって喘息発作を引き起こすことがあるので，体位ドレナージを行ってはならない。

また，①出血傾向，②気胸などの胸壁の疾患，③肺化膿症や膿胸などの進行性の感染がある高齢者は，障害が広がるおそれがあるので行ってはならない。

図表17　痰の位置による体位ドレナージの体位

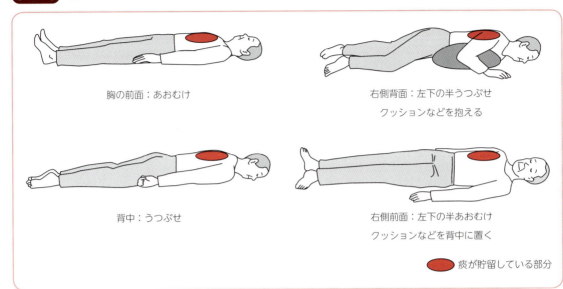

胸の前面：あおむけ

右側背面：左下の半うつぶせ
クッションなどを抱える

背中：うつぶせ

右側前面：左下の半あおむけ
クッションなどを背中に置く

● 痰が貯留している部分

呼吸困難や頻脈などがあり，心臓や呼吸器へ負担があると考えられるときには，中止するか，もしくは時間を短縮する。

●喀痰調整薬の投与

ブロムヘキシン塩酸塩（ビソルボン®）は，粘液分泌促進薬に分類される喀痰調整薬である。細菌やほこりなどの体内にとっての異物は，気道で分泌された粘液，つまり痰とともに体外に排出される。ブロムヘキシンは気道からの粘液の分泌を促進し，痰を薄めることで粘りを取り，また痰を気道から送り出す線毛の動きを活発にさせることで，異物を含んだ痰の喀出を促進させる薬である。

カルボシステイン（ムコダイン®）は粘液修復薬に分類され，痰の粘りを取り，気管支粘膜の線毛細胞を修復して，粘膜の抵抗力を高める薬である。

アンブロキソール塩酸塩（ムコソルバン®）は，表面活性剤を活性化して気道を滑りやすくし，痰の性状を整えることで痰を出しやすくする薬である。

喀痰調整薬には，上記を含めいろいろな作用をもつ薬があるため，医師の指示に従って投与

図表18　体位ドレナージの実際と留意点

①まず，必ず聴診して痰の貯留部位を確認したうえで，とるべき体位を促す
②体位ドレナージ中は，腹式呼吸を行うように促す
③体位ドレナージは，短時間からはじめ，徐々に時間を延長する
④時間を短縮したり，体位変換を介助する
⑤開始前後の数分間は，呼吸状態，咳嗽の有無，チアノーゼの有無，顔色，脈拍などを把握する
⑥痰の剥離や移動が促されているかどうかを呼吸音を聴きながら確認する
⑦喀出された痰の量や性状を観察し，血液の混入や膿などの異常がみられたら医師に報告する

する。

●スクイージング

ケアする人が高齢者の胸郭を両手ではさみ，末梢に貯留している痰を絞り出すようにして，太い気管に移動させて痰を排出させる方法である。

図表19　吸入療法の実際

①吸入は，腹式呼吸ができる起座位で行うのがもっとも効果的である

＊その際，吸入液で着衣が汚れないようにタオルなどを胸元に当てるといった配慮を行う

②呼吸が浅いと，1回に吸い込む量が少なくなるため，できるだけ大きくゆっくりとした呼吸をするように促す
また，吸気終末で息を数秒止めると，気道内での粒子の吸着率を上げることができることを伝える

③マウスピースを完全にくわえてしまうと，気流が発生しにくくなるので，軽くくわえるか，口を軽く開いて　口と管との隙間から周囲の空気を一緒に薬液を吸い込むようにする

④マウスピースをくわえたら，腹式呼吸でまず完全に呼気を吐き出し，ついでゆっくり深く吸い込む

⑤吸い込んだあとは，薬剤が気道に付着するように5～10秒間息を止める

⑥1分間に8～10回呼吸する

⑦水分を気道粘膜に直接噴霧するので，気道内分泌物の粘稠度が下がり咳が出やすくなる。時々，咳嗽して痰を喀出させる

＊吸入中に気分が悪くなったら，すぐに中止して安楽な体位を確保して，バイタルサインを測定し，医師に報告する

⑧吸入終了後～15分後にタッピング，体位ドレナージなどを行い，排痰を促進する

⑨排痰終了直後にうがいを促し，薬液による有害事象を予防する

⑩マウスピース，蛇管は，1日に1回は必ず消毒と洗浄を行い，乾燥させてから片づける

⑪ネブライザー本体と水槽内部は，やわらかい布などで拭く

●ハッフィング

　勢いよく呼気を出すと，気管や気管支に貯留している痰が気道上部へ移動しやすくなる。これをハッフィングという。

　ハッフィングは，
①鼻からゆっくり大きく息を吸う
②最大吸気時から"ハー"と声を強く出すことで，口から息を速く，強く吐き出す方法で，これを4～5回繰り返す。

　ハッフィングを1～2回したあと，咳をして痰を喀出する。ただし，いきなり息を吸い込むと，痰が肺の奥に逆戻りしてしまうので注意する。
＊訓練にあたっては，疲労や過呼吸が起こらないように注意する。

③ 吸入療法を活用する

　吸気と一緒に水や薬液を，直径1～5μmの微小粒子にして，気道内に噴霧する超音波ネブライザーを使って排痰を促進する（図表19）。

　ケアする人は，高齢者に吸入療法の必要性と効果，吸入の方法と回数について説明する。

　吸入時に悪心・嘔吐を誘発することがあるため，食事前後の施行は避ける。

　吸入中～吸入後は痰が出やすいので，できるだけ排出するように伝えておく。

④ 痰を吸引により除去する

　痰の貯留が確認できても自力排痰ができない場合，特に痰による気道閉塞や呼吸困難の増悪が考えられる場合には吸引する。

　吸引方法は，通常，吸引用のカテーテルを鼻腔，または口腔から挿入して吸引器につなぎ，気道内に陰圧をかけ，痰を直接的・他動的に除去する方法である。

　1回の吸引時間は，10秒程度とし，無菌的な

操作を徹底する。

分泌物がかたかったり，量が多すぎたり，気管支の深部にあって吸引しきれないときには，気管支鏡下で吸引したり気管支洗浄を行うこともある。

・吸引する時間が長くなりすぎて，無気肺や低酸素状態に陥らないように吸引時間を守る。

・気道粘膜の損傷や，カテーテルからの感染などの危険が生じるおそれがあるので，注意して行う。

6) 効率的な呼吸法の学習を援助する

効率のよい呼吸法とは，呼吸に使う酸素消費量を節約する一方で，体内に多くの酸素を取り入れられるようにする呼吸法である。したがって，COPDで呼吸機能が低下している高齢者に，練習してもらうようにする。

ただし，COPDの急性期や，体力を消耗しているときに練習すると，呼吸器系によけいに負荷をかけ，病状を悪くするおそれがあるので，症状が安定しているときに練習してもらう。

なお，呼吸法を訓練したからといって，すぐに呼吸が楽になったり，生活範囲が広げられるわけではない。

また，COPDをもつ高齢者のなかには，それまでの病気との長い付き合いのなかで，自分なりの呼吸方法を身につけてしまい，新たな呼吸方法を示しても関心を示さない人もいる。

ケアを担当する人は，高齢者が理解しやすいように解剖図や人体モデルを活用して，COPDと肺，気管支，横隔膜などの関連を示し，効率的な呼吸方法について説明する。

(1) 腹式呼吸(横隔膜呼吸)

まず，リラクゼーション(いったん全身の筋に力を入れてから一気に脱力する方法や，上体の柔軟体操など)を行って，胸部全体の筋の緊張を取り除き，横隔膜と外肋間筋による腹式呼吸が楽にできるように援助する(**図表20**)。

最初は寝た状態ではじめ，慣れてきたら座位や立位でも実施できるように進める。しかし，この呼吸法は病期の程度や型によっては逆に呼吸困難を引き起こすことがあるので，実施の際は担当医師や理学療法士に相談をする。

(2) 口すぼめ呼吸

口すぼめ呼吸は呼気時に口をすぼめる呼吸法である。口を大きく開け，勢いよく息を吐くと空気の通り道が狭くなり，肺内の空気が十分に排出されない。口をすぼめることで口腔内が陽圧となり，これに伴い気道も陽圧がかかって気道が広がり，空気の通りがよくなるので，しっかり肺内の空気を排出できる。しっかり吐くことができれば，自ずと大きな吸気も誘導でき，換気が改善される。

口すぼめ呼吸の効果としては，

・1回の換気量の増加

・呼吸数の減少

・二酸化炭素排出の改善

などがある。結果として安静時における動脈血酸素分圧の改善を図る。

基本は鼻から吸って口から吐く。鼻から吸うことで，吸気が加湿され，空気中の埃も除去される効果がある。また，呼気のときは，ロウソクの火を揺らすように軽く口をすぼめて，自然に息を吐く。火を消すほど強く吹かない。吸気や呼気が長すぎると呼吸困難の原因となるため注意し，無理をしないようにする。

7) 栄養を補給する

栄養補給は，高齢者の予後・QOLの改善のための基本的対策の1つである。

COPDをもつ高齢者は，努力呼吸で酸素不足を補うようになる。そのこと自体がエネルギー消費量を増加させるので十分な栄養摂取が必要である。また，呼吸困難などにより食物摂取量が少なくなると，微量元素，特にエネルギーの合成に関係しているリンが不足しがちになる。

標準体重(IBW)の80％にまで体重減少がみ

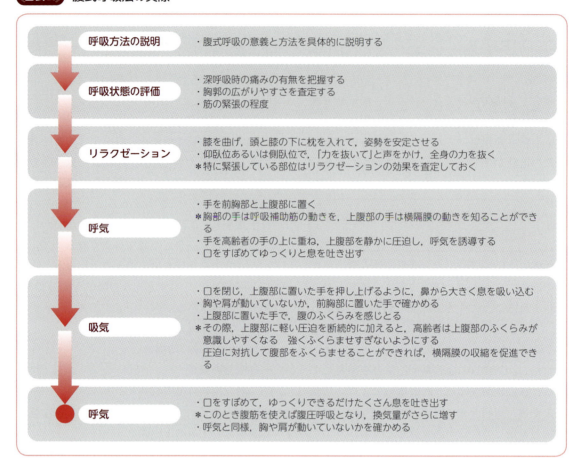

図表20 腹式呼吸法の実際

られる場合には，積極的な栄養補給が必要であり，総摂取カロリーでは実測安静時エネルギー消費量（REE）の1.5倍以上のエネルギー摂取が必要である。

高齢者の嗜好に合った，口当たりのよいものを提供して食欲を高めるとともに，流動あるいは半流動の食品にしたり，ゴマやバターなどの油脂を味つけに使うなど，カロリーが十分にあって，栄養バランスのとれた食事を工夫する。

また，経口摂取だけで十分な栄養が補給できない場合は，栄養補助食品を併用する。

筋蛋白の異化抑制や蛋白合成促進を目的とした分岐鎖アミノ酸（BCAA（Branched Chain Amino Acid）：筋肉でエネルギー源となる必須アミノ酸であるバリン，ロイシン，イソロイシンの総称）強化栄養剤，全身性炎症の制御を目的としたω3系脂肪酸（αリノレン酸やEPA，DHA）強化栄養剤が有効とされている。

急激に障害が悪化している時期には，中心静脈栄養や経管栄養で栄養状態の改善を図ることもある。

栄養補給については，第6章参照。

8 運動療法を取り入れる

臥床が，呼吸困難に伴って長期に及ぶと，筋力の低下を引き起こし，それが呼吸機能の低下を促進するという悪循環が形成される。したがって，状態がよければ，理学療法士（PT）と連携し，運動療法を毎日の日課として取り組めるように援助する（図表21）。ただし，高齢者の場合は，運動中のちょっとした身体のバランスのくずれで転倒すると，容易に骨折を起こす。

したがって，事故が起こらないように運動中は見守るようにする。

また，運動によって，呼吸器に負荷がかかると，疲労から呼吸困難や障害の悪化につながるため，運動の前後に自覚症状の有無や，バイタルサインを把握し，
・体調が悪いという訴えがあるとき
・右心不全の徴候として浮腫がみられたとき
・疲労の強いとき
・脈拍が110/分以上のとき
・発熱時
には，運動を中止する。

●呼吸筋ストレッチ体操

呼吸筋の伸展性を維持するために，脳から吸気筋に指令が出ているときに吸気肋間筋をストレッチし，呼気筋に指令が出ているときに呼気肋間筋をストレッチするという運動を取り入れるとよい。

●胸郭の可動域を広げる運動

痛みや呼吸困難などの苦痛が起こらない範囲で，頸部の運動や肩関節の回旋など，胸郭の可動域を広げる運動を行う。

9 薬物療法を活用する

COPDをもつ高齢者のなかには運動能力や判断力，記憶力などの認知機能が低下し，薬物療法を誤解したり，自己判断で服薬を勝手に中断する場合もある。

薬物療法を安全に継続していくために，
・高齢者の認知機能が低下していないか
・自分で薬を保管場所から取り出せるか
・薬のシールを切ったり，薬を手掌に載せるといった手の巧緻性があるか
・視力は十分か
など，必要な能力について把握する。

そして，高齢者の薬に対する認識を深め，薬物療法を習慣づけられるように援助する。

なお，高齢者の理解力や記憶力に不安がある

図表21　運動療法時の援助

- 運動の前後にバイタルサインを測定する
- 運動中も呼吸の状態を観察し，適宜脈拍も測定する
- 息切れなどの自覚症状が少ない高齢者の場合は，危険な徴候が出現する前に，中止できるようにパルスオキシメーターを使って酸素飽和度を測定しておく
- 高齢者に合った歩調で，呼吸運動と歩行ステップを同調させるようにしてもらう
- 運動中もリラックスできているかを観察し，時々力を抜くように声をかける
- 高齢者のペースで，ゆっくり長い距離を歩き，息苦しくなったらいつでも休む
- 頑張りすぎないようにする

場合には，薬剤師と連携し，薬を服用した日時，時間などをきちんと記録に残し，それを確認しながら適切に薬物療法を継続できるように援助する。

また，薬物の服用を習慣づけるためには，その人の生活に合った一定の時間を確保する必要がある。たとえば，食事時間が不規則な人は，食後に飲むのではなく，薬を飲む時間を決めておくといった工夫をする。

① 気管支拡張薬

気道の炎症，喀痰，分泌物の貯留，平滑筋の攣縮などに対して気管支拡張薬（図表22）が投与される。

気管支拡張薬には，抗コリン薬，β_2刺激薬，メチルキサンチンなどがあり，経口，経静脈注射，吸入などの方法で投与される。悪心や食欲不振などの薬物有害事象の早期発見につとめる。

●抗コリン薬

抗コリン薬は，COPDでは長期管理上の第1選択となっている。

図表22　主な気管支拡張薬

分　類	一般名	商品名
抗コリン薬 　●短時間作用性(SAMA) 　●長時間作用性(LAMA)	イプラトロピウム臭化物 チオトロピウム臭化物 グリコピロリウム臭化物	アトロベント®エロゾル スピリーバ® シーブリ®
β₂刺激薬 　●短時間作用性(SABA) 　●長時間作用性(LABA)	サルブタモール プロカテロール グレンブテロール塩酸塩 ツロブテロール(錠剤) サロメテロール ツロブテロール(貼付)	ベネトリン® サルタノール®インヘラー メプチン® スピロペント® ホクナリン® セレベント® ホクナリンテープ®
メチルキサンチン	アミノフィリン テオフィリン(徐放薬)	ネオフィリン® テオドール®，テオロング®

気管支平滑筋に分布する副交感神経の遠心性線維末梢から放出されるアセチルコリンの作用をブロックすることにより気管支拡張作用を示す。

短時間作用性(SAMA)として，イプラトロピウム臭化物，長時間作用性(LAMA)として，チオトロピウム臭化物，グリコピオニウム臭化物がある。

長時間作用性は，1回の吸入で，作用が24時間持続する。

抗コリン薬は体内への吸収率が低く，常用量であれば全身性の薬物有害事象はほとんどないが，閉塞隅角緑内障の場合は禁忌である。開放隅角緑内障の場合は問題ないので，閉塞隅角なのか開放隅角なのか，眼科医を受診する必要がある。

また，前立腺肥大症の場合にもまれに排尿困難が悪化することがあるが，薬剤の使用を中止すれば，速やかに改善される。

●β₂刺激薬

気管支平滑筋のβ₂受容体を刺激することで，気管支平滑筋を弛緩させる作用をもつ。長時間作用性のβ₂刺激薬は，閉塞性障害や肺過膨張の改善，呼吸困難の軽減，増悪の予防，運動耐性能の改善などの作用がある。吸入薬としてサルブタモール，プロカテロール，サロメテロールがあり，貼付薬としてツロブテロール(ホクナリンテープ®)がある。ツロブテロールは吸引薬に比べると気管支拡張効果は劣るが，夜間症状の改善やQOL改善にすぐれているとされる。

薬物有害事象として，頻脈，手指の振戦，動脈血酸素分圧(PaO₂)の軽度な低下などがあるが，その頻度は経口に比べて少なく，常用量であれば問題はない。

●メチルキサンチン

呼吸筋筋力増強作用，末梢気道の拡張作用，気道炎症や酸化ストレスを低下させるはたらきがあることなどが知られている。

・徐放剤の場合は，1日1〜2回内服する。

・血中濃度を10〜20μg/mLに保つ。

・薬物有害事象として嘔気や不整脈などがあるため，血中濃度をモニタリングしながらの使用が勧められる。

第3章　呼吸困難(慢性閉塞性肺疾患)のある高齢者のケア

② 副腎皮質ステロイド

　経口ステロイド薬の長期投与がなされた時期もあったが，多くの薬物有害事象があるため，現在は推奨されておらずステロイド単剤やβ_2刺激薬との配合薬での吸入が行われる。

　吸入ステロイド薬の使用中止で一部であるが増悪が誘発されることがあるので注意が必要である。また，吸入ステロイド薬（単剤）では，長期の使用で口腔内カンジダ症，嗄声，皮膚炎や肺炎などの気道感染症が増加するとの報告がある。

　一方，ブデソニド単剤，フルチカゾン単剤，サロメテロール／フルチカゾン配合薬では，骨密度や骨折頻度への影響はないとされている。

　COPDに喘息を合併した場合は，重症度にかかわらず吸入ステロイド薬が積極的な適応になる。高齢者になるほど喘息合併は増える。

⑩ 酸素を補給する

　一般的には，PaO_2が60Torr（SpO_2 90％以上）に保てるように酸素を投与する。急性呼吸不全の不安定な時期には，これ以上であっても酸素療法を開始することがある。

　医師から酸素流量は，0.2～0.5L/分といった指示があることが多いので，それを守って安全を確保する。

● 酸素投与器具の選択

　通常は鼻カニューラを使って行われるが，鼻カニューラで至適なPaO_2が得られない場合は，フェイスマスクに切り替える。

　また，高二酸化炭素血症の程度が強いときや，鼻閉のあるときは，鼻から酸素を供給してもなかなか改善しないので，ベンチュリーマスクを使う。

● 酸素チューブの管理

　酸素チューブの長さは，高齢者の安静度で変わる。たとえば，床上安静の高齢者ならベッド上で動ける範囲か体位変換ができる程度の長さでよいし，それほど安静を厳守する必要のない高齢者であれば，ある程度自由に動けるくらいの長さをもたせる。

　チューブは，ねじれても管が閉塞しないように，屈曲やねじれに強いものを選択する。

[酸素の漏れ] 酸素の漏れの有無は，チューブを折り曲げて，いったん酸素の流れを止めてから元に戻し，チューブから流れ出る音を聞いて確認する。

● 二酸化炭素蓄積に対する注意

　長い間に動脈血中の酸素濃度の低下，あるいは二酸化炭素濃度の上昇に身体が順応している場合は，息苦しさを訴えたからといって，急に高濃度の酸素を吸入させると，PaO_2の急激な上昇をまねき，CO_2ナルコーシスを引き起こす危険性がある。

　CO_2ナルコーシスは，二酸化炭素が蓄積傾向にある高齢者に高濃度の酸素を投与したときに起こりやすい。

　また，$PaCO_2$が45mmHg以上の場合には，酸素吸入により夜間の$PaCO_2$が高くなり，朝，起床時に頭痛を訴えたり，意識状態の低下，傾眠がみられることがある。頭痛を訴えるような場合には，医師に報告する。

　CO_2ナルコーシスを避けるために，夜間の酸素流量を調整することがある。

⑪ 生命の安全を確保する

① 精神的な安定の確保

　COPDをもつ高齢者が，呼吸困難により入院した場合には，身体的な苦痛や酸素への飢餓感により，自分が生命の危機にさらされているのではないかと考え，強い不安・恐怖感をもつ。

　また，酸素供給のためのカテーテルや，点滴などの処置による体動制限，理解しにくい医療者の表情や動き，専門用語による医療者同士の会話などは，精神的なストレスを高齢者に与える。

　精神的なストレスが高まると，交感神経が緊

| 図表23 | HOTの社会保険の適用基準 |

①高度慢性呼吸不全例
②肺高血圧症
③慢性心不全
④チアノーゼ型先天性心疾患

・高度慢性呼吸不全例の対象患者
PaO_2が55Torr以下の者，およびPaO_2 60Torr以下で睡眠時または運動負荷時に著しい低酸素血症をきたす者であって，医師が在宅酸素療法を必要であると認めた者。適応患者の判定に，SpO_2から推測したPaO_2を用いることは差し支えない

(社会保険研究所：医科点数表の解釈　平成18年度版.)

張し，副腎髄質からアドレナリンが分泌され，呼吸や心臓のはたらきを高める。そのため，エネルギー消費量が増加する。

エネルギー消費量の増加や，体動制限による全身の筋の緊張は酸素消費量を増加させる。

さらに，精神的なストレスの高まりは不眠症をまねく。

そのため，心身をリラックスさせて精神的なストレスを緩和することは，生命の安全を確保するうえで非常に大切である。

まず，高齢者に状況を理解できるように説明する。また，疼痛を緩和するとともに，出現している症状・苦痛に的確に対応する。

可能であれば，温罨法やマッサージをして，筋緊張を緩和することが効果的なこともある。

家族の付き添いやタッチングが，高齢者をリラックスさせるのに効果的なことが多い。

② 嚥下性肺炎に対する治療

気道・肺感染症に対しては，抗菌薬が投与される。薬疹をはじめとする過敏性反応，下痢や腹痛などの消化器症状，肝障害などに注意する。

③ 在宅酸素療法(HOT)

在宅酸素療法(Home Oxygen Therapy：

HOT)は，今まで入院していなければできなかった酸素吸入を在宅で行うことにより，住み慣れた場所で療養し，趣味や生活習慣，社会活動を継続することで，対象者の生活の質(QOL)を高めるための医療である。きわめて高度な気流障害のあるCOPDの場合に導入されることが多く，一定の基準を満たせば社会保険も適用される(図表23)。身体障害者福祉法による身体者障害手帳の取得，介護保険制度，医療保険が主な社会資源である。

●装置の種類

在宅酸素療法に用いる酸素供給装置には，在宅で用いる設置型酸素濃縮装置，液化酸素および外出時に用いる携帯用酸素供給装置(携帯用酸素ボンベ，携帯型液化酸素装置)がある。従来の設置型酸素濃縮装置は，大型で音も大きく電気代もかかるという欠点があったが，装置の改良が進んでおり，当初55～65kgあった装置は25kgまで軽量化され，音も27dB(郊外の深夜，ささやき声程度)まで運転音が軽減され，電気代も1～2L/分では電球1個程度の電力消費ですむ機種が開発されてきた。液化酸素装置も子容器の軽量化が進み，約2kgのものも登場している。酸素ボンベも従来は鉄製で重かったが，近年はアルミニウムやカーボン製となり，携帯性が向上している。酸素濃縮装置と液化酸素装置の利点・欠点(図表24)を考慮しながら，対象者の日常生活のニーズに合った装置を選択することが重要になる。

●導入時のポイント

導入にあたっては，高齢者および家族に酸素療法の必要性を理解してもらい，酸素吸入処方をしっかり守ること，酸素供給装置の安全な利用方法，機器の保守・管理，災害・緊急時の対応，酸素吸入しながらの日常生活動作(トイレや入浴をどうするかなど，具体的に)，増悪と予防の対応，福祉制度の活用や医療費についてなど，多岐にわたる説明や教育が必要となる。

第3章　呼吸困難(慢性閉塞性肺疾患)のある高齢者のケア

図表24　酸素濃縮装置と液化酸素装置の利点・欠点

システム	利　点	欠　点
酸素濃縮装置	・電源があれば連続使用可能 ・メンテナンスに手間がかからず使用は比較的容易	・停電時は使用できない ・電気代がかかる ・供給酸素濃度は90％以上であるが，流量が増加すると，酸素濃度が低下する機種もある ・高流量の酸素投与には不向き ・外出時は携帯型酸素ボンベを使用するが，外出時間の制限がある
液化酸素装置	・電源がなくても使用可能で，電気代が不要 ・高流量の酸素投与が可能 ・携帯用システムがあり長時間使用可能	・定期的な親容器交換が必要 ・携帯型液化酸素装置への充填がやや困難 ・容器転倒時の液もれ，低温やけど ・使用に制限がある(使用前届出の必要性，住宅事情)

(日本呼吸器学会肺生理専門委員会・日本呼吸器管理学会酸素療法ガイドライン作成委員会編：酸素療法ガイドライン，p55，メディカルレビュー社，2006.)

そのため，医師，看護師，福祉職，酸素供給装置の業者など，多職種が連携し，高齢者や家族を支えていく必要がある。特に高齢者の場合は，難解な説明や機器の操作が不得意であることが多いので，チェックリストやパスを用いて，繰り返し時間をかけて教育を行っていく必要がある。今後は，テレメディスン(機器使用や流量のモニタリング，バイタルサインのモニタリング等)も広がっていくことが期待されている。

●**導入後の管理**

月に1回以上は外来通院，もしくは訪問診療を行い診察および検査をする。身体的所見の評価やSpO2のモニターにより，酸素投与量の過不足や一般状態の変化に注意する。また，HOT導入時には禁煙していても，喫煙を再開している可能性もあるため，注意する必要がある。

④ **非侵襲的陽圧換気療法(NPPV)**

非侵襲的陽圧換気療法(noninvasive positive pressure ventilation：NPPV)は，上気道から陽圧を用いて換気を行う方法と定義されている。HOTに比べると導入も容易で，侵襲度も低いことから，COPDの急性増悪時や，安定期に用いられる。呼吸困難や起床時の頭痛，過度の眠気などの自覚症状や肺性心の徴候などがあり，高二酸化炭素血症($PaCO_2 \geqq 55Torr$)や夜間の低換気などの睡眠呼吸障害がみられる場合に適応される。

●**導入時のポイント**

HOTと同様に高齢者および家族にNPPVの必要性や期待される効果，合併症(**図表25**)などを十分説明し，理解してもらうことが重要になる。すぐに効果が出ないからといって治療を中断してしまうケースもあるので，装着の効果が現れるまで，数時間～数週間かかることを十分に伝えておく必要がある。また，マスクの選択が治療の継続には重要なポイントになる。不適切なマスクの着用は，圧迫による皮膚症状やエアリークに伴う鼻口腔や目の乾燥をもたらす。

長期間装着する場合には，痰の喀出や会話が可能となることなどの理由から鼻マスクや鼻孔マスクが用いられることが多い。マスク装着には基本的なステップがある(**図表26**)。機器からの高流量の気体に徐々に慣れてもらい，咽頭の力を抜き，声門を開放させて，気道内圧を保ちながら吸気を一定の間隔で続け，多少の抵抗

第3章

Part 2 エビデンスに基づくケアの展開

95

図表25 NPPVの合併症

原因分類	関連部位	症　状	対　策
マスクに関連	皮膚症状	マスクやベルトの圧迫による皮膚の発赤・びらん・潰瘍など	・マスクのrotation ・デュオアクティブ®などの創傷被覆材貼付
	エアリークによるもの	鼻口腔・目の結膜の感想	・加温加湿挿入 ・I/E圧を下げリークを減らす ・皮膚症状対応に準ず
高流用送気によるもの	気道（特に咽頭・喉頭）の乾燥	気道分泌物の硬化・喀出困難	・加温加湿の温度上昇 ・喉頭鏡，気管支鏡などによる定期的な気道の観察 ・気管支拡張薬の定期吸入 ・ミニトラックの設置
	消化管へのガス流入	腹部膨満，時に嘔吐	・気道内圧を減少 ・胃管の挿入
	睡眠障害		・マスクをより快適なものに ・可能な範囲の鎮静薬の使用 ・アラーム範囲設定再調整
	肺	気胸（陽圧換気であり常にこの可能性は考慮，挿管管理より多いものではない）	・直ちに胸腔チューブ挿入 ・気道設定圧の再検討

（日本呼吸器学会NPPVガイドライン作成委員会編：NPPV（非侵襲的陽圧換気療法）ガイドライン　改訂第2版．p21，南江堂，2015.）

はあっても呼出できるようにしていく。

　導入時の観察ポイントとしては，胸郭の動き，努力呼吸の有無やと人口呼吸器の同調性，呼吸補助筋の活用，心拍数，呼吸数，SpO_2，高齢者の快適性，意識レベル，精神状態などを観察し，呼吸困難や不眠を訴えたときは，一時中断し，少しずつ機器に慣れていけるようにする。

● **導入後の管理**

　在宅酸素療法と同様，月1〜回程度で外来または往診で定期健診を行う。かかりつけ医や訪問看護師との連携を密にし，アドヒアランスの確認やマスクの装着状況の不具合などの早期発見，機器の設定確認などが重要である。

（ **文献** ）

1) 日本循環器学会他編：禁煙治療のための標準手順書　第6版．2014.
http://anti_smoke_std_rev6.pdf（2019年2月閲覧）

2) The Criteria Committee of the NYHA：Nomenclature

図表26 覚醒中のマスクフィッティング装着訓練

1. 30分程度マスク装着に付き添える時間をつくる
2. まずはマスクを手に持って患者の顔に当てて支え，呼吸に合わないときには外し，呼吸器が呼吸に同調することを体感してもらう
3. 呼吸と換気の送気が合ってきたら，ストラップできつくならないように固定する
4. 鼻口マスクでは会話してもマスクの位置がずれたり外れたりしないことを確認する
5. すべてのマスクでリークは起きるため．呼吸が同調していればある程度のリークは許容する
6. 経時的にリーク量，換気量，SpO_2や血液ガスの結果を評価し，許容リーク量や呼吸器設定の再評価を行う

（日本呼吸器学会NPPVガイドライン作成委員会編：NPPV（非侵襲的陽圧換気療法）ガイドライン　改訂第2版．p23，南江堂，2015.）

第3章　呼吸困難（慢性閉塞性肺疾患）のある高齢者のケア

and Criteria for Diagnosis of Diseases of the Heart and Great Vessels, 7th Ed, Little & Brown Co, 1979.

3）日本呼吸器学会 COPD ガイドライン第5版作成委員会編：COPD（慢性閉塞性肺疾患）診断と治療のためのガイドライン　第5版. メディカルレビュー社，2018.

4）日本呼吸器学会肺生理専門委員会・日本呼吸器管理学会

酸素療法ガイドライン作成委員会編：酸素療法ガイドライン. メディカルレビュー社，2007.

5）日本呼吸器学会 NPPV ガイドライン作成委員会編：NPPV（非侵襲的陽圧換気療法）ガイドライン　改訂第2版. 南江堂，2015.

第 4 章

睡眠障害のある
高齢者のケア

summary

- 睡眠は，ヒトが生命活動を維持していくうえで不可欠な生命現象であり，かつ外部環境に適応しながら生きていくための適応行動の1つである。
- 睡眠障害には，不眠，概日リズム睡眠―覚醒障害などがあり，不眠がもっとも多い。
- 不眠は，「睡眠の開始と維持の障害」といわれている。
- 不眠は，生活環境的要因，心理的要因，身体的要因，精神疾患，薬物による影響などにより発生する。
- 不眠は，不安によって助長されるので，高齢者との間に安心感がもてる関係を築くことが大切である。

Part 1 不眠のある高齢者へのアプローチ

生体にとっての睡眠の役割は，身体を休ませること，つまり，心身の疲労回復やエネルギーの節約である。

また，生理的なリズムや生活リズムをつくり出すこと，および内分泌機能や免疫機能など，心身の調整に大きく貢献している。

1) 不眠の症状

不眠は，入眠障害，熟眠障害，中途覚醒，早朝覚醒などがある（**図表1**）。

2) 高齢者の不眠の特徴

通常，加齢に伴って総睡眠時間はしだいに減少していく。また，大脳の休息を促すノンレム睡眠，熟睡感の自覚と結びつくレム睡眠の双方が減少する。そのため，一般に高齢者では寝つきが悪く，浅い睡眠となり，頻回な中途覚醒や早朝覚醒がみられるようになる。

高齢者では，それにさまざまな要因がからみ不眠をまねき，夜間の睡眠不足から日中も睡眠

図表1 不眠の症状

① 入眠障害（寝つきが悪い）
② 熟眠障害（ぐっすり眠れない）
③ 中途覚醒（熟眠障害，睡眠の持続の障害）
④ 早朝覚醒（睡眠時間の短縮）
⑤ ①〜④が複合する睡眠時間の不足

をとる「多相性」睡眠となることが多い。

また，不眠の訴えは，おおげさなわりに深刻みがうすい。これは，外に向けられていた精神的関心や仕事などが失われ，自己の関心が睡眠に向く結果，不眠となってあらわれるためである。ただし，不眠時に焦燥感や，苦悶が強くあらわれる場合には，うつ病に対する注意が必要である。

また，高齢者の認知症状として，不眠がみられる。これは，情動の変化（興奮）や，身体変化による刺激，および入院・入所による生活環境の変化などが原因として考えられる（第1章p52〜参照）。

図表2　不眠による心身への影響

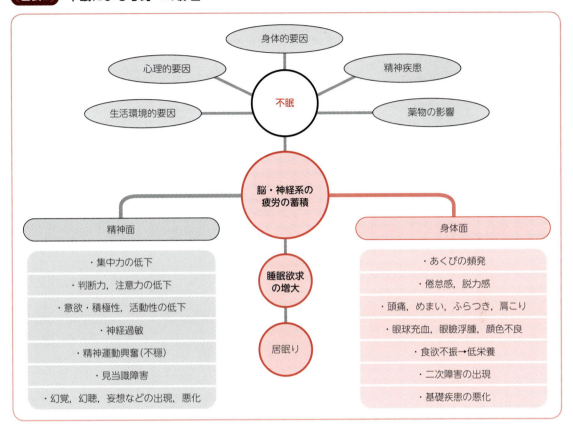

3) 不眠による心身への影響

健常者がしばしば体験する不眠は不眠が生じても翌日よく眠ることで苦痛が容易に代償されやすい。しかし，睡眠不足が繰り返されると，睡眠欲求が増大し，場所，時間，状況にかかわらず居眠りするなど，睡眠・覚醒のリズムの崩れをまねく。

また，眠らなくてはいけないという焦りや努力，不安などは，不眠を慢性化させる原因となる(図表2)。

(1) 精神面

当初，焦燥感やいらいら感が募るが，しだいに集中力や注意力，自発性・意欲などが低下するようになる。その結果，事故などを引き起こしたり，抑うつ状態となったり，ひどいときはせん妄をまねく危険性もある(第1章p31参照)。

また，自発性や意欲の低下は，日中の活動性を低下させ，寝たきり状態につながる。

(2) 身体面

不眠は，頭痛や食欲不振などの身体的な症状をまねく。

また，不眠が続くと，疲労や食事摂取量の不足からくる体力の低下や栄養障害などによって免疫力が低下し，原疾患の悪化，あるいは潜在化していた疾患などを引き起こし，生命に危機を及ぼす場合もある。

4) 不眠の把握

(1) 訴えの把握

睡眠に対する満足感が得られなければ，不眠を訴えることが多い。特にもともと健康に過敏で，神経質な高齢者は，寝つきの遅さから不

図表3 OSA睡眠調査票MA版

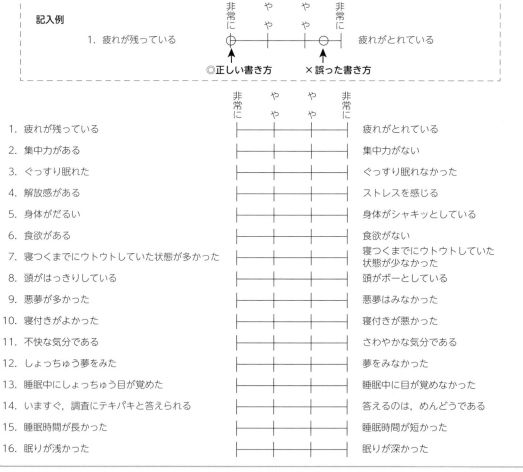

(山本由華吏, 田中秀樹, 高瀬美紀, 山崎勝男, 阿住一雄, 白川修一郎：中高年・高齢者を対象としたOSA睡眠感調査票（MA版）の開発と標準化. 脳と精神の医学. 10：401-409, 1999.)

眠を訴えることが多い。

ケアする場合は，高齢者から不眠の訴えがあれば，その内容を，OSA睡眠調査票MA版などを用いて具体的に評価する（**図表3**）。

夜布団に入ると「ふくらはぎに虫が這っているみたい」「足が火照る」「むずむずする感じ」「突っ張る」などといった訴えがあった場合には，レストレスレッグ症候群，睡眠時ミオクローヌスが考えられるので医師に報告する。

> **ケアのone point**
> スタッフのなかには，高齢者が不眠を訴えても，夜間の巡視時にその高齢者が閉眼していたのを確認していた場合には，「よく寝ているように見えたけど」と，訴えを無視するような対応をしてしまう人もいるので注意する。

② 睡眠状況の把握

失語症や構音障害があったり，認知症による機能低下から，うまく不眠を訴えられない場合もある。したがって，ケアする場合は，睡眠状態の観察などによって，不眠がないかを把握していく（**図表4**）。

●身体疾患・症状の把握

高齢者は，疾患に罹患しても，症状が非定型的であり，不眠が疾患のあらわれのこともある。したがって，既往歴や原疾患だけでなく，身体症状（活気がない，食欲がない，息切れが多くなった，時々熱発する，尿失禁が出現した）などの有無も総合的に把握することが重要である。

●服薬状況の把握

慢性疾患をもつ高齢者は，複数の薬剤を服用していることが多い。薬剤の有害事象として不眠を生じるものもあるので薬剤の服薬状況を把握する。

図表4 睡眠状況の把握

・入眠状況（就寝時間，寝つき，寝つくまでの時間）
・中途覚醒の有無，回数，状況（どんな場合に覚醒するか）
・睡眠の持続時間，総睡眠時間
・早朝覚醒の有無（時間，その後眠れるか）
・睡眠の満足度（熟眠感）
・朝の覚醒状況（目覚め，気分，体調）
・夢をみるか（内容）
・薬剤の服用の有無，服用方法，依存度，効果
・睡眠に対する考え方，とらえ方

●睡眠状態の観察

夜間の巡視の際には，治療上の管理（点滴，ドレーン，カテーテルなど）が安全に行われ，安楽が保たれているかを点検するとともに，排泄臭の有無，寝衣やシーツが濡れていないかを，そっと布団に手を入れ，それらに触れてみて確認するといった環境要因に対する注意深い観察が重要である。

なお，夜間巡視時にいびきの大きな高齢者，ときおり呼吸が止まる高齢者がいたら，夜間の突然死の原因の1つと考えられる睡眠時無呼吸症候群も考えられるので，必ず主治医に報告す

> **睡眠の量・質の医学的な検査**
> 人間の睡眠を客観的にとらえる指標として，睡眠ポリグラフィとよばれる検査方法やコンピュータによる定量的解析法が確立されている。
> 睡眠ポリグラフィは，脳波とともに眼球運動と筋電図を同時に測定し，睡眠の量的変化（全睡眠時間，睡眠効率，中途覚醒）や質的変化を判定する。

| 図表5 | 不眠を起こす身体疾患 |

- 脳血管障害(脳動脈硬化症, 脳梗塞後遺症, 脳出血)
- 呼吸器疾患(夜間喘息, 睡眠時無呼吸症候群, 慢性閉塞性肺疾患など)
- 循環器疾患(高血圧, 夜間狭心症)
- 内分泌疾患(甲状腺機能亢進症, 甲状腺機能低下症)
- 消化器疾患(十二指腸潰瘍, 逆流性食道炎)
- 肝硬変
- 腎不全
- 糖尿病
- 血液疾患(悪性貧血, 白血病, 溶血性貧血, 再生不良性貧血 など)
- レストレスレッグ症候群, 睡眠時ミオクローヌス
- 更年期障害

る。また, 睡眠中の体位や下肢の動きなどに異常がないかも観察する。

③ 不眠を伴う身体疾患の把握

さまざまな身体疾患は不眠の原因となる(**図表5**)。また, 慢性的な疾患をもっている高齢者では, 身体の不調やさまざまな不快症状などから不眠が生じやすい。

ここでは, レストレスレッグ症候群, 睡眠時ミオクローヌス, 睡眠時無呼吸症候群の特徴を述べる。

●レストレスレッグ症候群

眠っている間にじっとしていられず手や足が動き, 中途覚醒を引き起こす症候群をレストレスレッグ(むずむず足)症候群(Restless Legs Syndrome：RLS)という。

前述の訴え以外に睡眠中に足の指をピクピクと反り返す運動がみられることもある。

原因は, 中枢神経にはたらく神経伝達物質(ドパミン)の機能の低下とする説が有力である。

特に末梢神経障害, 鉄欠乏性貧血, 尿毒症, 慢性肺疾患などの合併症があり, アルコール飲用, ビタミン・ミネラル不足, 薬物治療の開始時や中断時, カフェイン, 喫煙, 疲労などが増悪因子として考えられる。

[治療] 対症療法として, 入浴, マッサージ, 湿布, アスピリンなどの鎮痛薬, 運動, カフェイン中止, ビタミン・カルシウムの摂取などが効果を発揮するとされる。

薬物療法として, 鉄剤, クロナゼパム(抗てんかん薬), レボドパ, ドパミン受容体刺激薬, β遮断薬などが使われる。

●睡眠時ミオクローヌス

筋肉の瞬間的な痙攣をミオクローヌスという。睡眠時ミオクローヌスは, 周期性四肢運動障害(Periodic Limb Movement Disorder：PLMD)ともよばれる。

RLSと同様に主に夜間睡眠中に約30秒の周期で下肢に異常運動(膝の関節が瞬間的に持ち上がり, ついで落ちる)があらわれる。

特に拇指の伸展が足関節, 膝関節の部分的屈曲を伴って出現する。このため, 不完全な覚醒反応や中途覚醒が生じる。原因は不明だが, これは高齢者に多く, 女性よりも男性に多い。

薬物療法として, クロナゼパムが有効である。

●睡眠時無呼吸症候群

睡眠時に上気道が閉塞し一時的に呼吸が止まる「閉塞型無呼吸」と, 呼吸運動そのものが完全に止まってしまう「中枢型無呼吸」の2つに分けられる。

[閉塞型無呼吸] 胸や腹部の呼吸運動は続いているのに気道が閉塞し呼吸ができないため, 睡眠の中断や浅眠化が起こる。

無呼吸状態が数秒～数十秒間続くと, 覚醒水準が上がり, 咽頭筋などの緊張が解け上気道に隙間ができるため呼吸が再開する。これを閉塞

型無呼吸という。その結果，夜間の不眠を訴えたり，昼間に居眠りを繰り返す人が多い。

標準的な治療法は，第1が経鼻的持続性陽圧呼吸装置（Continuous Positive Airways Pressure：CPAP）による治療，第2が歯科装具による治療，第3が外科的手術である。

[中枢型無呼吸] 睡眠中に限って発生する呼吸障害である。無呼吸状態が数秒間続くと，眠りが浅くなるか覚醒する。これによって呼吸が再開する。

このタイプはいびきをかかないが，呼吸が再開するときに大きなため息をつくことが多く，薬物療法が適応となる。

④ 精神疾患による不眠

神経症，うつ病，統合失調症などの精神疾患や，認知症では不眠がみられる（第1章p52参照）。

●神経症による不眠

高齢者は，いくつもの精神身体症状（頭痛，食欲低下，胃腸障害，抑うつ気分など）のなかの一部として不眠を自覚していること，それらの症状は不眠がなくなればよくなるととらえていることが多い。神経症は，ストレスによる心の葛藤，不安が原因で起こると考えられている。

●うつ病による不眠

うつ病のごく初期から不眠が認められ，不眠の型は早朝覚醒が特徴的である。特にうつ病は，過眠と不眠の両方の症状が出現する。

抑うつ気分がはっきりと自覚されないうちに早朝覚醒がはじまることもある。抑うつ気分が自覚されるようになっても入眠障害は軽いことが多いが，眠りは浅く中途覚醒が増加する。抑うつ気分が強くなると，午前2～3時に目が覚めるようになる。

> **memo**
> **睡眠と覚醒を司る中枢**
> 脳は，レム睡眠とノンレム睡眠のそれぞれに対して複雑な階層性の神経回路を構成している。
> レム睡眠の中枢は，中脳，橋，延髄に，ノンレム睡眠の中枢は視床下部に首座を置いている。そして，それぞれに隣接して覚醒中枢が局在する。

Part 2 エビデンスに基づくケアの展開

1) ケアの目標

　不眠によりもたらされる問題は，翌日の生活に影響する程度の軽いものから，合併症を誘発させたり，原疾患の悪化をもたらし生命に危機を及ぼすものまであるが，高齢者にとって，不眠は大変つらいものである。

　したがって，高齢者が不眠を訴えたり，観察によって睡眠が不足していると考えられる場合は，睡眠が得られるように環境を整備し，不眠が慢性化しないように援助することが大切である。

　また，不眠の原因となる身体的苦痛の因子や環境的因子などを取り除くのはもちろんのこと，眠れないことに苦痛を感じている高齢者の気持ちや思いにも目を向けるかかわりが求められる（図表6）。

2) 睡眠環境による不眠を緩和する

　高齢者は，成人に比べて心身の適応能力が低下しているため，入院に伴う睡眠環境の変化が不眠をまねきやすい。

　病室・居室や寝具，寝衣などを高齢者の要望

図表6 不眠のある高齢者のケア

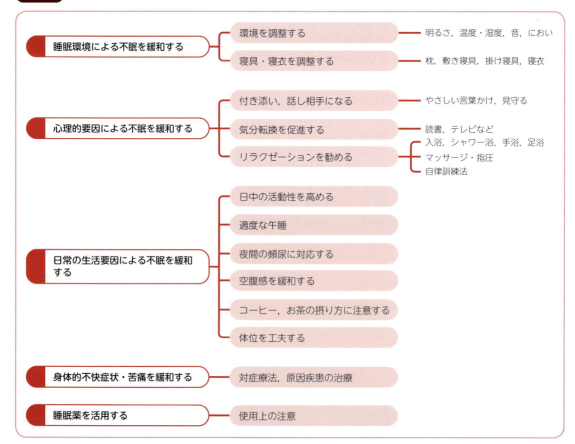

に合わせて調整し，睡眠環境を調整する（図表7）。

① 環境を調整する
●明るさ
　眠るときの明るさについては，真っ暗闇が好きな人，明るくないと不安で眠れない人，暗くすると苦痛や不安に注意が集中し眠れなくなる人など，好みはさまざまである。

　ケアを担当する人は，高齢者の要望を把握し，個人の好みに合わせて明るさを調整する。外からの光が入ることが不眠の誘因となる場合は，ついたてやカーテンの工夫をする。

　閉眼しても光の刺激は脳に伝わるため，直接照明は避け，間接的なベッドランプや足元の照明にする。夜間に処置が必要なときは，ペンライトなどを使って手元だけを明るくする。

> **ケアのone point**
> 　完全に暗くしてしまうと，夜中に起きた際に物にぶつかる危険もあるので，多少の光を取り入れたほうがよい。

●温度・湿度
　外界と居室の温度差が7℃以上になると人間の自然な体温調整能力を弱め不眠の原因となる。好ましいエアコンの設定温度は，夏は26～28℃，冬は18～20℃である。

　同じ温度でも湿度が高いと不快感が増すので，湿度は50～60％に保つ。夏はエアコンのドライ機能などを利用して湿度を下げると，高い室温でも比較的過ごしやすくなる。

●音
　音に対する反応は人によって異なるが，一般に連続騒音よりも間欠的な騒音のほうが入眠を阻害したり，眠りを浅くする不快刺激となりやすい。

図表7　不眠をまねく環境要因

・居室の明るさ
・居室特有のにおいや，排泄臭
・不適切な温度，湿度
・騒音
・血圧や心電図のモニタリングのために生じる機械音
・スタッフの夜間の巡視の際の足音や，医療処置やケアの際に出る騒音
・慣れない寝具（ベッドの高さ，かたさ，枕，毛布，シーツ）や寝衣

たとえば，
・交通騒音
・廊下での話し声
・ドアの開閉音
・ワゴンを引きずる音
・巡視の際の足音
・同室者のいびき
　などである。

　音が気になって睡眠が障害されている場合には，耳栓を装着したり，騒音から注意をそらすマスキング効果を期待して，音楽などを聴けるように配慮する。

> **ケアのone point**
> 　音楽などは，90分程度で切れるようにタイマーをセットする。

●におい
　一般に，吐物や便・尿などの排泄物自体，あるいはそれに汚染された衣類や寝具，香りの強い花などは不快な刺激となって睡眠を障害する。不快なにおいを察知したら，換気や清掃に努める。

　においが消失しない場合には，消臭剤やオゾ

図表8 枕の不具合による身体症状

身体症状	枕の状態	原　因
頸部の筋の張り・痛み	高すぎる枕	筋の緊張により血行が大幅に阻害される
肩こり	高すぎる枕	筋の緊張により血行が大幅に阻害される
頭　痛	低すぎる枕 不安定な枕	心臓より脳の位置が低くなったり頭が安定しないため，熟睡できず頭が重く感じる
腰　痛	高すぎる枕 低すぎる枕	頸部に過度の緊張を強いることで脊椎骨の彎曲が崩れる。また，腰椎にも負担がかかる

ンを使用した脱臭装置，活性炭マットなどを試みる。

ケアのone point
　芳香剤などを置く場合は，同室者に対する配慮が必要である。

② 寝具・寝衣を調整する
●枕

　枕が高すぎると，肩，頸部が布団から浮くため身体が緊張し，睡眠を障害する（図表8）。

　反対に，枕が低いと，舌が喉の奥に落ち込んで気道が狭くなり呼吸しづらくなり，いびきをかいたりする。このほかにも円背，顔のむくみ，手のしびれ，めまいなどの症状が増強されると眠りが浅くなる。また，血圧が上昇する。

　枕は，頸部，頭，肩に圧迫を感じない，敷いていることを忘れるくらいのものを選択する。

　自宅でふだん使い慣れている枕を使ってもよい。

●敷き寝具

　敷き布団は，自然な姿勢を保てるある程度のかたさをもったものがよい。ベッドの場合は殿部が沈む感覚がないほうがよい。

　特に腰痛のある高齢者には，腰痛が悪化しないように，かためのマットやボードを使用する。

　シーツのしわは，不快感を生じさせ睡眠を障害するので，きちんと張る。シーツは，夏はさらっとして，皮膚に密着せず，冬は暖かい空気を布団内にためてくれるガーゼや凹凸の織りでできているものがよい。

●掛け寝具

　掛け布団は吸・放湿性に優れ，寝返りを妨げない軽くて柔かいものが好ましい。特に羽毛布団は軽くて心臓に負担をかけないのでよい。

　夏はガーゼやワッフル織の綿100％で，肌にべとつかないタオルケットをかける。

●寝衣

　パジャマは寝返りを妨げないような，大きすぎず，小さすぎず，厚すぎないものにする。生地は，伸縮性のあるものがよい。

③ 心理的要因による不眠を緩和する

　誰でも，「つらい思いや嫌な思いをした」「どうしても気になることや悩みがある」「腹が立つ」といった感情や気分のときには，なかなか寝つけない。

　特に，高齢者は，
・体力の衰え
・役割の喪失
・対人関係の不安や不満
・疾患に対する不安
　なども重なって不眠を引き起こしやすい。

また，無理に眠ろうと焦るほど緊張し，ますます眠りが遠くなる。そのため，不眠が続き，日中の心身疲労を悪化させる。

心理的ストレスへの耐性は，個人によって異なるため，ケアを担当する人は高齢者の性格，ストレスに対する認知や対処行動などを把握したうえで，その人に合った援助方法を考える。

① 付き添い，話し相手になる

心理的な要因による高齢者へのケアとして，何よりも重要なのは，高齢者に付き添い話し相手になることである。なぜなら，不安や心配を感じて眠れないでいる高齢者にとって，スタッフの落ち着いた穏やかな態度や，やさしい言葉かけ，あるいは話し相手になってくれたり，見守ってくれることは，安心感につながるからである。

② 気分転換を促進する

心理的な要因によると考えられるときは，気分転換を促進し，眠ることへの焦りを軽減する。たとえば，音楽を聴いたり，雑誌を読むことを勧めてみる。

③ リラクゼーションを勧める

入眠前の入浴，マッサージ，自律訓練法などのリラクゼーションは，心身の緊張を緩和し，入眠しやすくさせるので，積極的に取り入れる。

●入浴

末梢の血行がよくなって体熱が放散され，適度に体温が下がると，入眠しやすくなる。

入浴にあたっては，38 〜 40℃のぬるめの湯にゆっくり浸かる，また，みぞおちから上を湯船から出す半身浴は，血液循環を促進し，発汗が促進され入眠しやすくなる（熱い湯は，神経が興奮するので逆効果である）。

なぜなら，汗をかくと老廃物が排泄され，さらに放熱作用で体温が下降することで，その後の寝つきがよくなる。

図表9　エッセンシャルオイルの使用上の注意

- 無農薬の100％天然の品質のよいものを選ぶ
- 原液を飲んだり，肌に直接つけたりしない
- 使用後は酸化を防ぐためにすぐにふたをする
- 直射日光を避け，冷暗所で保管する
- 開封後は1年以内，特に柑橘系のオイルは半年以内に使う

入浴後に布団に入るのは，身体のほてりが冷めかかる頃がよい。

［アロマバス］ 浴槽にエッセッンシャルオイル（ラベンダー，ローマンカモミール，オレンジなど）を3 〜 5滴落とし，湯とかき混ぜてから入浴するアロマバスにすると，リラックス効果が期待できる（図表9）。ただし，エッセッンシャルオイルのうちベルガモット，ペパーミントは肌への刺激が強いので避ける。

●シャワー浴

湯を勢いよく噴出するシャワーは，しぶきによるマッサージ効果もある。温度は，ぬるめの湯のシャワー浴がよい。シャワーを浴びたあとは身体が冷えないように，早めに寝床に入る。

なお，熱いお湯を浴びると交感神経のはたらきが活発化され入眠しにくくなるのでやめる（ちなみに，起床時のシャワーは熱いお湯をさっとかけると目覚めに効果的である）。

●手浴

洗面器に入浴時よりやや熱めの湯を張り，そこに10 〜 15分両手をつける。これは特に精神的緊張の緩和に効果がある。

●足浴

就寝前の足浴は，皮膚温を高め，皮膚温の均一化を図るとともに，発汗が促されることによるリラクゼーション効果がある。また足浴後には心拍数の減少がみられる。湯は40±1℃，足

を浸す時間は10分程度がよい。

●マッサージ，指圧

　マッサージは主として手指や手掌で，皮膚をさすったり，揉んだり，たたいたり，押したりすることによって筋の緊張を緩和し，リラックスさせる方法である。特に腰背部のマッサージは，腰部の筋緊張の緩和に効果がある。

●自律訓練法

　自律訓練法は，自己催眠法の1つで，一定の方式に従って訓練を行い，自分で全身の弛緩状態をつくり出し，生理的な身体機能の調整や心理的な自己統制を随意に行えるようにする方法である（**図表10**）。

　特に夜寝る直前に行うのが効果的である。

　全部を覚えるまでに平均で4か月かかるとされているが，上達すると寝床に入ってから「暖かくて，眠くなる」「眠くなくても気にならない」などと暗示の言葉を繰り返すだけで，入眠できるようになる。

　また，練習途中から不安や緊張がとれ，感情が安定し，活気も増大し，不眠も特別な手続きを要しないで自然に解消してくる。

4 日常の生活要因による不眠を緩和する

　高齢者は，疾患や介護上の問題から，病院や施設で過ごす機会が多くなる。病院や施設での生活は，そこでのルールに生活を合わせていくことが求められる。

　ただし，病院や施設のルールによって時間になったら「寝る」といった固定観念をもつことや，高齢者に病院や施設のルールに合わせ「寝なくてはいけない」と義務感を植えつけることは，個人の自己決定を脅かす要因となる。

　高齢者には長年築いてきた生活背景や歴史がある。ケアする人は，その人の大切にしてきた価値観や生活習慣を尊重し，相手の自尊心を傷つけることなく，よい眠りが得られるように援助する。

① 日中の活動性を高める

　日中の活動性の低下は，夜間の睡眠欲求を低下させる。入眠前の過ごし方や，朝起きてから行うことなどを本人の希望を尊重しながら変更していく。まず，起床や就寝，食事，休息など，毎日，同じ時間帯となるよう整える。特に起床時間は一定にする。

図表10　自律訓練法

①布団のなかで仰向けになり，身体をリラックスさせる
②目を閉じてから「気持ちがとても落ち着いている」という言葉を頭のなかでゆっくりと繰り返す（これは次の自己暗示の基礎となる気分をつくるためのものなので，各暗示の最初に行い，また暗示の進行中にも随時繰り返す
③気分が落ち着いてきたところで，第1段階の「右腕がとても重い」という暗示の練習に移る
・「右腕がとても重い」という言葉をぼんやり思い浮かべて，その感じがひとりでに湧いてくるのを待つ
・右腕が重くなり，また右腕の筋肉が緊張から解放されることで，自然と全身の緊張がほぐれて楽になる
・右腕ができたら左腕，次は右足，左足と，同じような感じが起こるようにする
＊はじめは30秒～1分，慣れてきたら5～10分までのばす

| 第1段階：腕がとても重い |
| 第2段階：腕がとても温かい |
| 第3段階：心臓がとても静かに，規則正しく脈打っている |
| 第4段階：楽に呼吸している |
| 第5段階：胃の辺りが温かい |
| 第6段階：額が涼しい |

・練習が一通り終わったら，練習の取り消しのための運動（両手を握り，少し力を入れて両腕を5～10回ほど屈伸してから，大きく深呼吸を数回して目を開く）をする
・四肢の重たい感じが感じられるようになってから（通常で2～3週間），次の段階に進む

110

日中に身体を動かして体温を上げておくと，夜に体温が下降し入眠しやすい状態になる。

なお，就寝直前，眠れないとき，中途覚醒では，運動は神経を興奮させるので避ける。

② 適度な午睡を取り入れる

日中の活動性を高めることは大切であるが，特に後期高齢者にとっては，成人と同様に起床時から就寝時まで起きていることは，身体的負担が大きく，適度な午睡は必要である。ただし，夜間の睡眠を妨げないためには，以下の点に注意すべきである。

・睡眠時間が長くなると深い眠り（ノンレム睡眠）に入り，覚醒しにくくなるので，午睡をする場合は眠りの浅い状態（レム睡眠）にとどめておくほうがよい。よって，睡眠時間は20〜30分を目途とする。
・タイマーや目覚ましをセットして，寝すぎてしまうことを防ぐ。

③ 夜間の頻尿へ対応する

就床前の水分摂取や頻尿は，睡眠中の尿意の発生を促し，中途覚醒の原因となる。

したがって，夕食後の飲水を控える。ただし，過度の水分制限は脱水をまねくので注意する。

また，安心して眠ることができるように排尿しやすい環境（尿器，ポータブルトイレなど）を準備しておく。

④ 空腹感を緩和する

過食は過剰な胃の蠕動運動を促進し，逆に就床間際の空腹は，空腹中枢を刺激し，眠りを妨げる。

消化のよい少量の軽い食事や温かな飲み物は，胃粘膜を刺激して副交感神経をほどよく緊張させるので，入眠時には適している。特に，温かい牛乳は鎮静作用のあるカルシウムが豊富なので適している。

ただし，夜食は，それ自体が刺激となって脳を覚醒させる冷たいものや，消化の悪い油の多いもの，のどが渇き，尿意を高める塩分の多いものは避ける。

⑤ コーヒー，お茶の摂り方に注意する

コーヒー，お茶などに含まれるカフェインの1日摂取量が300mg（コーヒー3杯/日）以上になると，入眠を障害するといわれている。

コーヒーは，夕食後や寝る前には飲まないようにする。ココアはカフェインがないのでよい。これにビタミン剤や牛乳を混ぜて飲むと保温効果も大きくなる。

また，紅茶，日本茶に含まれるタンニンは不眠の原因となる胃の障害に結びつきやすい。日本茶は，緑茶よりもほうじ茶のほうが胃にやさしい。

⑥ 体位を工夫する

臥床時の体位によっては，睡眠を障害する。

同一体位の保持，前屈姿勢，膝を曲げた側臥位などは，筋の過伸展や筋の緊張の持続による肩こりや背部痛，腰痛をまねき，それが睡眠を障害する。

ケアする人は，高齢者が身体を小さくするような姿勢で臥床しないように体位を整える。場合によっては小枕などを利用するとよい。

5）身体的不快症状・苦痛を緩和する

高齢者では，痛覚刺激に対する閾値が上昇し，苦痛の自覚が低下したり，症状が非定型的なことから，不眠への対応が遅れると，病状の悪化をまねくことにもなる。

ケアのone point

高齢者に一方的に1日のスケジュールや，改善点を押しつけるのではなく，相手の自発性，意思を尊重し，どのように改善するのが望ましいのかを話し合いながら決めていく。

図表11	不眠につながる身体的不快症状

- 不穏, 興奮
- 疼痛, 違和感, 圧迫感(部位, 持続時間)
- 掻痒, しびれ
- 発熱, 熱感, 灼熱感
- 冷感, 悪寒
- 呼吸器症状
  (咳嗽, 痰, 鼻閉感, 呼吸困難, 喘鳴, 喘息発作)
- 循環器症状
  (動悸, 息切れ, 胸痛, 胸内苦悶, 血圧上昇)
- 消化器症状
  (腹痛, 胃痛, 悪心・嘔吐, 下痢, 便秘, 腹部膨満感, 空腹感)
- 排尿障害
  (頻尿, 残尿感, 尿失禁)

特に身体的不快症状による痛覚神経の緊張は, 覚醒中枢を興奮させて睡眠を障害する。また, 身体的不快症状は, 死への不安や孤独感などを増強し, 入眠を困難にさせる。

したがって, 痛み, 発熱, 発汗, かゆみ, 心悸亢進, 咳嗽, 喘鳴, 鼻閉, 呼吸困難, 悪心などへの対症療法や, 原因となる疾患の治療をし, きちんとした睡眠が得られるように援助する(図表11)。

6) 睡眠薬を活用する

不眠による心身の疲労が日中の生活を障害する場合には, 医師と相談のうえで睡眠薬を活用する。

●睡眠薬の種類

睡眠薬は大きく分けると, ①バルビツール酸系, ②ベンゾジアゼピン系, ③非ベンゾシアゼピン系, ④メラトニン受容体作動薬, ⑤オレキシン受容体拮抗薬の5種類がある。また, 作用時間で超短時間型, 短時間型, 中時間型, 長時間型に分けられる(図表12)。

ベンゾジアゼピン系睡眠薬は, 抑制系神経伝達物質であるGABAに作用し, 情動中枢の興奮を鎮めることで自然に睡眠を導くことができる。また, 耐性が形成されにくく, 肝障害など危険な有害事象を呈さないという利点がある。

非ベンゾジアゼピン系は, ベンゾジアゼピン系の改良型である。ベンゾジアゼピン系は, 催眠作用(眠らせる作用)のほかに筋弛緩作用(筋肉を緩めてしまう作用)があるため, ふらつきや転倒が生じやすい。この筋弛緩作用を少なくして, ふらつきや転倒などの有害事象を減らしたものが, 非ベンゾジアゼピン系睡眠薬である。耐性や依存性はあるが, ベンゾジアゼピン系と同程度か, ベンゾジアゼピン系よりも若干少ない。非ベンゾジアゼピン系睡眠薬は, 作用時間が短く, 超短時間型になる。よって, 非ベンゾジアゼピン系は主に寝つきが悪いタイプの不眠(入眠障害)に用いられ, 夜中に何度も起きてしまうタイプ(中途覚醒)には不向きである。

メラトニン受容体作動薬, オレキシン受容体拮抗薬は, 本来の睡眠メカニズムに作用するため, 自然に近い眠気を促してくれる睡眠薬で, 有害事象が少なく, 依存性もないが, 効果は弱い。そのため, 現在はベンゾジアゼピン系睡眠薬, 非ベンゾジアゼピン系睡眠薬が主流である。

●睡眠薬を使ううえでの注意

高齢者では睡眠薬への反応が著しいことがあり, 投与量によっては急激な嗜眠状態に陥り, 全身状態が重篤化することもある。

また, 筋弛緩作用が強かったり, 作用持続時間の長い睡眠薬を服用した際の有害事象としては, 効果の持ち越しによる日中の覚醒不良で, 歩行時にふらついて転倒したり, 活動性の低下をまねくことがある。また, 反射機能の低下による誤嚥から肺炎など呼吸器合併症を誘発することもある。

高齢者に睡眠薬を投与する場合には, 全身状態の変化に十分注意する必要がある。

第4章　睡眠障害のある高齢者のケア

（図表12）主なベンゾジアゼピン系・非ベンゾジアゼピン系睡眠薬

分　類	作用時間	一般名	商品名
超短時間型	飲んで1時間未満でもっとも効き，2〜4時間で効果がなくなる	トリアゾラム	ハルシオン®
		ゾピクロン＊	アモバン®
		ゾルピデム酒石酸塩＊	マイスリー®
短時間型	服用して1〜3時間でもっとも効き，6〜10時間で効果がなくなる	リルマザホン塩酸塩水和物	リスミー®
		ブロチゾラム	レンドルミン®
		ロルメタゼパム	ロラメット®，エバミール®
中時間型	服用して1〜3時間でもっとも効き，24時間前後で効果がなくなる	エスタゾラム	ユーロジン®
		フルニトラゼパム	サイレース®
長時間型	服用して3〜5時間でもっとも効き，24時間以上効果が持続する	ニトラゼパム	ネルボン®
		クアゼパム	ドラール®

＊は非ベンゾジアゼピン系を示す

（文献）

1) 三島和夫編：睡眠薬の適正使用・休薬ガイドライン．じ
ほう，2014.

2) 内山真編：睡眠障害の対応と治療ガイドライン　第2
版．じほう，2012.

3) 日本老年医学会：高齢者の安全な薬物療法ガイドライン
2015．メジカルビュー社，2015.

4) ロジャー・ルッツ，小平悦子監・太田奈月著：香りの
「精油事典」．BABジャパン，2014.

第 **5** 章

摂食・嚥下障害のある
高齢者のケア

> **summary**
> - ヒトは，摂食・嚥下機能によって身体の構成成分やエネルギーのもととなる栄養素を外界から得て，生命を維持し，生活活動を行っている。
> - 摂食・嚥下機能には，精神機能および感覚機能，運動機能，消化機能などが幅広く関与している。
> - 「口から食べる」という行為は，食欲を満たすことの満足感，家族や友人など親しい人とともに会食したり，仕事上の関係で食事をともにするというような文化的・社会的な意味があり，QOLと深く結びついている。
> - 摂食・嚥下機能が障害されると，食物の摂取が困難になり，身体的にはもちろん精神的，社会的にも大きな影響を及ぼす。
> - 摂食・嚥下障害のある高齢者には，口腔内環境を整え，清潔を保つことが重要であり，適切な食事形態を選択し，楽しく安全に食事ができるよう支援する。

Part 1　摂食・嚥下障害のある高齢者へのアプローチ

ヒトが食物を摂取するための摂食・嚥下機能は，
①食物の認識
②捕食：口唇と歯（特に前歯）を使った口への取り込み
③口腔準備期：咀嚼と食塊形成
④口腔嚥下期：舌の後半部（奥舌）への移送，咽頭への送り込み
⑤咽頭期：咽頭通過および食道への送り込み
⑥食道期：食道通過
と分けて考えることができる。

①〜⑥のうち，嚥下の過程は，③と④を第1期（口腔期），⑤を第2期（咽頭期），⑥を第3期（食道期）の3相とする考えもある。嚥下機能は，随意運動と不随意運動（嚥下反射）からなる。つまり，食物を咀嚼して，咽頭に進めるまでが随意運動で，その後は嚥下反射により行われる。

1) 摂食・嚥下障害の分類

摂食・嚥下障害は，疾患や外傷などによる神経・筋肉を原因とする機能的障害と，器質的障害に分けて考えられる（図表1）。このほか，精神疾患（うつ病，うつ状態，認知機能の低下など）による場合もある。

(1) 機能的障害
● 口腔，咽頭の障害
脳血管障害などで，延髄の網様体が障害され

> **memo**
> **嚥下中枢と咽頭周囲の筋**
>
> 嚥下反射にかかわる中枢神経系は，嚥下反射を直接調節する延髄網様体にある嚥下中枢と視床下部，大脳皮質などである。
> 咽頭・喉頭への求心性，遠心性の神経は，三叉神経，舌咽神経，迷走神経などである。
> 咽頭相に関連する筋は，顎舌骨筋，顎二腹筋，茎舌骨筋，下咽頭収縮筋や咽頭挙筋，喉頭筋などの筋群である。

図表1　摂食・嚥下障害の原因

期	機能的原因	器質的原因
口腔準備期 口腔嚥下期 咽頭期	・脳血管障害，脳腫瘍，頭部外傷 ・脳膿瘍，脳炎，多発性硬化症 ・神経疾患（パーキンソン病，ALSなど） ・末梢神経炎（ギラン・バレー症候群など） ・重症筋無力症，筋ジストロフィー ・筋炎（各種） ・代謝性疾患 ・薬剤の有害事象 ・その他	・舌炎，口内炎，歯槽膿漏 ・扁桃炎，扁桃周囲膿瘍 ・咽頭炎，喉頭炎，咽後膿瘍，憩室 ・口腔・咽頭腫瘍（良性，悪性） ・口腔・咽頭部の異物 ・顎関節症や顎関節炎，下顎骨の骨折 ・顎関節の脱臼 ・外からの圧迫（頸椎症，甲状腺腫，腫瘍など） ・その他
食道期	・脳幹部病変 ・食道アカラシア ・神経疾患（パーキンソン病など） ・筋炎（各種） ・強皮症，SLE ・薬剤の有害事象 ・その他	・食道炎，潰瘍 ・食道ウエッブ，食道憩室 ・狭窄，誤嚥，異物 ・腫瘍（良性，悪性） ・食道裂孔ヘルニア ・外からの圧迫（頸椎症，腫瘍など） ・その他

ると，その近傍にある嚥下中枢も障害される。

脳幹部の血管障害や筋萎縮性側索硬化症（ALS）は，嚥下中枢を障害し口唇から舌咽頭にかけて麻痺（球麻痺症状）を生じさせ，嚥下障害をまねく。

延髄よりも上位の多発性脳血管障害，脳腫瘍，運動ニューロン疾患などで，両側性に麻痺が生じる仮性球麻痺でも嚥下障害がみられる。

また，椎骨動脈や後下小脳動脈の閉塞で生じる延髄外側のくさび状の脳梗塞である延髄外側症候群（ワレンベルグ症候群）でも嚥下障害がみられる。

●食道の障害

アウエルバッハ神経叢を含む自律神経の失調により食道が著明に拡張する一方で，食道と胃がつながる胃噴門部に痙攣性の狭窄をきたす疾患を食道アカラシアという。

この場合は，固形物よりも液体のほうが嚥下しにくくなり，冷たいものや精神的緊張で症状が増悪するという特徴がある。

神経疾患，筋炎，強皮症，全身性エリテマトーデス（SLE）などでも嚥下障害がみられる。

(2) 器質的障害
●口腔，咽頭の障害

[炎症] 歯肉炎，アフタ，壊疽性口内炎や，頬粘膜のヘルペスなどの発疹性の病変による口内炎などは，疼痛をまねき，嚥下障害をもたらす。

なお，舌の炎症による嚥下障害は長期にわたることはほとんどない。

[顎関節の障害] 顎関節症や顎関節炎，顔面の外傷で下顎骨を骨折したときや，顎関節の脱臼も嚥下障害をもたらす。

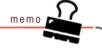

口腔の構造

口腔は，構造的には舌，口腔底，口蓋，頬粘膜，歯，歯槽，歯肉，口唇に囲まれた領域である。

そのうち，舌は，ほとんどが筋肉でできており，舌骨と下顎で固定され，目的とする運動を行う。たとえば，口の中に入った食物を噛む（咀嚼）ときには，舌は食物を歯の咬合面に運んだり，食塊を咽頭へ送るはたらきをする。

[口腔のがん] 舌，口腔粘膜，扁桃のがんでは，一部が潰瘍化すると嚥下痛を引き起こす。

がんの治療として，舌切除や下顎骨切除，上顎骨切除が施行されると，切除後に嚥下障害をまねく。

[咽頭の障害] 下咽頭の潰瘍は，嚥下痛による嚥下障害をまねく。

急性咽頭炎では口腔・咽頭領域の炎症による嚥下障害を引き起こす。

●食道の障害

[異物の誤嚥] 誤嚥した異物の形状（硬貨，魚骨，義歯，ボタン型電池など），停滞した位置，陥入状態などによって障害の程度は異なる。

[食道憩室] 食道の一部が袋状に突出してしまう食道憩室では，食塊が憩室に貯留され，胃に送られなくなる。

[食道がん] 食道がんの初期には，パサパサしたパンや，肉などの固形物をあまり噛まずに飲み込んだときに，つかえ感や痛みが生じる。ついで固形物を水などで流し込まないと嚥下できない状態となる。

食道がんが進行し，がんが食道の全周を占拠すると，いったん飲み込んだ水分や食物が逆流して「むせ」が生じたり，唾液が飲み下せず吐き出すようになる。

[外からの圧迫] 食道静脈瘤や大動脈瘤，心肥大などによって食道が圧迫されると，嚥下障害をまねくこともある。

2) 高齢者の摂食・嚥下機能の特徴

高齢者では，視覚機能や聴覚機能の老化によって，注意力や集中力が低下するので，食物を認識する力が低下する。また，老化により咀嚼に関連するはたらきの低下がみられる。たとえば，高齢者の歯は加齢に伴うエナメル質や象牙質の物理化学的形状の変化により黄色みを帯び，すりへったり，薄くなって，エナメル質に亀裂を生じたり，破折が起こりやすい。

歯肉は，加齢による萎縮性の変化があらわれ，

図表2　高齢者の摂食・嚥下機能と障害の特徴
・注意力，集中力の低下がある
・齲歯などで歯が弱り，咀嚼力が低下する
・口腔，咽頭，喉頭などの嚥下筋群の筋力低下
・粘膜の知覚，味覚の変化（低下）
・唾液の分泌減少，唾液の性状の変化
・咽頭が解剖学的に下降し，嚥下反射時に喉頭挙上距離が大きくなる
・咽頭・食道運動の低下によって，食物や唾液が軟骨窩や梨状窩に停滞しやすくなる
・食道筋の収縮力の低下によって，食道から胃に入る括約筋の生理的弛緩現象が障害され，食道内容物の胃への送入が遅延する

歯を支える機能が低下してくる。

さらに，疾患や服薬によって唾液の分泌量が低下しやすくなるため，食物の咀嚼が不十分になり食塊の粘性が低下する。

一方，嚥下機能は，口腔，咽頭筋や喉頭筋などの筋力が低下し，誤嚥を引き起こしやすくなる。

咽頭は，加齢によって解剖学的に下降し，嚥下反射時に喉頭挙上距離が大きくなる。そのため，咽頭・食道運動が低下し，食物や唾液が軟骨窩や梨状窩に停滞しやすくなる。

さらに，加齢により食道の筋の収縮力が低下すると，食道から胃に入る括約筋の生理的弛緩現象が障害され，食道内容物の胃への送入が遅延する（図表2）。

3) 摂食・嚥下障害による心身への影響

ヒトは，食事を口から食べられなくなると，食欲が満たされなくなる。食欲は，人間にとっての基本的ニードであり，これが満たされないと精神的・身体的に生活の質が低下する（図表3）。

図表3　摂食・嚥下障害による心身への影響

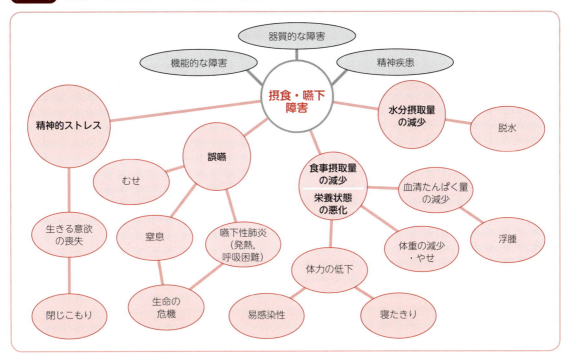

●精神的ストレス

食事や水分の経口摂取が障害され，口渇感や空腹感が解消されないと，不安や強い欲求不満が生じる。嚥下時の痛みやヒリヒリする感じ，むせなどは食べることへのおそれや疾患への不安を抱かせる。焦りや，食べると生じる苦痛から不満が生み出されるおそれがある。

食物を，咀嚼して嚥下する過程は「味わう」過程でもある。摂食・嚥下障害で，味わう楽しみを失うことは，生きる意欲の喪失から「閉じこもり」につながる。食べられないことによる不安や欲求不満，「食べなければ」という焦りなどは，嚥下機能の協調性を乱し，いっそう嚥下を困難にさせるという悪循環を生みやすい。

●嚥下性肺炎，窒息

誤嚥は，嚥下反射・咳反射の機構の障害によって，食塊が気道に入り込むことであり，誤嚥した食塊が大きいと窒息を引き起こす。

口腔準備期および口腔嚥下期に障害がある場合は，口腔内に食物残渣や唾液，分泌液がたまりやすく，口腔内細菌による嚥下性肺炎の危険がある。

また，嚥下反射・咳反射の低下した高齢者は，睡眠中に唾液や痰を誤嚥する不顕性の誤嚥が生じやすい。

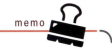

誤嚥の原因

誤嚥は，口腔期，咽頭期，食道期のそれぞれが正常に機能していても，そのはたらきに協調性が欠けた場合にも生じることがある。

たとえば，喉頭挙上のタイミングがずれただけでも，嚥下反射の協調性は乱れ誤嚥を誘発する。

嚥下反射の協調不良は，過度の緊張状態や，食物が極端に熱いとか冷たい，塩辛いといった刺激によっても容易に起こる。

特に，嚥下障害によって引き起こされる嚥下性肺炎は，発熱，呼吸困難を引き起こす。これが，65歳以上の高齢者の死亡原因の上位となっている。

●栄養状態の悪化・脱水

摂食・嚥下障害のある高齢者は，経口的に十分な食事が摂れないので，栄養状態が悪化する。また，経口的な食物摂取量が減少すると水分の摂取量も不足し脱水が起こる。

[体重減少・やせ]　エネルギー補給が不足し，それを補うために体内の脂肪が燃焼するので，体重は減少し，やせが生じる。

[易感染性]　栄養不足は抵抗力の低下から易感染状態を引き起こす。いったん感染を起こすと，体力の消耗が激しくなる。

[浮腫]　栄養不良の状態が長く続くと，血清たんぱく量が減少して，膠質浸透圧が下がり組織内に水分が貯留し全身性浮腫が起こる。

場合によっては，腹水による腹部膨満，胸水による呼吸困難，浮腫による皮膚の障害などの症状が助長される。

[寝たきり]　通常の生活を営むための基礎エネルギー量の摂取不足により，体力が減少し，気力や思考力が低下し，日常生活動作（ADL）が低下し，寝たきりをまねく。

④ 摂食・嚥下障害の把握

① 訴え，観察による把握（図表4）

●食物の認識の障害の把握

意識が障害されている場合は，食物の認識ができないため，当然，経口摂取は困難である。

また，意識が清明であっても，食物を見ても何の反応も示さなかったり，スプーンで食物を口に近づけても何の反応もない場合は，認知機能の低下が疑われる。

●口腔準備期・口腔嚥下期の障害の把握

高齢者の口唇開閉，義歯や充填物などが破損したり，不適合になっていないか，歯周組織に

図表4　摂食・嚥下障害の把握のポイント

障　害	把握のポイント
食物の認識障害	・キョロキョロしている ・ボーッとしている ・居眠りしている ・食べ物を見ても口を開けない ・口唇にスプーンが触れないと口を開けない ・口唇にスプーンが触れても口を開けない
捕食の障害	・口の中に取り込めない ・食べ物が口からこぼれる ・よだれが多い ・下顎が上下に動かない ・口唇を閉じられない ・閉じ方に左右差がある
口腔準備期の障害	・固形物が食べにくい ・舌の突出・後退ができない ・舌で唇のまわりをなめられない ・舌を口の天井に押しつけられない ・下顎が上下に動かない ・口が十分に開かない ・舌の回旋運動ができない ・歯がない，義歯が合っていない
口腔嚥下期の障害	・舌で口の天井を押しつけられない ・歯を噛みしめられない ・口の中に食物残留がある ・上を向いて飲み込む ・長時間口にため込む
咽頭期の障害	・食べるとむせる ・食後に咳が出る ・喉に残留感がある ・食事中・食後に声が変化する
食道期の障害	・胸につかえる ・飲み込んだものが喉に逆流してくる ・流動食しか入らない

炎症，出血などがないかを観察する。

また，舌の動きを観察する。舌に触れて知覚刺激を確認したり，実際に摂食している様子などを観察して，障害の有無を把握する。

●咽頭期の障害の把握

口腔準備期や口腔嚥下期と違って，咽頭期の

第5章 摂食・嚥下障害のある高齢者のケア

> **図表5** 水飲みテスト
>
> | いすに座っている高齢者に「この水をいつものように飲んでください」と，常温の水30mLが入ったコップを手渡す |
> |---|
> | ・水を飲み終わるまでの時間を測定し，飲み方の状況を観察する |
>
> **飲み方の状況**
> ① 1回でむせることなく飲むことができる
> ② 2回以上に分けるが，むせることなく飲むことができる
> ③ 1回で飲むことができるが，むせることがある
> ④ 2回以上に分けて飲むにもかかわらず，むせることがある
> ⑤ むせることが多く，全量飲むことができない
>
> | 判定 | ・状況の①で5秒以内：正常範囲 |
> |---|---|
> | | ・状況の②で5秒以上，状況の②：疑い |
> | | ・状況③，④，⑤：異常 |

障害は目で見て確認することができない。咽頭期の障害では，声の性質や発声状態に変化がみられることが多い。

これは，嚥下と発声に共通の神経と筋がはたらいていることによる。

① 口を開けたまま発声する際，咽頭壁が健側に引かれる，いわゆるカーテン徴候がみられるようであれば，一側性の麻痺によると考えられる。また，この場合，鼻咽腔閉鎖不全が起こって開鼻声となる。

② 迷走神経，あるいは延髄の障害による嚥下障害の場合は，

・嚥下や体位によって鼻水が出る
・唾液が口腔内に貯留し，口を開けると流れ出る
・夜間睡眠中，唾液の誤嚥による咳嗽がみられる

といった状態が出現する。

③ 食事・飲水時のむせは，咽頭期の障害による。ただし，むせない誤嚥，すなわち不顕性誤嚥が誤嚥のある高齢者の1/3にみられるので注意する。

● 食道期の障害の把握

脳神経疾患を患っている高齢者では，食物を摂取したあと，少し時間がたってから逆蠕動による嘔吐がみられることがある。ただし，この場合，常に嘔吐するわけではなく，食物形態や摂取時の体位などによっては嘔吐しないこともある。

食道がんや食道憩室では，食後しばらくしてから逆流したり，嘔吐したりすることがある。

② 嚥下障害の検査

● 反復唾液嚥下テスト（RSST）

簡単で安全性の高い方法であり，誤嚥スクリーニング検査として，また，嚥下障害の経過を観察するために行われる。

嚥下障害では，1回目の嚥下運動はスムーズに起きても，2回目以降，喉頭挙上が完了せず，喉頭隆起・舌骨が上前方に十分移動しないまま，途中で下降してしまう場合がある。

口渇が強く，嚥下運動が阻害されている場合は，人工唾液（サリベート®）や少量の水を口腔内に噴霧してテストを施行する。

高齢者では，30秒間に3回できれば正常とする。30秒で嚥下運動が確認できない場合には，観察時間を1分に延長する。

なお，著しい難聴があったり，認知機能の低下がある高齢者の場合，検査の指示が認識できないことがあるので，この検査は適さない。

● 水飲みテスト

水飲みテストは，むせ現象を判定基準にしたものである（**図表5**）。嚥下しにくい物の1つである水を用いるため，障害の検出力の高いテストである。また，口腔ケアを十分に行ったあとであれば，たとえ誤嚥しても安全性の高いテストである。

なお，水飲みテストで陽性の高齢者が，すべて嚥下障害であるというわけではない。

第5章 Part1 摂食・嚥下障害のある高齢者へのアプローチ

121

◗嚥下造影法検査(videofluoroscopic examination of swallowing：VF)

嚥下障害を示す場合，連続的に嚥下運動を観察できる嚥下造影法(videofluorography：VF)検査によって器質的異常，機能的異常，食塊の通過状況と誤嚥，咽頭残留を観察する。

方法としては，造影剤(バリウム)を嚥下させ，造影剤が口腔，咽頭，食道，そして胃へと流れていく様子をX線透過装置を用いてビデオに記録する。これにより速くて複雑な嚥下を，ゆっくりとした映像で繰り返し観察することができる。

VF検査は，食物形態の違いが嚥下に与える影響を探ったり，体位と嚥下の関係をみることができる非常に有用な検査法である。

◗嚥下内視鏡検査(videoendoscopic examination of swallowing：VE)

鼻咽腔喉頭ファイバースコープによる嚥下諸器官の検査は，声門閉鎖機能，唾液や分泌物，食塊などの咽頭残留の状態などを直視下で評価できる。

VFとVEはどちらがよいというものではなく，両者は補完的なものと理解すべきである。

Part 2 エビデンスに基づくケアの展開

1) ケアの目標

摂食・嚥下障害のある高齢者のケアとしては，まず，障害の原因や種類，程度を把握し，いつ頃から障害がはじまったか，経口摂取はどこまで可能かを把握する。嚥下障害は，障害の部位が単独ではなく重複している頻度が高く，さらに覚醒や全身状態，精神状態によっても症状の出方が違ってくるので，ケアにあたっては十分に注意する。

嚥下障害の原因が器質的な疾患の場合は，治療の継続が重要である（原因疾患を治療することで嚥下障害の改善が図られる）。

また，摂食・嚥下障害に伴う不安や焦りなど精神的な問題から生じる悪循環を断ち切るように，心理面を積極的に支援する。

栄養状態が低下している場合には，経管栄養法や経静脈栄養法などによって栄養を補給する。また，咀嚼状態に応じて，義歯を調整する。

誤嚥を予防するための口腔ケアは，安全を確保するうえでもっとも重要である。

摂食・嚥下障害の原因に対して嚥下訓練を導入し障害の改善を図る。その際，食欲を高めるように援助し，経口摂取を進めていく（図表6）。

2) 精神的な安定を確保する

食事摂取量の不足に伴う心理的な影響をできるだけ軽減するためには，高齢者に食べられないことへの不安や焦りはないか，食べることへの満足感が得られないことに不満はないかなどを把握したうえで，高齢者に身体の状況をよく説明し，精神的な安定が図れるようにする。

図表6　摂食・嚥下障害のある高齢者のケア

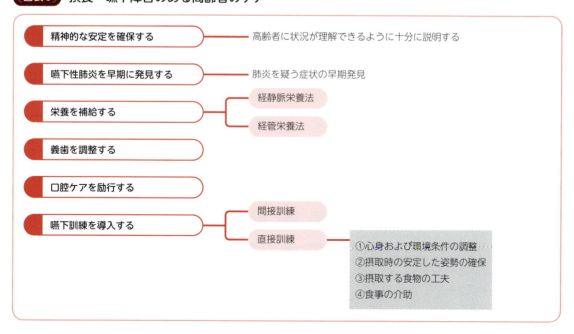

図表7 嚥下性肺炎を疑う症状

明らかな肺炎の症状	食事に関連することがら	その他
・激しく咳込む	・口のなかに食物をため込んで飲み込まない	・発熱を繰り返す
・高熱が出る	・拒食がある	・夜間に咳込む
・膿性の痰が出る	・食事中，食後にむせや咳が多い	・元気がない
・呼吸困難	・食後，嗄声がある	・ボーッとしていることが多い
・肺の副雑音が聴かれる	・食事時間が長くなった	・失禁するようになった
・炎症反応 　（CRP上昇，白血球増加）	・食後，疲れてぐったりする ・脱水，低栄養状態	

3) 嚥下性肺炎を早期に発見する

唾液などによる嚥下性肺炎の発症の危険性を最小限に抑えるためには，ケアする側の日常のきめ細かい観察と，頸部および胸部の聴診により異常音の有無を把握することが重要である（図表7）。

たとえば，激しく咳込む，高熱が出る，膿性の痰が出る，呼吸困難，咽頭異常音，肺の副雑音が聴かれるといった肺炎の症状がみられたら，ただちに医師に報告し，吸引や抗菌薬の投与など，対処する必要がある。

4) 栄養を補給する

低栄養が認められた場合は，補助栄養法（経静脈栄養法，経管栄養法）で栄養を補給する。

栄養補給の内容は，障害の原因や程度のほかに，貧血の有無，血清たんぱくの量，体重の増減，浮腫の有無などから決められる。

① 経静脈栄養法

重度の嚥下障害では経口摂取が不可能なため，経静脈栄養法が行われる。

実際には，末梢からの点滴静脈注射か中心静脈栄養のいずれかが行われるが，実施中の高齢者の訴えを十分に聴くことや，針の刺入部の観察，滴下速度など基本的な管理が大切である。

② 経管栄養法

経鼻経管栄養法は，長期間の栄養補給が可能であり，高栄養食と十分量の水分を補給でき，また，投薬を行うこともできるので，よく行われる。

経鼻チューブは，サイズや材質を調整し，咽頭粘膜の刺激による苦痛の軽減を図る。

器質的にチューブ挿入が不可能な場合には，胃瘻や食道瘻などを造設し経管栄養を施行する。特に，輪状咽頭筋レベルに狭窄があると，液体は嚥下できても，固形物は嚥下できないので，食道瘻や胃瘻からの栄養補給が必要になる。

5) 義歯を調整する

義歯を装着したとしても，歯肉の萎縮により義歯が合わないと，咀嚼運動とともに義歯の上部が下がり，食物が上顎と上義歯の間に入ってしまい，よけいな障害をまねくことがある。

そのため，食事前に義歯が合っているか，食べにくい点はないかを観察する。

そのうえで，必要があれば義歯を接着剤を使ってきちんと装着する。また，義歯が歯肉に当たって痛んだり，残存歯が動いて食事が摂りに

第5章　摂食・嚥下障害のある高齢者のケア

図表8　口腔ケアの目的・方法・アセスメント

目　的	方　法	アセスメント
・う歯や歯周疾患の予防 ・歯周疾患の改善 ・嚥下性肺炎の予防 ・口臭の軽減 ・口腔機能の改善 　（摂食・嚥下機能，構音機能） ・顔面麻痺や口腔機能の改善	・歯牙のブラッシング ・口腔粘膜部の食物残渣の除去 ・口腔粘膜の清拭 ・歯肉のマッサージ ・舌苔の除去 ・舌の運動訓練 ・義歯の洗浄	・口唇，口腔内の乾燥状態 ・口臭の有無 ・舌苔や痰の付着の有無 ・歯牙の状態（欠損，う歯，歯列） ・歯肉の腫れの有無 ・義歯の噛み合わせ

図表9　口腔ケアの手順

①高齢者の名前を呼び，意識レベルを確認する

②開眼，覚醒を保ち，口腔ケアをすることを高齢者に伝える

③誤嚥予防のために座位が保てない場合には，ベッド挙上は30～45度で頸部前屈位，または60度挙上位とする

④口腔内を観察し，痰や唾液を吸引する

⑤歯ブラシで舌，口蓋粘膜の清掃と歯垢を除去する。また，歯肉のマッサージをする

⑥うがいをする
・口唇を閉じることができない場合：水を含んだらすぐに上下の唇を指でつまんでうがいをする
・軟口蓋の閉鎖が不十分な場合：水を口の中にためておくことができないため，水が喉のほうへ流れてしまうので，顔を下に向けてうがいをするように説明する

⑦口腔機能や嚥下機能が低下し，うがいができない場合
・顔を横向きにして，口内にシリンジで少量ずつうがい水を流す。同時に左手に吸引チューブを持ち水を吸引する
・吸引チューブ付き口腔ケアブラシを使用する場合，適時水をつけて行う
・片方が終わったら顔を反対側に向け同様に洗浄する

くいなど，装着するには不適当と思われる義歯で食事をしていることがある。このような場合は，歯科医を受診できるように調整する。

なお，片麻痺のある高齢者の場合は，自分で義歯を清掃できるように吸盤つきブラシを用意する。

6）口腔ケアを励行する

口腔内は，唾液の分泌量の減少により，生理的な自浄作用が低下しており，食事を摂っていなくても，唾液や細菌などで汚染されやすい。

それが，嚥下性肺炎を引き起こす原因にもなる。

特に，脳卒中などの後遺症のために，口腔ケアが不十分になり口腔の清潔が維持できないと，う歯や歯周疾患，摂食・嚥下障害などのさまざまな障害を引き起こす。

したがって，高齢者の口腔内の清潔な環境を維持するために，口腔ケアを実施することが重要である（図表8，図表9）。

特に，高齢者にとって清潔な口腔環境を維持することは，食事をおいしくとることはもちろん，嚥下性肺炎の予防や，嚥下機能のリハビリテーションにもつながるので，重要である。こ

125

図表10 摂食・嚥下障害の障害部位別の間接（基礎）訓練方法

食物の認識障害	捕食の障害	口腔準備期の障害
□周辺のマッサージ	□唇や頬のマッサージ	マッサージ
□腔ケア	□唇や頬の体操（唇をとがらす，横に引く）	舌の運動 ・突出・後退 ・口唇のまわりをなめる ・口の天井を奥へなめる
冷たいスプーンやレモン，氷を口唇や舌につける	□周辺のアイスマッサージ ・口唇のまわり ・下顎 ・耳下腺上の皮膚	
生活にリズムをもたせ，覚醒を促す（散歩，声かけなど）		スルメなどを噛む

口腔嚥下期の障害	咽頭期の障害	食道期の障害
舌，下顎の運動	喉のアイスマッサージのあと，空嚥下をする	食道にバルンカテーテルを入れて空気を注入し拡張する
	咳をする練習	
	口すぼめ呼吸	
歯を噛みしめ，舌を口の天井に押しつける	頸部の筋の緊張をとる	
	空嚥下	

の場合，原則として，口腔ケアは，高齢者自身が行い，できない部分や不十分な部分をケアする。

口腔ケアには，歯みがき以外にスポンジブラシを利用したり，うがいの励行などの方法がある。舌はやわらかめの歯ブラシやスポンジブラシ，舌ブラシなどを用いて清拭するとよい。

なお，顎顔面領域に麻痺がある場合は，主に麻痺側に食物残渣が停滞しやすいので，歯間や，歯の内側の口腔ケアを十分に行う。

● **舌苔の除去**

舌苔がみられたときには，舌苔にゼリータイプの保湿薬などをつけてやわらかくしてから，スポンジブラシなどでゆっくりとていねいに剥がす。さらにアイスマッサージも有効である。

● **寝たきりの高齢者への配慮**

ベッドサイドの手が届く位置に歯ブラシを置き，食後に自分でブラッシングする習慣をつけ

る。

● **開口困難な高齢者への援助**

口腔内に異物が入ることに敏感になり，口をかたく閉ざす場合は，下顎押し下げ法やk-point刺激法，またはバイトブロックを使って開口し，スポンジブラシなどを用いて口蓋，舌，歯肉，頬粘膜を清拭する。

● **歯肉炎による痛みや出血がある高齢者への援助**

無理して歯を磨くと苦痛が増し，ブラッシングを嫌がるので，やわらかい歯ブラシで歯垢を除去し，清潔な環境をつくる。炎症が治まってから，しっかりとブラッシングする。

7）嚥下訓練を導入する

食事を口から摂ること自体が，生きる意欲を高めるだけでなく，さまざまな神経や筋を使うこと，かつ唾液の分泌を高めるなど，多くの効

第5章　摂食・嚥下障害のある高齢者のケア

図表11　嚥下の間接（基礎）訓練の概要

嚥下反射を誘発する刺激	綿棒による機械的（物理的）刺激・水の化学的刺激・氷による温度刺激の相乗作用		
息こらえ嚥下	・吸気し，呼吸を止め，胸腔内を陽圧にすることで，気管内への侵入を予防してから，唾液または空気を飲み込む ・この際，反射が障害されていれば，少量の水（2mL程度）を口腔前庭に滴下してから嚥下する ・嚥下後，間をおかず，咳嗽または口から息を吐く ・このパターンを繰り返す ・これにより，嚥下と呼吸の協調性を増すことができ，呼吸と嚥下のパターンをコントロールする		
喉のアイスマッサージ	・凍った綿棒に少量の水をつけて軟口蓋や舌根部を軽く2，3回刺激したあと，すぐに空嚥下をする ＊直接訓練の前や，食間に空嚥下の練習をするときに併用すると効果的である		
氷なめ	・氷をなめると，少量の冷たい水が刺激となって嚥下反射が誘発されやすい ＊嚥下反射を誘発させるのが目的であり，誤嚥が多いときは避ける		
口すぼめ呼吸	・口の前20〜30cmの先にあるロウソクの炎を消すような気持ちで，口をすぼめて息を吐き出す ・肺機能，鼻咽腔の閉鎖機能の強化に役立つとともに口唇の訓練になる ・ストローから吸ったり吐いたりするストロー呼吸でも効果がある		
咳をする練習	・腹部に手を置いて，腹筋を使い勢いよく一気に咳をすることで，食物が咽頭に残留したり，咽頭や気管に誤嚥したときに異物を吐き出す ・普段から意識的に咳をする練習をしておくとよいが，単に咳をする訓練をするより，食事の前に数回咳をする習慣をつけたほうがよい		
押し運動 pushing exercise	・いすに腰かけて，両手でいすを"押し"ながら，身体を持ち上げるようにするので，"押し運動"とよばれている ・一般に上肢に力を入れると，胸郭が固定され，声門が閉鎖して呼吸が停止する。力を抜くと声門が開いて一気に呼気を出す ・声門の閉鎖機能，軟口蓋の筋力強化に役立つ。また，力を抜くときに勢いよく呼気が出るので，咽頭に食物が残留しているときに行うと，その排泄に有効である		
舌のマッサージ	・舌の中心部の振動	・舌の先端を指で押しながら，水平方向に微細な振動刺激を与える ・振動刺激は5秒以内とし，1回ごとに口を閉じる
	・舌の押しつけ	・舌の先端1/3を指で下方に押しつけると，舌の後部が挙上して口腔内の後部が閉鎖される
	・舌の縁側からの振動	・舌の外縁下側から，軟口蓋上方に向かって振動を与える

果が認められる。そのため，嚥下訓練を行って，経口摂取で食事ができるように援助する。

　嚥下訓練には，間接（基礎）訓練と，直接（摂食）訓練がある。

①　間接訓練

　間接訓練は，食物を用いずに嚥下ができるように訓練するものである（**図表10，図表11**）。

　まず，嚥下障害の性質，誤嚥のパターンなどを確かめてから，訓練をはじめる。

　口腔内のマッサージは，指や口腔ケア用のス

ポンジブラシを使って，頬粘膜や歯茎の部分を行う。

前歯部のほうがより刺激を感じやすいので，必ず臼歯部から前歯にかけて行う。

マッサージを続け，口腔の緊張がとれてきたら，口蓋部をマッサージする。電動ブラシを使

い，各器官に振動を与え刺激してもよい。

そのほか，氷なめやアイスマッサージ，嚥下体操，押し運動，頭部挙上訓練，ブローイング訓練，などがある。

嚥下の間接訓練で，空嚥下ができるようになったら，「少量の飲水と氷をなめる」「ゼラチンゼリーやプリンを食べる」といった直接訓練を行い，それで何事もなければ，食事に移行する。

② 直接訓練

直接訓練にあたっては，まず，直接訓練導入の条件を満たす必要がある（図表12）。

そのうえで，
・心身および環境条件の調整
・摂取時の安定した姿勢の確保
・摂食する食物の工夫
・食事の介助，水分補給

図表12　直接訓練導入の条件

- ・意識がある
- ・呼吸が安定している
- ・頸部が安定し，頸部を左右に傾けたり，前屈できる

- ・咽頭，喉頭の閉鎖ができる
  （甲状軟骨の上下運動の有無で確認できる）

- ・唾液の誤嚥がない
- ・咳嗽反射，嘔吐反射がある
- ・胸部の聴診で肺の副雑音がない

図表13　摂食・嚥下障害の障害部位別の直接訓練方法

食物の認識障害	捕食の障害	口腔準備期の障害
一般的には行わない	下顎の挙上と，口唇の閉鎖を介助して取り込みを助ける 30度仰臥位頸部前屈で重力を利用する	30度仰臥位頸部前屈 健側に食べ物を入れる 麻痺側の内頬に食べ物がたまるときは頬を押す 麻痺側の頬を噛んでしまうときは，プロテクターを入れる

口腔嚥下期の障害	咽頭期の障害	食道期の障害
30度仰臥位頸部前屈で，重力を利用し，食物を直接舌の奥に入れる	30度仰臥位頸部前屈 少量からはじめ，しだいに量を増やす 一口ごとに咳払い後に空嚥下する ごく少量の水と交互嚥下 横向き嚥下・うなずき嚥下 息こらえ嚥下 （大きく息を吸う→息をこらえて食べ物を入れ，嚥下→息を吐く）	全身をリラックスさせる 体位を挙上する 粘度の少ない流動食 嚥下を繰り返す

などの援助を障害の部位や，障害の程度に合わせて行う。

　いずれにしても，個々のケースに応じて，誤嚥の危険性をできるかぎり避け，嚥下能力を最大限に改善するように訓練を実施する（**図表13**）。

●心身および環境条件の調整

　食事に集中できるように静かな環境を整える。

　発熱，下痢，あるいは便秘，悪心・嘔吐，腹痛，頭痛などは緩和しておく。
①食事の前に排泄をすませる
②手を洗う
③食べこぼしてもよいようにエプロンをつける
④食器が動かないように，すべり止めのついた食器やマットを用いる
⑤誤嚥の予防のために，食直前に口唇，舌，顎，軟口蓋や頬の嚥下にかかわる筋群の運動（嚥下体操）を2，3分間行って筋の緊張をとる
⑥口腔の乾燥，唾液の減少による嗅覚や味覚の障害は食欲を低下させるので，冷水や冷茶で口をすすぎ，口腔内の感覚の正常化を図る
⑦空嚥下を数回行って，嚥下の準備をする
＊麻痺があれば，自力で食事が摂取できるように食器を工夫するか，自助具を準備する
など，食事を摂るのにふさわしい条件づくりを行う。

●食事の介助：安定した体位の確保

　食べるときの姿勢によっては，高齢者は容易にむせを起こす。

　まず，障害の性質に合わせ，その人にとって食事を摂りやすい体位としては，座位がよいのか，横向きがよいのかなど，十分に配慮する。

[**口腔準備期・口腔嚥下期の障害**] 口腔内に食物を保持できない場合には，90度座位ではほとんど食塊を送り込めないので，30度仰臥位・頸部前屈にする。

[**咽頭期の障害**] 嚥下反射が遅延しているため，

90度座位では嚥下反射前の誤嚥が起こりやすい，また，90度座位では顔が下を向いてしまうことが多く，食事介助が不可能なことが多いので，30〜45度仰臥位・頸部前屈にする。

　なぜなら，解剖学的に，30度仰臥位では気管が食道の上にあるため，食塊が重力の関係で気管に入りにくくなり，かつ食物を口唇から舌根部，舌根部から咽頭へ送り込むのに重力を利用できるので口からこぼれ出る量も少なくなるからである。

　ただし，30度仰臥位では頸部が前屈ではなく伸展位になりやすいため，注意する必要がある。

　また，30度仰臥位では，食器から口に食物を運びにくいために，嚥下機能が改善されたら，徐々にベッドを挙上して上体を起こしていく。このときは頸部の前屈を保つ必要がある。

●食事の介助時の注意

　食事介助をする際には，まず，高齢者に何から食べたいかを確かめる。ケアする側が周囲に気をとられ，食事の介助を焦ると，つい手が速くなる。

　このような介助する人の気持ちは，高齢者にすぐに伝わり，少量食べただけで「もういらない」「もう（お腹が）いっぱい」と訴えられることもある。自分で食べることのできない高齢者にとって，食事時間は大切なものである。

　介助する場合は，ゆったりと構え，会話を交え，高齢者の状態をみながら援助する。しかし，食べている最中には話しかけてはいけない。口の中に食物があるときに話そうとすると，発話の吸気で咽頭に残留している食物が気管に吸い込まれて誤嚥する可能性があり，非常に危険である（**図表14**）。

　また，みそ汁や天ぷらなどの熱いものは，中まで冷めていないと熱傷を生じかねないので，食事の温度に気を配る。気のゆるみが誤嚥をまねきやすいので注意する。

図表14　食事介助のポイント

1	1回量は，小さじ1杯5～6g程度をめやすにする	7	飲み込むのを確認してから，次のものを口に入れる
2	顎が上にあがると，誤嚥しやすくなるので，スプーンは口の下方から舌の中央より前方のくぼんだところに入れ，嚥下後，下方に抜く	8	嚥下時の表情を観察し，嚥下後のむせや咳嗽に注意する。また，嘔吐反射の有無を把握する
3	片麻痺を合併している場合は，高齢者が食物を認識できるように健側から介助し，原則として食物を口腔の健側に入れる	9	食事終了後は，口腔内に食物が残留していないかを観察する
4	スプーンで舌を圧迫し，口唇を閉じさせる。閉じないときは手で口角を引っ張る	10	口腔内に食物が残留している場合は，除去する ・食物が除去しやすい側に高齢者の顔を向ける ・スポンジブラシなどで食物を掻き出す
5	口に入れた食物は，十分に咀嚼するように説明する		
6	咀嚼，嚥下中は話しかけない。特に，高齢者の上の方向から話しかけないように注意する	11	食後30分～1時間は，逆流による誤嚥を防ぐため身体を起こしておく

● **障害された機能をカバーする食事**

食事中のむせや誤嚥は，
・食事時の過度の緊張
・粘り気の強い食物
・不適切な食物刺激（酸っぱいもの，からいものなど）
などによって起こる（図表15）。

したがって，摂食・嚥下障害では，基本的には障害された機能をカバーするような調理形態の食事がよい。

[咀嚼できない]ある程度やわらかく，舌と口蓋でたやすく押しつぶせるように調理したものがよい。
・調理形態としては，一般的に焼いたり，炒めるより，やわらかく煮たものにする。

ケアのone point
食事中にむせや誤嚥がみられた場合は，咳嗽を促したり，吸引によって気道内に入った飲食物などをすみやかに除去するため，吸引装置など誤嚥に対する準備をしておく。

・噛めないからという理由で食材を細かく刻むと，かえって咀嚼しづらくなるので注意する。
・食材は，適当な厚みがあったほうが舌と口蓋で押しつぶしやすく，飲み込みやすい。

[咽頭への送り込みがうまくいかない]食材は，なめらかで変形しやすく，かつすべりがよいものにする。ただし，すべりがよすぎると，むせや誤嚥の原因になるので注意する。
・油脂，生クリームなどを食材に混ぜるとなめらかになる。
・野菜の和え物の場合は，ごま和えではなく白和えにする。
・食材をマヨネーズで和える。
・片栗粉，増粘剤などを利用してトロミをつける。
・ゼラチンなどを用いてゼリー状にする。

[飲み込めない]一般に，食べやすく，飲み込みやすく工夫した嚥下食を利用する。

● **嚥下食の利用**

嚥下食には，ゼラチンタイプ，すなわち，肉，魚，野菜，果物などをミキサーで粉砕し，ゼラチンで固めたものがある。近年は，見た目は常

第5章　摂食・嚥下障害のある高齢者のケア

図表15　嚥下障害のある高齢者に向かない食品

サラサラした液体状のもの	咽頭反射が低下している場合 　・水 　・お茶 　・汁物 　・ジュース などの液体は，咽頭へ速いスピードで流れ込むので，むせや誤嚥の原因になる ただし，このような液体でも，少しトロミがついていれば，問題なく摂取できる場合もある
口腔内でバラバラになり，まとまりにくいもの	唾液分泌量の少ない高齢者では， 　・肉 　・かまぼこ 　・こんにゃく 　・れんこん 　・ピーナッツ などの食材は，口腔でバラバラになり，飲み込みにくく，気道への誤嚥の原因となる ＊ただし，咀嚼しにくいという理由で，食物を細かく刻んでしまうと，口の中で食材が散らばって，バラバラになり，かえって咀嚼しづらくなるので注意する
水分含有量が少ないもの	水分含有量が少ない 　・パン 　・カステラ 　・マドレーヌ 　・高野豆腐 などの食材は，口腔内で水分を吸収するので嚥下しにくくなる ・特にパン，カステラ，マドレーヌは，いったん唾液と混ぜ合わされると粘性が高くなり，ベタッとした食塊となって咽頭に詰まる危険性がある ・高野豆腐の含め煮の場合には，煮汁だけが咽頭へ流れやすいので誤嚥の危険性がある。また，煮汁のなくなった高野豆腐はモサモサして，非常に食べづらい
口腔内や咽頭に貼りつきやすいもの	・焼き海苔 　・ワカメ 　・もなかの皮 　・薄く切ったきゅうり などは，口の中や，咽頭の粘膜に貼りつきやすく危険である
粘りの強いもの	・餅 　・だんご などは，口の中や喉の粘膜に貼りつきやすく，咽頭への送り込みを障害する 特に，餅は，食品の性質上口腔内で小さく処理することが難しいため，大きな塊りのまま咽頭へ送られやすく，窒息を引き起こす危険性がある
すべりのよすぎるもの	・トコロテン 　・寒天ゼリー などは，咽頭の受け入れ態勢ができていないうちに咽頭へ流れ込んでしまうので，誤嚥やむせの原因になる
酸味の強すぎるもの	酸味の強すぎるもの 　・酢の物 　・柑橘類 などは，むせを誘発するため，できるだけ避ける 酢の物などは出し汁で酢を薄める

図表16　嚥下食の種類と特徴

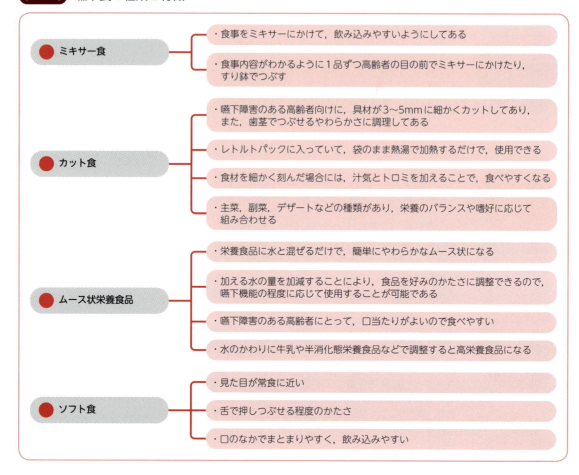

食に近いが嚥下しやすい「ソフト食」もある（図表16，図表17）。

● 水分の補給

　脱水予防のために1日に1500〜2000mLの水分を補給する。
・水分の経口摂取でむせる場合は，粘性のある液体にして補給する（液体ではなく固体とする）。
・水分に増粘剤などを用いてトロミをつけることにより，咽頭へ落ちるスピードを遅くすることで，水分を摂取できるようにする。
・お茶ではむせるけれど，牛乳ではむせないなど，ほんのわずかなトロミの差で飲むことができる。

・増粘剤でトロミをつけすぎるとかえってベタベタして飲みにくくなったり，水分特有の食

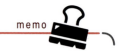

増粘剤
・増粘剤とは，温度に関係なく，混ぜるだけで食材にトロミをつけることにより，嚥下のスピードをコントロールする食品のこと
・でんぷん，加工でんぷん，デキストリン，ガムなどの食物繊維などでできている
・ただし，トロミをつけすぎると，ベタベタ感が強くなり，食感を損なうだけでなく，かえって嚥下しづらくなってしまうので注意

図表17　嚥下調整食ピラミッドと早見表

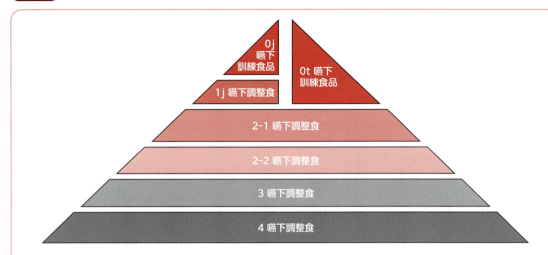

学会分類2013（食事）早見表

コード【1-8項】		名称	形態	主食の例
0	j	嚥下訓練食品0j	均質で，付着性・凝集性・かたさに配慮したゼリー 離水が少なく，スライス状にすくうことが可能なもの	
0	t	嚥下訓練食品0t	均質で，付着性・凝集性・かたさに配慮したとろみ水 （原則的には，中間のとろみあるいは濃いとろみのどちらかが適している）	
1	j	嚥下調整食1j	均質で，付着性，凝集性，かたさ，離水に配慮したゼリー・プリン・ムース状のもの	おもゆゼリー，ミキサー粥のゼリー　など
2	1	嚥下調整食2-1	ピューレ・ペースト・ミキサー食など，均質でなめらかで，べたつかず，まとまりやすいもの スプーンですくって食べることが可能なもの	粒がなく，付着性の低いペースト状のおもゆや粥
2	2	嚥下調整食2-2	ピューレ・ペースト・ミキサー食などで，べたつかず，まとまりやすいもので不均質なものも含む スプーンですくって食べることが可能なもの	やや不均質（粒がある）でもやわらかく，離水もなく付着性も低い粥類
3		嚥下調整食3	形はあるが，押しつぶしが容易，食塊形成や移送が容易，咽頭でばらけず嚥下しやすいように配慮されたもの 多量の離水がない	離水に配慮した粥　など
4		嚥下調整食4	かたさ・ばらけやすさ・貼りつきやすさなどのないもの 箸やスプーンで切れるやわらかさ	軟飯・全粥　など

※『日摂食嚥下リハ会誌17（3）：255-267，2013』または日本摂食嚥下リハ学会ホームページ：https://www.jsdr.or.jp/doc/doc_manual1.html『嚥下調整食学会分類2013』を必ずご参照ください。

（日本摂食・嚥下リハビリテーション学会医療検討委員会：日本摂食・嚥下リハビリテーション学会嚥下調整食分類2013．日摂食嚥下リハ会誌．17（3）：255-267，2013．）

感が損なわれるので，トロミのつけすぎには
注意する。

・トロミをつけてもむせる場合には，水分をゼ
リー状にする。

・水分を嚥下するのが難しい場合には輸液を行
う。

●食事の進め方

直接訓練が進んだら，徐々に高齢者自身で経
口摂取ができるように食事の進め方のスケジ
ュールを立てる必要がある。

文献

1) 藤島一郎, 柴本勇監：動画でわかる　摂食・嚥下リハビ
リテーション. 中山書店, 2004.

2) 藤島一郎, 谷口洋：脳卒中の摂食嚥下障害　第3版. 医
歯薬出版, 2017.

第 6 章

脱水，食欲不振・栄養障害のある高齢者のケア

① 脱水のある高齢者のケア

---

summary

- 高齢者では，人体に占める体液の量は，体重の約50％に減る。
- 生体は，細胞内・外液の水・電解質の平衡が保たれることで内部環境の恒常性が維持されている。
- 脱水とは，「生体内で体液の占める割合が減少した状態」のことである。
- 「老化とは，乾燥の過程である」という専門家もいるように，高齢者では脱水が起こりやすい。
- ケアとしては，高齢者への日常生活の援助のなかで水分補給への配慮が欠かせない。

Part 1-1 脱水のある高齢者へのアプローチ

体液とは，身体中に存在する水分の総称である。体液は，生命維持に重要な役割を担っているが，「体液」という言葉は，水分のみを指すのではなく，電解質（イオンの状態で存在する原子）や，非電解質（たんぱくなど）を含んだ溶液全体（化学的にみれば水溶液）を意味する。

体液量は，浸透圧調節系と，容量（体液量）調節系という2つの調節機構のはたらきによって一定に保たれている（**図表1**）。

高齢者に必要な水分量の算出は，
必要水分量（mL/日）＝ 25 〜 30mL×体重（kg）
を目安とするとよい。

1) 高齢者に脱水が起こりやすい要因

高齢者では，さまざまな要因が複雑に絡み合って脱水が生じやすい。

●体液量の減少

通常，成人では体重の約60％が水分であるが，高齢者では，体重の約50％へと減少し，特に細胞内液が40％から30％に減少する（**図表2**）。これは，体内の細胞の萎縮，体内脂肪量の増加などが原因である。

[体内の細胞の萎縮] 加齢とともに生体の細胞は萎縮するので，細胞内液の量も減少する。その結果，体内の総水分量も減少する。

[体内脂肪量の増加] 生体の脂肪組織は，若年者では15％，高齢者では30％を占めるとされる。脂肪組織は，水分を貯えることのできない組織なので，脂肪が多いということは水分量が減少しているということである。

●水分摂取量の低下

高齢者が脱水を起こしやすいのは，
・加齢による視床下部に存在する口渇中枢の浸透圧調節系の反応性の低下により，口渇をあ

第6章 脱水，食欲不振・栄養障害のある高齢者のケア

図表1 細胞外液量を調節する仕組み

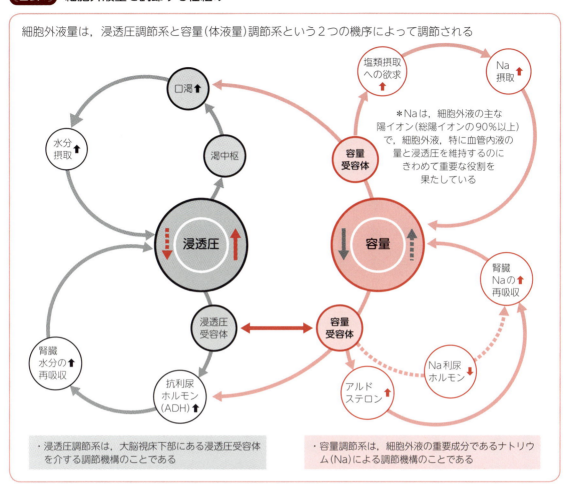

図表2 高齢者の身体構成成分（固形分と体液）の分布

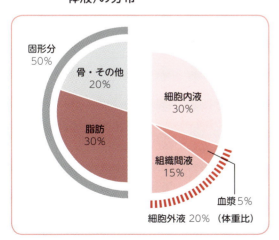

まり感じないために飲水量が不足しがちなこと
・飲水が面倒あるいは尿失禁を避けようとして飲水しないこと
などが原因にあげられる。

●腎機能の変化

加齢により腎臓は，細動脈の動脈硬化性変化および糸球体の硝子化といった形態変化が生じる。そのため，糸球体濾過量（GFR）や腎血漿流量（RPF）などが低下し，腎臓がもつ体液量を調節する機能が障害されやすく，脱水も起こりやすい。70歳以上の高齢者では，GFR，RPFともに健常成人の50％程度に低下するといわれてい

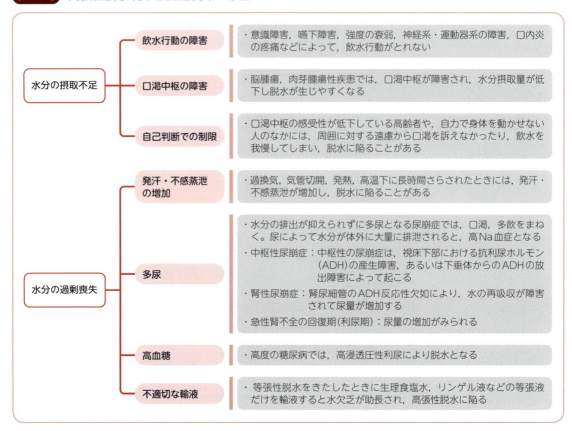

図表3 高張性脱水（水欠乏性脱水）の原因

2）脱水の分類

脱水は，①高張性脱水（水欠乏性脱水），②低張性脱水（塩類欠乏性脱水），③等張性脱水（混合性脱水）に分類される。

●高張性脱水（水欠乏性脱水）

発熱，発汗，多尿などの水分の過剰喪失，あるいは水分の摂取量の不足により，電解質の濃度が上昇すると，細胞外液の浸透圧が高くなり，細胞内の水分が細胞外へと移動する。

細胞外液中の水の量が減少し，血漿浸透圧が上昇することから高張性脱水という（図表3）。

●低張性脱水（塩類欠乏性脱水）

体液中のNaが水の喪失を上回ったり，Naの摂取障害で，体液中のNaが減少すると，細胞外液の浸透圧が低下するため，水分が細胞外から細胞内へ移動する。その結果，組織間液や循環血液量が減少し，脱水となる。

このように，血漿浸透圧の低下がみられる脱水を低張性脱水という（図表4）。

＊低Na血症とは，血漿Na値が135mEq/Lよりも低下した状態のことである。

●等張性脱水（混合性脱水）

水およびNaがともに低下した状態である。体液は，主として細胞外液が減少する。細胞内液の喪失は少なく，血漿浸透圧は特に変化しない。このことから等張性脱水とよばれる。臨床上は，消化器症状などにより起こるので，これがもっとも多くみられる。

等張性脱水では，初期には主に細胞外液の減

図表4 低張性脱水(塩類欠乏性脱水)の原因

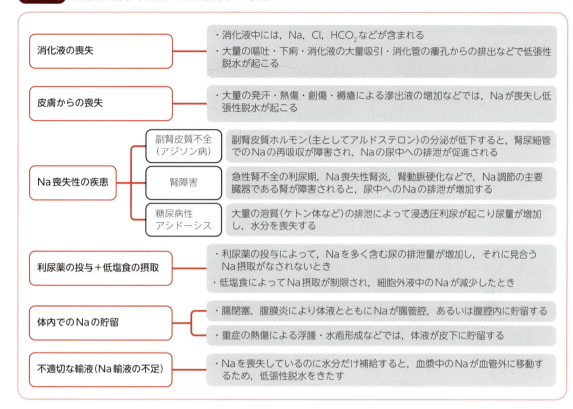

少により，口渇，全身倦怠感，脱力感，尿量減少などがあらわれる。

進行すると，血漿量も減少してくるので，めまい，頭痛，頻脈，血圧低下などがみられるようになる。

脱水が高度になると，血圧は著明に低下し意識障害が出現してくる。

3) 脱水による心身への影響

脱水は，その性質および欠乏量の程度に合わせて，症状が異なるが，いずれにしても，脱水が継続すると心身への影響が拡大していく（図表5）。

●口腔内の乾燥

脱水により口腔内が乾燥すると，舌に亀裂を生じたり，口内炎などの炎症が生じやすくなる。

乾燥した口腔内には食物残渣がたまりやすくなり，細菌の繁殖によって耳下腺炎が起こることもある。

また，義歯を装着している場合は，歯肉に義歯潰瘍をまねくことがある。

●皮膚の乾燥

脱水によって皮膚が乾燥し，脆弱化すると，感染や褥瘡を発生しやすくする。
＊低張性脱水の場合は，末梢循環障害を伴うので褥瘡発生の危険性が高くなる。

特に，皮下脂肪組織の量が少ない高齢者，あるいは低栄養状態，貧血，意識障害を伴う高齢者は，褥瘡の発症に対する注意が必要である（第9章参照）。

●血液の粘稠化

長期継続的に脱水が続くと，血液が粘稠化し

図表5 脱水による心身への影響

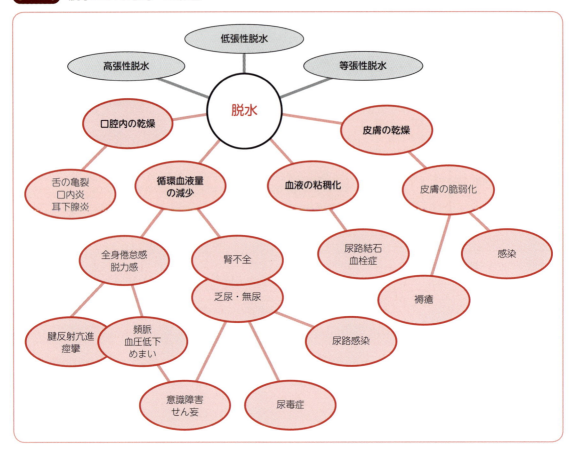

心身への影響が拡大していく。特に，腎臓において過剰に濃い尿がつくられるために，不要成分が水に溶ける限界を越えて結晶化し，尿路結石などが出現する。

そのほか，痛風発作，血栓症，高血圧，発熱（うつ熱），消化器症状（下痢，嘔吐）などがみられる。

● 乏尿・無尿

脱水では，抗利尿ホルモン（ADH）が腎の遠位尿細管，集合管に作用し，腎における水分の再吸収を増加させて，循環血液量の減少により腎機能を障害する。

1日の尿量が400mL以下の状態を乏尿，100mL以下を無尿という。

乏尿は，水分摂取量の減少，下痢，発汗などによる脱水に伴って生じ，腎不全状態を示すものである。腎不全時の乏尿は，無尿に移行することが多い。

また，脱水で尿量が減少すると，尿による細菌の洗い出し作用が低下するため，細菌が増殖しやすくなり膀胱炎などの尿路感染が起こりやすくなる。

4) 脱水の把握

脱水の自覚症状としては，口の中の粘つき，苦い味がする，嚥下しづらいなどと訴えることもある。しかし，脱水の徴候は単一ではなく，ある症状は強められたり，症状が打ち消されたりして複雑な症状が出現するので，高齢者においては，生活の様子の変化を観察することが重要である（図表6）。

第6章　脱水，食欲不振・栄養障害のある高齢者のケア

図表6　脱水による症状の変化と程度

高張性脱水（水欠乏性脱水）	低張性脱水（塩類欠乏性脱水）
軽度 ・体重が約2%減少する ・口渇を訴える ・高齢者の場合は脱力感，食欲不振を伴うことがある	**軽度** ・体重1kgにつき約0.5g以下の欠乏 ・倦怠感，脱力感，めまい，頭痛，食欲不振などを訴える
中等度 ・体重が約6%減少する ・激しい口渇，唾液分泌の減少により口腔内が乾燥する ・乏尿，皮膚の乾燥，脈拍・血圧の変化，体温の上昇，全身衰弱などがみられる ・精神的・身体的能力は保たれている	**中等度** ・体重1kgにつき約0.5〜0.75gの欠乏 ・循環血漿量の減少により，悪心・嘔吐，皮膚の弾力性低下，起立性低血圧，脈拍微弱，腱反射消失などがみられる ・精神遅鈍となる
高度 ・体重が7〜15%減少する ・頻脈，血圧低下，乏尿から無尿となる ・不穏，幻覚，せん妄などの精神症状から昏睡に陥る	**高度** ・体重1kgにつき0.75〜1.25gの欠乏 ・無欲状態となり，昏睡に陥ることもある ・循環血漿量の減少により血圧の低下，失神，乏尿，ショックに陥り，腎不全，意識障害などに至る

＊水喪失量が体重の15%以上になると死に至る

日々のかかわりのなかで，「普段とどこか違う」「おかしい」「表情の変化」といったケアする人の直観を大切にし，必要な検査・処置につなげていく。

脱水による電解質異常により心臓，腎臓，肺などの障害をきたすこともあるので，それらの異常を示す徴候についても把握する。

血液検査から得られるヘマトクリット値などのデータは，脱水の重症度を判定するばかりでなく，輸液療法の目安としても使われるので重要である。

① 全身状態の観察
・口腔内，特に歯肉が乾燥している場合は，ほぼ脱水が原因と考えられる。
・通常，体表面のなかで腋窩や鼠径部は湿潤しているが，この部分が乾燥している場合も脱水が考えられる。

② 水分出納の把握

経口摂取する水分には，水，お茶，牛乳，ジュース，みそ汁などの直接水分と，食物のなかに含まれている間接水分がある。また，体内で栄養素が燃焼するときに生じる代謝水を水分の摂取量に加える。

一方，水分の排泄量は，不感蒸泄，尿，便，発汗量のほかにカテーテルからの排液量や，滲出液などから算出する。尿量は，通常24時間ごとに，重症ないし緊急の場合には1時間ごとに測定する。

水分出納のバランスシートには，
・水分の経口摂取の低下ないし不能の有無（この場合，水分摂取に食事に含まれる水分を加算する）
・体外への水分の喪失の有無（嘔吐，下痢，発汗，出血，および吸引などの医療処置）
・体内での水の移動の有無（イレウス，急性胃

図表7 水分出納の把握

●通常の1日の水の出納量（mL）

入		出	
飲水量	800～1300	尿	1000～1500
食事の水分量	1000	不感蒸泄	900
代謝水	200	便	100
計	2000～2500	計	2000～2500

＋その他の水喪失量

●バランスシートによる脱水の推定

・水分摂取量＝飲水量＋食事の水分量＋代謝水

・水分排泄量＝尿量＋不感蒸泄＋便中の水分量

水分排泄量－水分摂取量＝欠乏量

●水分摂取量

飲水量（直接水分量）
・飲水量は，そのときに容器に入っていた容量がそのまま摂取水分量として計算される

食事の水分量（間接水分量）
・食事に含まれる水分量は，食事内容によっても異なり，またその摂取量によっても変わる

代謝水
・代謝水は，体内で栄養素が燃焼するときに生じる水分で，食品の栄養素構成比によって異なるが，1日に約200～300mL生成される

＊経静脈的水分摂取量：経口摂取の直接水分量と同様，輸液量がそのまま摂取水分量となる

拡張，消化管出血，腹水など）などを記録し，できれば，その異常の程度についても検討する（図表7，図表8）。

③ バイタルサインの把握

●呼吸

高度の脱水では，呼吸数が増加し，頻呼吸となる。

●体温

発熱の際には，体熱を放散させるために著しい量の発汗がみられる。また，代謝の亢進に伴う血流量や呼吸数の増加は，皮膚・粘膜からの不感蒸泄を増加させるので，脱水（発熱の場合は高張性脱水）をきたしやすくなる。

ちなみに，体温が1℃上昇すると不感蒸泄は15％増加するといわれる。

また，高張性脱水自体が，汗腺・皮脂腺からの発汗や粘膜からの粘液の分泌を減少させて，熱の発散を阻害し，体温上昇をまねくこともある（うつ熱，もしくは脱水熱という）。

なお，低張性脱水では，体温は上昇せず，時に低下する。

●血圧

脱水では，循環血液量の減少に伴って，血圧が低下する。

●脈拍

・高張性脱水では，体温の上昇に伴い脈拍はやや増加する。

・低張性脱水では，頻脈となる。また，脈拍の緊張の低下がみられる。

●中心静脈圧の測定

ショックなど緊急時には，カテーテルを中心静脈に挿入して中心静脈圧を測定する。

基準値は5～15cmH$_2$Oで，5cmH$_2$O以下は

図表8 水分排泄量の把握

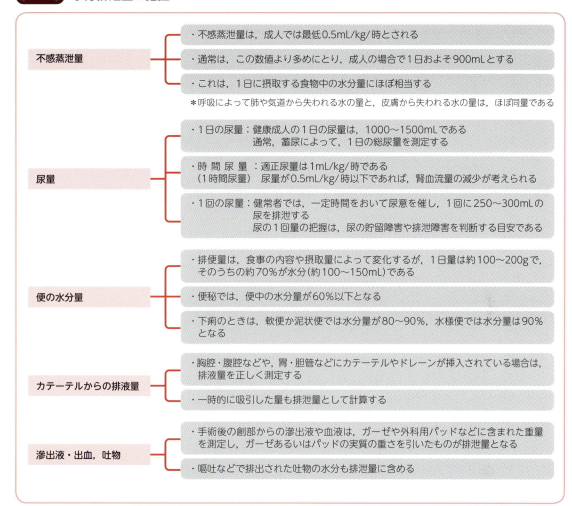

循環血液量の不足を示す。

④ 尿検査
新鮮な尿を採取して調べることが大切である。
- 腎臓における尿濃縮能をみる場合は，比重計，屈折計などにより尿比重を測定したり，浸透圧計を用いて尿浸透圧を測定する。
- 尿比重をみることにより，体液異常をきたした基礎疾患，体液異常の種類，腎不全傾向の有無などを知る。
- 24時間尿のNa，K，クレアチニンなどは，体液バランス，電解質クリアランス，腎機能（クレアチニンクリアランス）をみるうえで役立つ。
- 尿のpHは，体液の酸塩基平衡の異常と，それを調節する腎機能の状態を反映し変化する。

⑤ 血液検査
血液検査では，Na値やK値が異常をきたすほか，ヘマトクリット（Ht）値，血清総たんぱく濃度，血清アルブミン濃度の増加や血清尿素窒素濃度（BUN），などが上昇する（図表9）。

普段から貧血，低たんぱく血症，血清クレアチニン濃度が低いと，脱水によって血液凝縮が

起こっていても検査データが基準値内のことも
ある。高齢者においては検査データの数値そ
のものよりも変化量が重要であり，臨床的な徴
候と合わせて，脱水を考える必要がある。

図表9 血液検査基準値

電解質

Na	$135 \sim 150$mEq/L
K	$3.5 \sim 5.0$mEq/L
Cl	$98 \sim 108$mEq/L

ヘマトクリット(Ht)値

| 男性 | $39 \sim 52\%$ |
| 女性 | $35 \sim 48\%$ |

血清たんぱく

| 血清総たんぱく濃度 | $6.3 \sim 7.8$g/dL |
| 血清アルブミン濃度 | $3.5 \sim 5.0$g/dL |

アミノ酸・窒素代謝物

| 血清尿素窒素濃度 | $8 \sim 20$mg/dL |

Part 1-2 エビデンスに基づくケアの展開

1) ケアの目標

脱水は，成因によって症状の出方が違い，対処方法も異なる。

脱水と思われる症状を察知したら，原因・誘因となる疾患や状態の有無を再確認し，検査データと合わせて，どのような種類の脱水なのか，どの程度なのかを早急に検討し，適切に水分・電解質を補給する。

脱水が軽度であれば，まず，経口からの水分摂取を促進する。重度の脱水でなくても，倦怠感，消化器症状などにより水分・電解質の経口からの補給が困難な場合は，脱水を改善するために医師の指示のもとに輸液が行われる。

また，血圧が10mmHg以上低下するか，脈拍数が毎分20回以上増加しているようであれば，循環体液量の25％以上を喪失していると考えられるので，この場合は，緊急に輸液する必要がある。

ただし，過剰な輸液は二次的な障害をもたらす可能性があるので，輸液中は滴下速度と全身状態の観察，および自覚症状の有無を把握し，高齢者の安全の確保につとめる必要がある。

ちなみに，輸液をしても，生体が水分欠乏から脱するには，少なくとも48時間前後を要するといわれる。したがって，脱水のある高齢者に対しては，脱水が是正されるまで，脱水に伴う苦痛，および危険を最小にするために，意識

図表10　脱水のある高齢者のケア

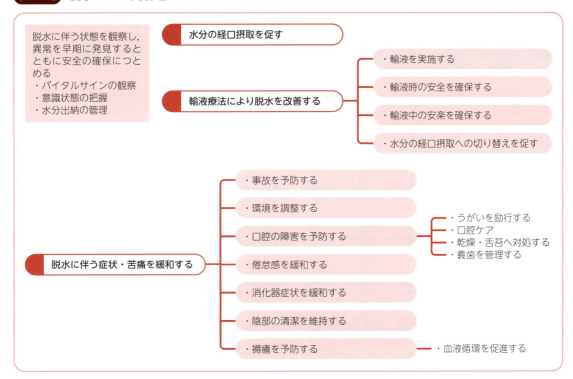

図表11 水分の経口摂取への援助

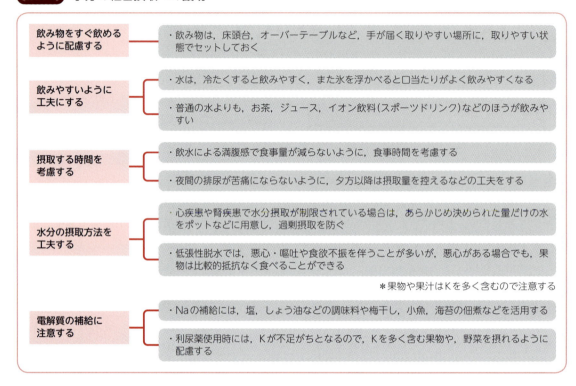

障害，体温上昇などに対するケアは重要である。

また，この場合は，皮膚・粘膜をはじめとして身体各部の抵抗力が低下しているので，感染や褥瘡など，障害を拡大させやすいため清潔の保持や体位変換など，日常生活のケアが重要である（図表10）。

2）水分の経口摂取を促す

軽度の脱水の場合は，経口摂取が可能であれば，排尿（尿量が50mL/時前後），排便状態に異常がないことを確認したうえで，経口補給により体液バランスを正常に戻すように援助する。

その際，口渇中枢の感受性が低下している高齢者や，自力で身体を動かせない高齢者のなかには，脱水状態であっても，口渇を訴えなかったり，周囲に対する遠慮から，飲水や排泄を我慢してしまい，重篤な状態に陥ることがある。

高齢者には，脱水の原因となる症状に合わせて水分摂取の必要性をわかりやすく説明し，積極的に水分を摂取できるように援助する。

普通の生活では，食事中，食間に自然に水分を摂取しているが，ひとたび入院すると，特に「夜トイレに行くために起きると眠れなくなる」と言って，夕食後の水分摂取を避ける傾向がある。

脱水予防のためには，1日に1500～2000mLは確保する。

食事中，食間というように，計画的に摂取量と摂取時間を決めておくと効果的である。

その際，単に「水分を摂るように」と言うのでは，高齢者には理解しにくい。水気のあるもの，たとえば，ジュースやみそ汁，お茶など，名称をあげながら説明する必要がある（図表11）。

3）輸液療法により脱水を改善する

生体に必要な水・電解質が経口的に摂取できなかったり，あるいは生体内の体液バランスがくずれ，水や電解質の不均衡が生じた場合には，

第6章 脱水，食欲不振・栄養障害のある高齢者のケア

図表12 輸液製剤の分類

種　類	使用法	商品名	Na⁺ (mEq/L)	K⁺ (mEq/L)	浸透圧比	カロリー kcal/L
開始液	はじめて脱水症状を観察し，その種類が不明確なときに用いられる	ソリタ-T 1号®，フィジオゾール・1号®	90		約1	104
		KN-1A®	77		約1	100
細胞外液補給液	低張性脱水，等張性脱水，大出血，外傷などの細胞外液の喪失時に用いられる	生理食塩液	154		1	
		リンゲル液	147	4	約1	
		乳酸リンゲル液（ラクテック®）	130	4	約0.9	
		ブドウ糖加乳酸リンゲル液（ラクテックD®）	130	4	約2	200
		ソルビトール加乳酸リンゲル液（ラクテックG®）	130	4	約2	200
		マルトース加乳酸リンゲル液（ポタコールR®）	130	4	約1.5	200
維持液	経口摂取は行えないが，異常喪失のない場合に用いられる	ソリタ-T3号®	35	20	約1	172
		KN-3号®	50	20	約1	108
		フィジオゾール・3号®	35	20	約2	400
		フルクトラクト®	50	20	約1	108
脱水補給液	高張性脱水および等張性脱水で，細胞内液・細胞外液の両方を同時に修復するときに用いる	KN-2号®	60	25	約1	94
		ソリタ-T2号®	84	20	約1	128
		ソルデム2®	77.5	30	約1	58
術後回復用液	高張性脱水に用いられる	ソリタ-T4号®	30		約1	172
		ソルデム6®	30	8	約1	160
		KN-4号®	30	8	約1	160

不足しているあるいは不足が予測される水・電解質を経静脈的に直接補給する。これが輸液療法である（図表12）。

輸液療法は，高齢者の静脈内に針やカテーテルを刺入あるいは挿入し，輸液製剤や薬剤を直接体内に注入する方法である。したがって，ケアとしては安全の確保につとめる必要がある。

⑴ 輸液時の安全を確保する

●高齢者への輸液量の検討

高齢者への輸液療法にあたっては，

・特に高張性脱水が多い

・電解質異常が多い

・慢性疾患（心疾患，腎疾患，糖尿病，痛風など）の合併が多い

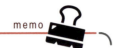

輸液製剤の種類
- Na濃度が154mEq/Lの等張液
- Na濃度が77mEq/Lの1/2等張液
- Na濃度が51mEq/Lの1/3等張液
- Na濃度が38mEq/Lの1/4等張液

- 慢性疾患に対する長期の与薬（降圧薬，利尿薬，緩下薬など）が行われている
- 自・他覚的症状に乏しく，症状が非定型的である

などの高齢者の特徴を考慮して輸液量が決定される。

また，高齢者は感染症の合併も多いことから，同時に投与される抗生物質や，溶解液に生理食塩水に含まれるNa量を計算に入れなければならない。

たとえば，Naの欠乏と体液量の減少を合併している場合は，食塩（梅ぼしなど）の経口摂取（食塩総摂取量8〜10g/日），ないし生理食塩水（1500〜2000mL/日）を補給する。

Naが欠乏していても，体液量が減少していない場合には，血漿Na値130mEq/Lを目標として，前日尿量＋不感蒸泄を輸液するだけでよいとされる（図表13）。

図表13　輸液に伴うNa代謝異常

輸液に伴う高Na血症

- 高張ないしは等張食塩液，大量の重曹，マンニトール，グリセオールなど浸透圧利尿薬の投与
- 無計画に生理食塩水を補充し続けた場合
- 代謝性アシドーシスに対して重炭酸Na溶液が大量に使用された場合
- 抗生物質，血液製剤などの併用薬物のNa含量に配慮せずに過剰のNa負荷が行われた場合

輸液に伴う低Na血症

Na喪失量の増加を伴う病態や，自由水排泄の障害を伴う病態があるのに，Na不足量を十分に把握せずに，維持輸液製剤を継続的に投与すると低Na血症をまねく。
この場合，頭痛，全身倦怠感，無関心，嘔吐，痙攣などにはじまり，激しくなると，知覚異常，腱反射減弱，意識障害などの神経症状から脳症状がみられる。

●輸液の管理

輸液中は，輸液の内容，量，速度に注意を払い，必要な水・電解質の是正がなされたかをアセスメントし，評価していく（図表14）。

特に輸液中は，
- 意識状態

図表14　輸液中に生じやすい水分出納のチェックミス

IN
- 輸液ラインが多数の場合のラインの記入漏れ
- 輸液ボトル交換時の記入漏れ
- 抗生物質など溶解液の計算漏れ
- 血管外注入液（消化管内，腹腔内）の記入漏れ
- 経口摂取水分の記入漏れ
- 中心静脈圧（CVP）測定用液の測定漏れ
- 輸液ポンプの作動不良（過少注入，過多注入）
- 代謝水の記入漏れ

OUT
- 採尿袋などの破損による尿のロス
- 消化管内チューブからの排液量の測定漏れ
- 各種ドレーンからの排液量の測定漏れ
- 創滲出液（出血）によるガーゼ汚染量の測定漏れ
- 下痢便の測定漏れ
- 目盛りの見間違い
- 不感蒸泄の記入漏れ

- バイタルサイン
- 頸動脈の怒張の有無の観察
- 息苦しさ，動悸，腹部の重圧感などの自覚症状の有無の把握
- 尿量の把握（確実に蓄尿してもらう）

などが重要である。

＊輸液しても尿量が増加しない場合は，輸液の不足や急性腎不全が考えられる。

＊体位や体動，輸液剤の組成や残量によって，滴下速度が変化することもあるため適宜チェックする。

② 輸液中の安楽を確保する

輸液は，通常長時間にわたって行われるので，安楽に治療が受けられるように，注射針の固定や体位を工夫する。

③ 水分の経口摂取への切り替えを促す

高齢者に水・電解質異常が存在しても，輸液療法を続ける必要があるとはかぎらない。

漫然と輸液を続けることにより，高齢者を長時間あるいは長期間にわたりベッドに拘束することは，筋萎縮，褥瘡，精神活動の停滞などを引き起こす危険性があるので，状態が改善したら，できるだけ経口摂取に切り替えていく。

ただし，飲水習慣には非常に個別性があるため，高齢者の飲水パターンを尊重して援助していく。

医原性の水・電解質異常

輸液による循環血液量の増加は，容易に水貯留が生じ，低たんぱく血症を合併している場合には，容易に浮腫を生じさせる。また，心臓や腎臓の負担となり，特に高齢者の場合は肺水腫，不整脈などをまねく。

耐糖能異常がみられる場合の急速な補正は，かえって体液平衡をくずし，医原性の水・電解質異常や，高血糖や糖尿病を助長する危険性がある。

4) 脱水に伴う症状・苦痛を緩和する

脱水に伴う症状・苦痛は多様であるため，さまざまな角度から安楽をはかる（図表15）。

① 事故を予防する

高度の脱水で不穏状態や，意識障害に陥っているときには，ベッド周囲の環境を整え，転落，転倒を防止する。

また，急変時に備えて，いつでも救急処置がとれるように準備しておくことも大切である。

② 環境を調整する

- 不感蒸泄を減らすため，室温，湿度，寝具，寝衣など，環境を調整する。
- 室内は，照明を落とし，静かで刺激の少ない環境に調整する。
- 食欲不振，悪心・嘔吐などの消化器症状がある場合には，汚物など，不快なにおいが中枢を刺激して，これらの症状を増強するので，環境からの不快な刺激を除去する。

③ 口腔の障害を予防する

●うがい，歯みがきの励行

- 口渇を訴える人には，飲水を勧めるのと同時に，うがいを頻回に行ってもらい，口腔の乾燥による不快感を軽減させる。
- うがいには，氷水，レモン水，2％重曹水などを用いると爽快感が得られ，また口腔内の乾燥が軽減される。
- 口腔内が乾燥すると，食物残渣がたまりやすいので，食後すぐに歯みがきを行う。

●口腔ケア

- 自力でうがいができない場合には，スポンジブラシなどを用いる。
- 特に左右の口腔粘膜や舌の下側には，残渣がたまりやすいので，念入りに拭き取るようにする。

図表15 脱水に伴う症状・苦痛の緩和

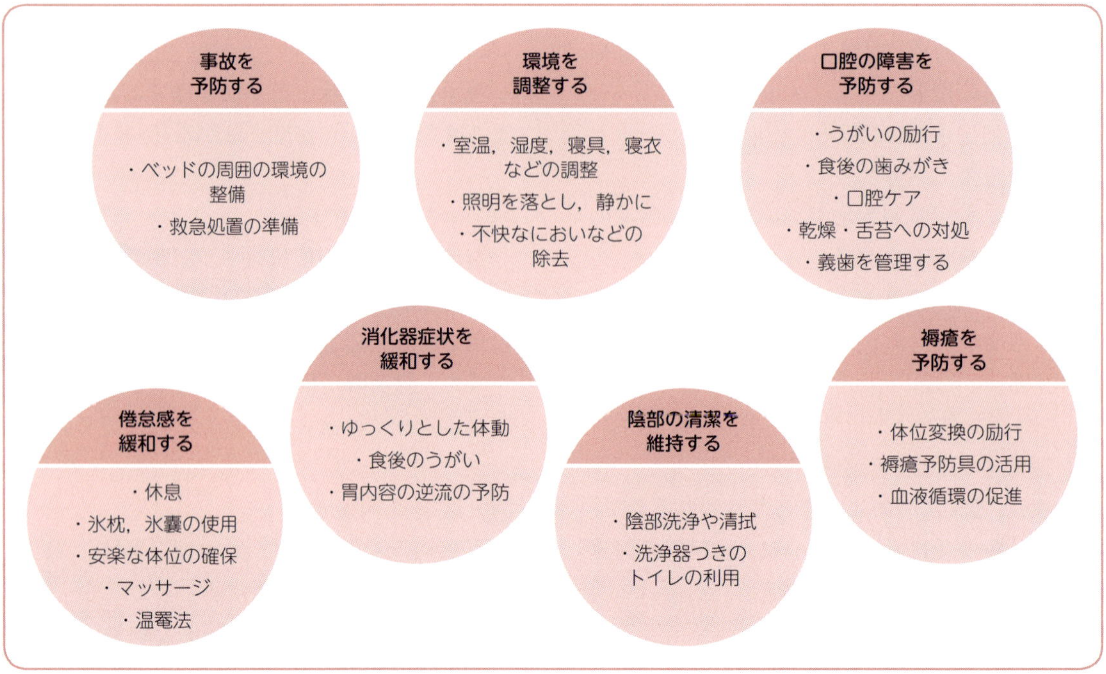

事故を予防する
・ベッドの周囲の環境の整備
・救急処置の準備

環境を調整する
・室温，湿度，寝具，寝衣などの調整
・照明を落とし，静かに
・不快なにおいなどの除去

口腔の障害を予防する
・うがいの励行
・食後の歯みがき
・口腔ケア
・乾燥・舌苔への対処
・義歯を管理する

消化器症状を緩和する
・ゆっくりとした体動
・食後のうがい
・胃内容の逆流の予防

褥瘡を予防する
・体位変換の励行
・褥瘡予防具の活用
・血液循環の促進

倦怠感を緩和する
・休息
・氷枕，氷嚢の使用
・安楽な体位の確保
・マッサージ
・温罨法

陰部の清潔を維持する
・陰部洗浄や清拭
・洗浄器つきのトイレの利用

●乾燥・舌苔へ対処

・唾液の分泌を促すために，ハチミツやアメを利用する。
・口唇の乾燥には，リップクリームなどを塗布し，亀裂を予防する。
・舌苔がみられたときには，保湿剤をつけ，舌苔がやわらかくなってから，スポンジブラシや舌ブラシなどでゆっくりとていねいに剥がす。

●義歯の管理

・義歯を用いている場合は，食後必ず取りはずして清掃，洗浄する。
・義歯がはずれやすく，また歯肉や口腔粘膜と摩擦を起こすような場合には，義歯を調整してもらい，しっかり固定する。

④ 倦怠感を緩和する

　脱水による倦怠感を緩和するために，ゆっくりと休息する必要がある。
　そのため，急激な体動による血圧上昇を避け，頭部の挙上，安楽な体位を確保する。場合によっては下肢や背部などのマッサージを行ったり，温罨法を活用して血行を促進すると一時的に倦怠感を緩和することができる。

⑤ 消化器症状を緩和する

　脱水があると，悪心・嘔吐などの消化器症状を伴うことが多い。胃への刺激が少ない食品，摂取できそうな食物を少しずつ提供する。
　激しい体動は，嘔吐中枢を刺激し，悪心・嘔吐を誘発させるので，ゆっくりと静かに身体を動かすように説明する。食後はしばらく上体を挙上して胃内容の逆流を予防する。
　また，口腔内の不快感は，飲水意欲を低下させるため，食後には，うがいをして不快感を緩和する。

⑥ 陰部の清潔を維持する

　床上排泄や膀胱内留置カテーテルによる排泄で尿量が少ない場合は，尿道感染を起こしやすいので，陰部洗浄や清拭をこまめに行う。

第6章 脱水，食欲不振・栄養障害のある高齢者のケア

⑦ 褥瘡を予防する

褥瘡は，
・皮下脂肪組織の量が少ない，やせている高齢者
・低栄養状態の高齢者

・貧血のある高齢者
・意識障害のある高齢者
に，脱水が加わると生じやすいので注意する
（第9章参照）。

② 食欲不振・栄養障害のある高齢者のケア

summary

- ヒトにとって，食欲は基本的な欲求の１つである。
- ヒトにとって食事は，食欲を満たし栄養補給するという目的だけでなく，文化的・社会的・心理的要素をもち合わせている。
- 食事に関する条件をどのようにして満たすかは，人間一人ひとりのそれまでの生活によって異なる。
- 食欲不振とは，食べたい，飲みたいという欲望が抑制された状態であり，何らかの異常を示す結果といえる。
- 長期の食欲不振は，栄養障害に直結するので，ケアの役割は重要である。

Part 2-1 食欲不振・栄養障害のある高齢者へのアプローチ

普通，人は，健康であるときは空腹感から「何か食べたい」という「漠然とした食欲」が生じ，そこから食べたいものが限定され「具体的な食欲」になる。そして，食物を十分に摂取すると満腹感が生じ，空腹感は消失し食欲もなくなる。

空腹感は，生理的状態から生まれる感覚で，どちらかといえば不快な感覚である。一方，満腹感は，食物を十分に摂取すると生じる感覚である。

ただし，人間の食欲のすべてが生理的な要素だけで決まるわけでなく，精神的，社会的要素まで幅広くかかわっている。

1) 食欲不振の原因

食欲不振は，精神的食欲不振と器質的食欲不振，およびその他の原因による食欲不振に分けられる（**図表16**）。

① 精神的原因

精神的原因には，食環境の異常からくるもの，嗜好に合わない食事によるもの，不安および恐怖などの心理的な要因や，精神疾患などがあげられる。

特に不安や心配事など，心理面の変化，たとえば，家庭内の問題，病気に対する悩み，環境の変化に対する心配などが原因で食欲不振となる。

また，空腹感はあるが，食べることによって腹痛などの体調不良を引き起こすおそれがあるために，食欲が起こらないということもある。

② 器質的原因

器質的原因は，
- 消化器疾患に伴うもの
- 消化器以外の疾患に伴うもの
- 中毒性疾患（薬物の有害事象よるもの）に伴うもの

第6章　脱水，食欲不振・栄養障害のある高齢者のケア

図表16　食欲不振の原因

● **精神的原因**

食環境の異常	悪臭，騒音，高熱などの環境，不快な光景の目撃，良好でない家族・夫婦・知人との同席
嗜好に合わない食事	嫌いなにおい，味，舌触り，色，温度
心理的要因	精神的ショック，過度の落ち込み，意識が他のことに集中，ストレス，感情の高ぶり，疼痛へのおそれ
精神疾患	統合失調症，うつ病，神経症，神経性食欲不振症など

● **器質的原因**

消化器疾患に伴う食欲不振

口腔領域	舌，歯，歯肉，咽・喉頭などの炎症，がん
食　道	食道炎，潰瘍，がん
胃	胃炎，潰瘍，がん
腸	腸炎，潰瘍，がん
肝・胆道	肝炎，肝硬変，胆石，胆道炎，がん
膵　臓	膵炎，がん

消化器以外の疾患に伴う食欲不振

脳，脊髄疾患	脳出血，脳腫瘍，脳炎，水頭症，髄膜炎など
呼吸器疾患	慢性閉塞性肺疾患
心臓疾患	うっ血性心不全
内分泌疾患	下垂体，甲状腺，副腎などの機能低下
代謝性疾患	重症糖尿病，ビタミン不足，アシドーシス
腎臓疾患	腎不全
血液疾患	貧血，白血病
感染性疾患	急性・慢性感染症

中毒性疾患に伴う食欲不振

治療薬（副交感神経抑制剤など）の有害事象，アルコール，覚醒剤など

● **その他の原因**

胃の刺激低下	老化による胃・腸管の萎縮，胃の収縮不全，過度の喫煙
栄養代謝量の低下	身体活動量の低下（長期臥床，運動不足），基礎代謝の低下
身体的症状・苦痛	身体の極端な疲労（全身倦怠），睡眠不足，発熱，悪心・嘔吐，めまい，下痢，便秘，腹痛，頭痛など
身体的な機能障害	食事動作の障害，姿勢保持の障害，咀嚼・嚥下機能障害，味覚，嗅覚，視覚の低下など

に分けられる。

　高齢者にかぎらないが，少し食べただけで満腹感を訴えるような場合には，胃潰瘍や腸閉塞などが考えられる。

　特に消化管の疾患があるときは長期にわたって食欲不振が続くことが多い。

　また，高齢者に多い慢性疾患や感染症に対し

て使用される薬剤には，有害事象として食欲不振をまねくものが多い。

(3) その他の原因

　その他の原因としては，発熱，下痢あるいは便秘，悪心・嘔吐，腹痛，頭痛などの症状に伴う不快感があげられる。

153

column

食欲の理解

食欲中枢のはたらき

　食欲にもっとも関係の深い空腹感と満腹感を生み出すのが，視床下部にある食欲中枢で，お互いに興奮と抑制のバランスをとりあっている。

　視床下部の外側野には，空腹を感じて食事を摂るように信号を出す空腹中枢がある。

　また，視床下部の腹内側核には，満腹を感じて食事を中止するように信号を出す満腹中枢がある。

　これらの食欲中枢は，主に血液中のブドウ糖の濃度を感知して信号を出す。また，胃の収縮・拡張の情報も食欲中枢に伝えられ，空腹感や満腹感を引き起こす。

胃からの情報

　胃が空になると，胃に強い収縮（飢餓収縮）が起こる。この刺激は，交感神経から延髄を介し，視床下部の空腹中枢に伝えられ，空腹感を発生させる。

　反対に食物を摂取し胃が拡張すると，その刺激は迷走神経を介して，満腹中枢に伝わり満腹感を生じさせる。

血液成分の情報

　ブドウ糖や遊離脂肪酸などの代謝産物，インスリンなどのホルモン，神経伝達物質，細胞の増殖や分化を調節する物質，単球やマクロファージから放出されるサイトカインなどは，空腹中枢，あるいは満腹中枢を刺激する血液成分である。

　たとえば，遊離脂肪酸の濃度が高まると，満腹中枢が抑制されるかわりに空腹中枢が刺激され空腹感が生じる。

大脳皮質への刺激

　胃が空であっても食欲がわかないこともあれば，満腹でもさらに食欲が起こることがある。そこには大脳皮質レベルすなわち精神的なコントロールがはたらいている。

　たとえば，好ましい食事のにおい，嗜好に合った食物などを目の前にした場合など，視覚や聴覚，嗅覚などで得た情報が大脳皮質へと送られ，それを記憶と照合し，好ましいものであれば食欲を引き起こす。また，好きな食物を思い出した際に，空腹感に関係なく食欲が起こることもある。

　たとえば，発熱時には，体温調節中枢の興奮が近接する空腹中枢のはたらきを抑制すること，また，交感神経の緊張が胃腸の運動を低下させることによって食欲が低下する。

　便秘や下痢が続くと，食欲不振につながる。

　また，脳血管障害による片麻痺や上肢の拘縮，握力低下などの障害がある場合には，食事動作がうまくできずに，食欲不振を引き起こす。

　味覚，嗅覚，視覚の低下も食欲の低下につながる。

2）高齢者の食欲不振と食生活の特徴

　食物の消化・吸収に関与する胃粘膜，小腸や大腸の粘膜は，老化によって萎縮するが，消化・吸収能力については，問題になることは少

ないといわれている。

味覚に関しては，高齢者は，老化により味を感受する舌の有郭乳頭などの味覚細胞が減少するため，味を感じにくくなり，濃い味つけを好むようになるという考え方と，好みには影響が少ないという考え方があるが，それが食欲の低下を引き起こす要因の1つになる可能性はある。

歯牙の欠損，咀嚼筋の萎縮による咀嚼力の低下は食欲不振につながる。

また，口腔内の食物は，嚥下機能により咽頭・食道を経て胃内に入るが，口腔内の乾燥により，食塊の水分が不足し，嚥下しにくくなったり，むせることがある。この場合，食事を摂ると，むせや誤嚥などを引き起こすのではとのおそれが食欲の低下につながる。

また，一般に，高齢者の食生活の特徴として，以下のものがあげられる.

・油っこいものよりあっさりしたものを好む。
・自宅では，食事の準備や食べるのが面倒といって食事回数が減っていたり，偏食がみられる場合がある。
・生活意欲全般の低下とともに，食事を摂取する意欲も低下していることがある。
・好きなものだけを食べる。
・生活リズムの乱れにより，食事回数が減る。
・貧困や節約のために食事を制限してしまい，栄養状態が悪化している場合がある。
・独り暮らしや昼間独居による孤食が多い。

3）食欲不振による心身への影響

① 食事摂取量の減少

高齢者は，すでに老化により各種臓器をはじめとする各機能が低下しているため，食欲不振が続き食事摂取量が低下すると，容易に栄養障害が起こる（図表17）。また，食事をしないことから口腔の清潔も維持されにくくなる。一般に食物摂取量が減少すると，エネルギー源の補給が不足し，それを補うために体内に貯蔵されていた脂肪が燃焼される。その結果，体力が

低下し，体重が減少してくる。体力の低下は，気力や思考力を弱め，身体が思うように動かなくなる。

そして，栄養不良の状態が長く続くと，血清たんぱく量が減少し，膠質浸透圧が下がるため，組織内に水分が貯留し全身性の浮腫が起こる。そのため，腹水による腹部膨満，胸水による呼吸困難，浮腫による皮膚の脆弱化などによって，苦痛が増大する。

また，免疫系，特に細胞性免疫は，低栄養の影響を強く受けるので，感染が起こりやすくなる。感染は，エネルギー消費を促進して，体力をより低下させ予後不良の状態をまねく。

② 不安，焦り，不満

一般に，食欲を健康のバロメーターとしてとらえる人は多く，食欲の低下を衰弱の兆しと思い込みがちである。

そのため，食欲不振で食事が摂れなくなると，疾病や予後への不安が生じる。食事が食べられなくなれば，食欲を満たすことの喜びをなくし，不満がつのる。そして，それらが持続すると，不安に加えて焦燥感も高まる。その結果，生活意欲や闘病意欲が低下し，それがさらに食欲を低下させるという悪循環につながる。また，体力の低下とあいまって寝たきりをまねく要因になることもある。

4）食欲不振の把握

食欲不振には，疾患や体調など身体面とともに，食環境や食習慣など種々の要因がかかわっており，原因を1つに限定できないことが多い。

しかし，高齢者の食に関する問題は，食事摂取量だけでなく，日常生活動作（ADL）の自立度，QOLの問題でもあるので，多角的にアセスメントする。

食欲不振が続いている場合は，栄養障害が起こっていないかを把握する必要がある。

図表17　食欲不振による心身への影響

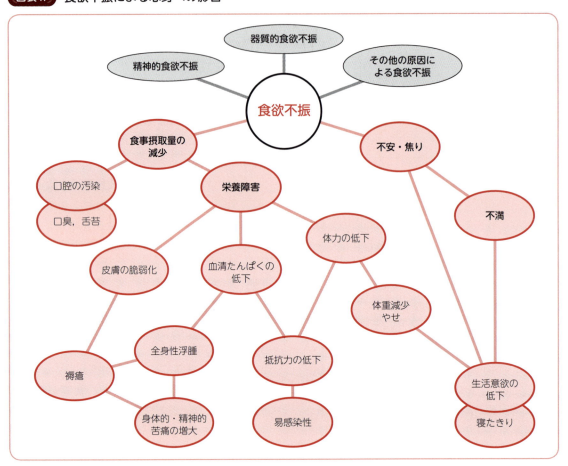

① 訴えの把握

高齢者の食欲不振の訴えとしては，「食欲がない」「何を食べてもおいしくない」「こんなに食べられない」「食べるのが苦痛」「どうしても残してしまう」といった表現がなされる。

また，
・いつから，食べられなくなったか
・食欲不振になる前の食習慣
・嗜好

などについても聞いておく。

さらに食欲不振は，生活意欲に影響を及ぼすので食欲不振をどう受け止めているかを聞くことが大切である。

＊ケアを担当する人が高齢者に食欲不振の状態を丁寧に聞くことそれ自体が，高齢者の心理的な安定を保つ援助にもなる。

一般に，空腹感がなく食欲もない場合は，何らかの疾患や不快症状など，身体面に原因があることが多く，空腹感はあるが食欲がない場合は，環境などの二次的な要因によることが多い。

② 摂食時の観察

高齢者の摂食時の観察によっても食欲不振を推測することができる。

たとえば，
・食べる量が少ない
・食べ残しが多い
・食べ方が遅く，食事に時間がかかる
・食事を見たときの表情がさえない

第6章　脱水，食欲不振・栄養障害のある高齢者のケア

図表18　低栄養状態のリスクの判断

リスク分類	低リスク	中リスク	高リスク
BMI	18.5 ～ 29.9	18.5未満	
体重減少率[1]	変化なし（減少3％未満）	1か月に3 ～ 5％未満 3か月に3 ～ 7.5％未満 6か月に3 ～ 10％未満	1か月に5％以上 3か月に7.5％以上 6か月に10％以上
血清アルブミン値	3.6g/dL以上	3.0 ～ 3.5g/dL	3.0g/dL未満
食事摂取量	76 ～ 100％	75％以下	

※BMI ～食事摂取量の全項目が低リスクに該当する場合は「低リスク」，高リスクに1つでも該当すれば「高リスク」，それ以外を「中リスク」と判断する

1）体重減少率（％）（% loss of body weight, % LBW）$= \dfrac{通常体重 - 現在の体重}{通常体重} \times 100$

（厚生労働省介護予防マニュアル分担研究班：栄養改善マニュアル改訂版. p50, 2009. を一部改変）

・すぐに食べようとしない
・ため息をつきながら食べる
などがみられたら，食欲不振があると考える。

③ 精神面への影響の把握

・食欲不振を心配していないか
・食べられないことに不安や焦りはないか
・食べることへの満足感が得られず不満はないか
などを把握する。

5）栄養障害の程度の把握

栄養状態は，以下のような点について把握し評価する。

①口腔内や舌の観察
②身体計測
・身長，体重：体重変化率，％平常時体重，身長・体重比，％標準体重，body mass index（BMI）
・皮厚：上腕三頭筋部皮厚（TSF）
・筋囲：上腕筋周囲長（AMC），上腕筋面積（AMA）
・体脂肪率
③血液の栄養学的指標（血清たんぱく，血清脂質など）
などで把握できる。

特に，血清たんぱくは肝臓で合成され血液中に分泌される。したがって，血清たんぱく濃度の低下は，低栄養を反映する重要な指標になる（図表18）。

高齢者の栄養状態の把握に関しては，MNA-Short Formが有効である（図表19）。この評価表では，体重測定が困難な高齢者の場合でも，ふくらはぎの周囲長で代替できるよう設計されていることから，施設や在宅においても用いやすい。この評価表では得点が高いほど状態は良好で，8 ～ 11点で体重減少がみられる場合は低栄養のリスクがあると考え，経口補助食品の活用などを含め，栄養介入を検討する必要がある。また，7点以下は明らかに低栄養の状態であることから，より積極的な栄養介入が必要となる。

また，高齢者に必要なエネルギー量は，以下の計算式で推計できる。

　総エネルギー消費量＝基礎エネルギー消費量×活動係数×障害係数

1）基礎エネルギー消費量の算出方法
①Harris－Benedict計算式（kcal/日）
　男性66.5＋（13.8×体重）＋（5.0×身長）－（6.8×年齢）
　女性655.1＋（9.6×体重）＋（1.8×身長）－

図表19 簡易栄養状態評価表（Mini Nutritional Assessment-Short Form：MNA®）
Nestlé Nutrition Institute

氏名：

性別： 　　年齢： 　　体重： kg　身長： cm　調査日：

下の□欄に適切な数値を記入し，それらを加算してスクリーニング値を算出する

スクリーニング

A 過去3か月間で食欲不振，消化器系の問題，咀嚼・嚥下困難などで食事量が減少しましたか？
0＝著しい食事量の減少
1＝中等度の食事量の低下
2＝食事量の低下なし

B 過去3か月間で体重の減少がありましたか？
0＝3kg以上の減少
1＝わからない
2＝1～3kgの減少
3＝体重減少なし

C 自力で歩けますか？
0＝寝たきりまたは車椅子を常時使用
1＝ベットや車椅子を離れられるが，歩いて外出はできない
2＝自由に歩いて外出できる

D 過去3か月間で精神的ストレスや急性疾患を経験しましたか？
0＝はい　　　　1＝いいえ

E 神経・精神的問題の有無
0＝強度認知症またはうつ状態
1＝中程度の認知症
2＝精神的問題なし

F1 BMI　　体重(kg)＋[身長(m)]²
0＝BMIが19未満
1＝BMIが19以上，21未満
2＝BMIが21以上，23未満
3＝BMIが23以上

BMIが測定できない方は，**F1**の代わりに**F2**に回答してください
BMIが測定できる方は，**F1**のみに回答し，**F2**には記入しないでください

F2 ふくらはぎの周囲長(cm)：CC
0＝31cm未満
3＝31cm以上

スクリーニング値
（最大：14ポイント）

12-14ポイント：　　栄養状態良好　　　　　　　　　　保存します

8-11ポイント：　　低栄養のおそれあり(At risk)　　　印刷します

0-7ポイント：　　低栄養　　　　　　　　　　　　　リセットします

Ref.　Vellas B, Villars H, Abellan G, et al. *Overview of the MNA®-Its History and Challenges*. J Nutr Health Aging 2006;10:456-465.
Rubenstein LZ, Harker JO, Salva A, Guigoz Y, Vellas B. *Screening for Undernutrition in Geriatric Practice: Developing the Short-From Mini Nutritional Assessment(MNA-SF)*. J. Geront 2001;56A: M366-377.
Guigoz Y. *The Mini-Nutritional Assessment(MNA®)Review of the Literature - What does it tell us?* J Nutr Health Aging 2006; 10:466-487.
Kaiser MJ, Bauer JM, Ramsch C, et al. *Validation of the Mini Nutritional Assessment Short-From(MNA®-SF): A practical tool for identification of nutritional status*. J Nutr Health Aging 2009; 13:782-788.
® Société des Produits Nestlé, S.A, Vevey, Switzerland, Trademark Owners
© Nestlé, 1994, Revision 2009. N67200 12/99 10M
さらに詳しい情報をお知りになりたい方は，www.mna-elderly.com にアクセスしてください。

（4.7×年齢）

②日本人の場合の簡易的な算出方法（kcal/日）

男性14.1×体重×620

女性10.8×体重×620

2）活動係数：活動量によって必要エネルギー量
は異なるため，活動量に応じた係数を掛ける

寝たきり（覚醒）1.1

ベッド上安静1.2

ベッド外活動1.3

3）障害係数：身体ストレスの程度によって代謝
が亢進するため，程度に応じた係数を掛ける

※出典によって，係数は多少異なる

術後（合併症なし）	1.0
がん	1.10 ～ 1.30
重症感染症/多発外傷	1.20 ～ 1.40
長管骨骨折	1.15 ～ 1.30
腹膜炎/敗血症	1.10 ～ 1.30
多臓器不全症候群	1.20 ～ 1.30

1日に必要とされる栄養量を算出する簡便な
方法としては，現体重あたり25 ～ 30kcal/日
を目安とする。

病院や施設では，食事によるエネルギー量が
決まっているため，高齢者の摂食状況から必要
エネルギー量に対する過不足を推計できる。ただし，高齢者の場合，消化吸収能が低下しているため，食事を全量摂取しているからといって，すべてが効率よく吸収され，身についているとはかぎらない。食事をしっかり摂っているにもかかわらず栄養状態が思わしくないときは，何らかの疾患によって消化吸収が阻害されている可能性を考慮すべきである。

Part 2-2 エビデンスに基づくケアの展開

1) ケアの目標

食生活は，長年の習慣によって形成されたものである。このことを考えると，食欲不振のある高齢者のケアは，単に栄養や生理学的観点からとらえるだけではなく，その人の生活全体にわたる問題として考えなければならない。つまり，高齢者の食に関するケアは，ただ食べればよいというものではないし，栄養上の必要性ばかりにとらわれるのは好ましいことではない。

高齢者の食事の摂取量はケアする側の介助の姿勢やしかたによって差が出ることがある。
・食べたくなるまで少し待つ
・食事時間を調整する
・献立を変えてみる
・環境を整える
など，高齢者が快く介助を受けられるように配慮する。

高齢者に麻痺や上肢の拘縮，握力低下などの障害がある場合には，食事動作の自立が，"食べること"の喜びを獲得するうえで欠かせないので，障害に応じて適切に援助する(図表20)。

食事の介助によって，栄養状態の改善が図れないときや，身体的な変化，増悪の傾向がある場合には，補助的に栄養を補給する。

2) 食事の条件を整える

食事摂取量が低下した高齢者の食欲を維持し，適切な摂食を促すためには，まず，清潔で落ち着いた環境で，安心して食べられる食物を提供し，食事をするための条件を整えることが重要である。

そのためには，
・なぜ，食べられないのか，あるいは食べたく

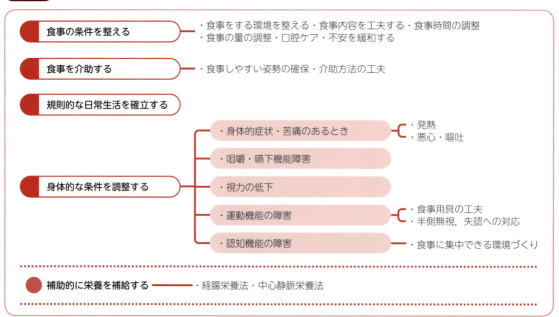

図表20　食欲不振のある高齢者のケア

ないのか
・朝，昼，夕の食事摂取量と，そのときの空腹感の有無と程度
・起床時間
・午睡や散歩など，日中の活動状況の影響との関連

などを把握したうえで，きめ細かく対応していく。

● **食事時間の調整**

検査や治療の直前や直後ではなく，落ち着いて食事が摂れるように配慮する。点滴を行う場合も，食事時間を配慮して施行時間を調整する。

特に，昼食と夕食の間の時間が短く少量しか摂取できない場合には，高齢者が食事しやすい時間帯を把握し，高齢者が食べられるときに，食べたいものを食べることができるように配膳時間を調整する。

また，頭痛，腹痛などの痛みを訴える場合には，痛みのないときに食事ができるように食事時間を調整する。

● **食事の量の調整**

食事の量に関しては，食べ残すようなら，配膳の盛りつけ量をあまり多くしないで，全部食べられたという満足感が得られるようにする。

● **気持ちよく食べられる環境づくり**

特に，食べこぼしが多かったり，よだれが流れ，衣服などを汚す場合には，そのことが自尊心を損ない，食欲を低下させる原因となることがある。眼がよく見えなかったり，手が不自由で食べ散らかしたり，よだれの量が多い場合には，エプロンを用いる。

高齢者が「エプロンなんか，赤ちゃんみたいで嫌だ」と言うときは，ビニールエプロンや紙のナプキンを用意する。

● **口腔ケア**

食事前に口腔の不快感を減らすために，冷水や冷茶で口腔内の熱感を減らし，食欲を生じやすくする。

食後，自分で口腔内の清潔を保つことができない場合は，歯みがき，うがいなどにより，食物残渣や分解産物を除き，口臭，舌苔，細菌感染を防止する。

● **不安を緩和する**

不安や心配事は，食欲を低下させるので，精神面に配慮する。

食事を1人でするのはつまらないことであり，食が進まなくなる。できれば，家族などとコミュニケーションをとりながら食べられるように配慮する。

また，ふるさとの味である郷土料理や，その時々の時節に合った料理，差し入れされた家庭の味は快い記憶を引き出す。

3）食事を介助する

食事を介助する際は，細やかな配慮と，やさしさという情緒的はたらきかけが重要である。

● **食事しやすい姿勢の確保**

苦痛を伴うような不自然な姿勢は，食欲が障害されるので，安楽な姿勢が保持できるように配慮する。

> **ケアのone point**
> 食事を介助している人が周囲に気をとられ，介助を焦ると，つい手が速くなる。このような気持ちは，高齢者にすぐに伝わり，少量食べただけで「もういらない」「もういっぱい」と，食事の介助を拒絶することもあるので，焦らないことが重要である

座位が望ましいが，無理ならば，右側臥位で多少頭部を挙上させ，自力で食事を摂れるようにする。

いすに座る場合には，いすやテーブルの高さを調整したり，敷物の工夫を行う。

● **介助方法の工夫**

介助する際は，高齢者の要望を受け入れ，会話を交えながら，ゆっくり時間をかけ，高齢者の状態をみながら介助していく。

まず配膳された食事のなかで，高齢者が何から食べたいかを確かめる。

そして，主食と副食，汁物などの調和を図りながら，すべてが食べられるように介助する。

なお，みそ汁や天ぷらなどの熱いものは，口腔粘膜や舌の熱傷を引き起こしかねないので，食事の温度に注意する。

＊介助の際の気のゆるみが誤嚥をまねきやすいので注意する。

4）規則的な日常生活を確立する

食欲は，十分な睡眠，適度な運動，規則的な排泄とのかかわりが大きいので，規則的な日常生活を確立して，なるべく食欲が自然に起こるようにする。

運動やレクリエーションが食欲不振の改善となる場合もあるので，散歩やレクリエーションなどで気分転換を図る。

5）身体的な条件を調整する

① **身体的症状・苦痛のあるとき**

食欲不振の原因が発熱，悪心・嘔吐，下痢あるいは便秘などの症状に伴う不快感によるものであれば，原因となる症状・苦痛の緩和を優先することで食欲は回復する（下痢，便秘については，第8章参照）。

● **発熱**

体温が1℃上昇すると，代謝は7〜13％ほど増加し，それに伴ってエネルギー消費が増加する。

高熱が続くと，身体構成成分であるたんぱく質までがエネルギー消費に利用されるため，体力の消耗は激しくなる。また，発熱により代謝が亢進すると，補酵素として作用するビタミンB群も消費される。さらに発汗による脱水傾向などによって倦怠感・脱力感が生じる。

したがって，発熱時には，高たんぱく，高カロリーでビタミンが豊富に含まれる食品を摂取できるように援助する。

具体的には，総熱量1000kcal以下で，たんぱく質を30g程度摂取することによって，発熱による代謝の増加率を半減させて，体力の消耗を抑えることができる。

通常，発熱に伴って食欲が低下するので，食事は口当たりがよく，消化のよい，あまり噛まなくてよい食品がよい。

● **悪心・嘔吐**

嘔吐は，自律神経を興奮させ，不快感を増強

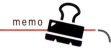

食生活と生理的リズム

食生活は，生理機能のうち，消化・吸収に関連するホルモンの分泌や，消化酵素の活性，代謝を誘導するといったことに関与している。

たとえば，肝臓や脂肪組織，筋肉での糖代謝は，1日24時間のなかでリズムをもって変動しているが，これは，基本的には昼と夜との交替，あるいは身体が休息状態か活動状態かによっても強く影響される。

また，体内でのたんぱく質合成は，夜間に分泌される成長ホルモンの刺激によるので，夕食時にたんぱく質を摂取したほうが有効といわれている。

このようなことから，人間の生理的なリズムを無視した食事を続けていると，栄養素の代謝効率が下がるばかりでなく，生体の内部環境の恒常性を乱し，身体全体の調和を乱す原因ともなる。

し，食欲を低下させる。また，嘔吐の繰り返しは，上半身の筋の疲労をまねき，倦怠感を増強させる。

ケアとしては，嘔吐がそれほど強くない場合には，脱水を予防するために水分をできるだけ摂るとともに，胃粘膜を刺激しないような消化・吸収がよく，胃停滞時間が短くてすむ食事を摂取するように配慮する。その際，胃に負担をかけないように少量ずつ摂取するように伝える。

たとえば，少量の重湯とすまし汁からはじめ，悪心・嘔吐の状況をみながら，お粥と野菜のよく煮たものに白身の魚，豆腐などの良質のたんぱく質を献立に加えていくといった工夫をする。

献立の内容としては，甘いもの，油っこい炒めもの・揚げもの，香辛料の多いもの，強いにおいのするものは避ける。

嘔吐を予防するためにも，食後20～30分は座位か，ファーラー位にして，胃の容量を増やし，嘔吐を予防するようにする。

② 咀嚼・嚥下機能障害

義歯が歯肉に当たって痛いとか，残存歯が動く場合には，食事が摂りにくい。

食事前に義歯が合っているか，食べにくい点はないかを観察し，不都合があれば，歯科医への受診を勧める。

嚥下状態に応じて，食品の選択やきざみ食にするなど，調理方法を工夫する。高齢者が自分で食べられるように，こぼれにくい食物，一口で食べられる大きさにするなど，食物の形態を工夫する（嚥下機能の低下については，第5章参照）。

③ 視力の低下

視力が低下していても，明るい窓際なら少しは見えるというときは，食事場所を変える。

食事の前に献立や配膳の位置を説明し，触ってもらい，自力で食べられるように援助する。

また，握りやすいおにぎりにしたり，サンドイッチにしてもよい。その際，おしぼりを用意し，手の清潔を心がける。また，周囲が汚れないよう敷物を敷くといった配慮も大切である。

④ 運動機能の障害

手指の変形，片麻痺，手指の振戦があると，上肢を挙上し食事を口まで運ぶ動作ができづらいが，自分で食べられることに喜びを見出せるように力づけ，励まし，自力での食事摂取を可能にすることで，運動機能障害による食欲不振を改善する。

●食事用具の工夫

運動機能に障害をもつ高齢者の場合は，お皿が滑らないように滑り止めマットを用いたり，握りやすいフォークやスプーンなどの自助具を使用してみる（図表21）。

指先の細かい動作を減らすためのスプーン・フォークの柄を太くしたものや長くしたものを活用すると食事摂取動作がしやすくなる。また，ホルダーつきのスプーンやフォーク，握りに手を通し，持ち上げるコップホルダーなどは，指の握力なしで保持が可能となる。

スプーンのすくい上げが容易な，角度のついた皿を利用する。

●半側無視，失認への対応

障害側の食事を残しやすいため，適宜，食器

図表21 先の曲がったフォークとスプーン

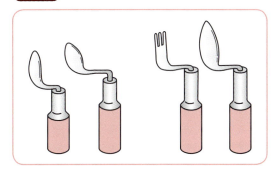

を半回転させるといった援助をする。

　無視側にあるものを食べ残したり，配膳されたものが見えずに自分に食事がきていないと訴えたり，無視側の口に食べ物がついているのに気がつかないといったことも起こる。

　なかには，促しても，無視側を向くことができず正面を見るか，ひどいときには，「左を見てください」と言っても右を見たりすることがある。これは半側の無視の程度が強い場合に起こりやすい。

　ケアする人が声かけを行うだけで無視側を向くことができる場合には，食事の最中に「左を注意して見てください」と毎回繰り返して注意を促す。

　声かけだけで無視側に気がつくようになった

ら，
・無視側にある食べ物の名前をいう
・箸を持つ手を無視側に誘導する
・1回食器を見えるほうに持っていき，確認してもらう
などのはたらきかけを行う。

　そして，障害の改善の程度に合わせて介助する量を減少させていく。

●認知機能の障害
　認知機能が低下してくると，食事を認識したり，食事に集中することが困難となる場合があるため，食事に集中しやすい環境づくりや声かけが大切である（第1章p48 〜参照）。

Part 2-3 補助的な栄養補給とケア

栄養の絶対的な補給不足が予測される場合には，経管栄養（経腸栄養法など）や，中心静脈栄養法（IVH）などの非生理的な補助的栄養補給法を行う。

この場合，高齢者は食事を経口摂取できないため，十分な栄養が摂れているのかという不安や，食べたという実感も得られないため，不満が残ることを考慮に入れてケアを行う。

1) 栄養補給の原則

●エネルギー

高齢者の栄養状態を評価し，必要エネルギー量を算出して，不足分を補給する（本章p157参照）。

●たんぱく

血清中の総たんぱく量が，6.0g/dL以上，血清中のアルブミン量が2.5g/dL（できれば3.5g/dL）以上になるように，たんぱく質（アミノ酸）を50〜100g/日摂るようにする。

●ビタミン

ビタミンCは，500〜1500mg/日摂るようにする。ビタミンA，ビタミンB群，ビタミンD，ビタミンEなども重要である（図表22）。

●ミネラル

赤血球に必要な鉄，肉芽組織をつくるコラー

図表22　ビタミンのはたらき

種類	作用
ビタミンA	・皮膚保護作用 ・感染に対する抵抗力を高める
ビタミンB群	
B₁（チアミン）	・たんぱく質の合成
B₂（リボフラン）	・エネルギーの産生
B₃（ナイアシン，ニコチン酸）	・血管新生 ・体内に蓄えがあると虚血に強くなる
B₆（ピリドキシン）	・たんぱく質の合成 ・免疫力を強める
B₁₂	・たんぱく質の合成 ・神経再生 ・細胞の維持
ビタミンC	・線維芽細胞がコラーゲンをつくるときに大量に消費される ・免疫力を高める ・老化やがん化を起こす有害な過酸化反応を妨げる
ビタミンD	・骨を強くする ・免疫力を高める
ビタミンE	・過酸化反応を妨げる ・細胞膜を安定化させる ・免疫力を高める
葉酸	・たんぱく質の合成 ・損傷した組織を回復

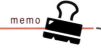

memo アミノ酸製剤

バリン，ロイシン，イソロイシンの分岐鎖アミノ酸3種（BCAA）は，人体の必須アミノ酸の40％を占めている。

BCAAは，肝臓では代謝されず，主として筋で代謝される特性があり，これを高濃度に含むアミノ酸を投与すると，骨格筋たんぱくの異化を抑制し，たんぱく合成を促進する効果がある。

ゲン産生に必要な亜鉛・銅などの血清値を正常範囲内に保っておかなければならない。

これらの微量元素は，過剰に摂取すると他の障害を起こすおそれがあるので，血中濃度が減少しているときは，以下の点に注意し補給する。

・鉄剤は，ビタミンCと一緒に摂ると吸収効率がよくなる。

＊鉄剤の使用によって便の色が黒っぽくなるが，消化管出血と間違えないようにする。

・銅を急激に15mg以上摂取した場合，悪心・嘔吐，下痢，腹部痙攣などを引き起こす可能性があるので注意する。

② 経腸栄養法

栄養剤を経鼻チューブ，あるいは腹部に造設された胃瘻や空腸瘻を介して補給するのが経腸栄養法である。

これは，IVHに比べると，操作が簡単で，長期間にわたって栄養状態を維持するのに効果的である。

また，施行にあたっては，
・栄養剤の管理
・チューブの管理
・注入中の拘束感
・チューブ挿入による不快感
・胃液，腸液が漏れ出すことによる皮膚障害
・チューブが抜けたり閉塞することへの不安
・後始末
といった問題が生じる可能性があることを念頭に置いてケアする必要がある。

① 経鼻チューブによる栄養補給

チューブの先端を胃内にとどめる場合と，幽門輪を越えて十二指腸・空腸に入れて，栄養を補給する場合がある。

●チューブの選択

チューブは，できるだけ細いものを使用し，高齢者の苦痛を最小限にする。

ポリウレタンやシリコンチューブはやわらかいので咽頭への刺激が少なく，また屈曲による内腔の閉塞を起こしにくい。

チューブの長さは，成人では胃まで約50cm，十二指腸まで約70cm，上部空腸まで約90cmである。

●チューブの挿入，栄養剤注入時の注意

チューブの挿入時は，嘔吐反射が生じないように先端に潤滑剤を塗布する。

①嚥下が可能な場合は，咽頭までチューブを挿入したら，一口ずつ飲ませるごとにチューブを進める。

②嚥下ができない場合には，少しずつ無理をしないで挿入する。

③胃の運動が弱いと，胃管から注入した食物の腸への排出が遅れ，嘔吐が起こりやすい。これに対しチューブ先端が幽門輪を越えて腸にまで届いていれば，その危険は少なくなる。

＊チューブ挿入時，および栄養剤注入時は，空気を注入して，腹部の水泡音を聴診器で聴取するなどの方法で，必ずチューブが胃内に入っていることを確認する。

また，十二指腸，空腸への挿入後は，腹部X線写真で位置を確認する。

●経鼻チューブ固定による不快症状の緩和

・体動によりチューブが動き，鼻腔や咽頭の粘膜面がこすれないように，チューブをテープで固定する。テープをチューブ全周に巻きつけ，少し浮かせて固定するオメガ（Ω）留めは皮膚をチューブで圧迫することなく，不快感をやわらげることができる。

・テープ固定をした部分の皮膚がかぶれやすい場合は，固定位置を変える。

・口腔，鼻腔の保清は，感染予防だけでなく高齢者に爽快感をもたらし，チューブによる違和感を緩和するのに役立つ。

第6章　脱水，食欲不振・栄養障害のある高齢者のケア

図表23 経腸栄養時の合併症とその対応

種　類	状　態	対　応
機械的な合併症	チューブの閉塞	通水不能なら交換
	チューブの位置の誤りによる胃内容逆流，嚥下性肺炎	・透視による確認十分な固定 ・頭部挙上，肺炎の場合は中止
	チューブの抜去	十分な固定
消化器系の合併症	下痢，腹痛	注入速度を遅くする，内容変更，止痢薬投与
	腹部膨満，悪心・嘔吐	注入速度を遅くする，小腸内留置
代謝性の合併症	高血糖，尿糖	注入速度を遅くする，インスリン投与
	高浸透圧性昏睡	中止
	低K・低Mg・低P・低Ca血症	程度に応じて補正，重症であれば中止
	亜鉛，葉酸欠乏	補正
	必須脂肪酸欠乏	脂肪乳化剤を静脈内注入
その他	浮腫	Na含有量を減量，注入速度を遅くする
	うっ血性心不全	注入速度を遅くする，利尿薬
	肝機能異常	著明な場合は中止，軽度な場合は経過観察

② 胃瘻，空腸瘻からの栄養補給

　胃瘻，空腸瘻が造設された場合，今までの生活からは考えもつかないところからチューブが腹部に入り，そこから栄養剤が補給される状況となるため，ボディイメージが変化し，高齢者が悲観的になることもある。

　さらに，チューブが抜けてしまうことへの不安から，体動を自ら制限しすぎて不眠になったり，精神的ストレスを感じることも多い。

　したがって，高齢者には，
・栄養法の効果
・経管栄養が経口摂取への第一歩であること
・チューブ自己抜管の危険性
・固定は厳重にされていること
などについて，わかりやすく説明し，理解を得て不安やストレスを緩和する。

③ 経腸栄養法時の合併症の予防

　経腸栄養法の合併症は，経腸栄養の継続を困難にするので早期発見が重要である（**図表23**）。

●機械的な合併症

　チューブの閉塞，位置異常，抜去などのトラブルは，チューブの位置や注入量を確認するなど，基本的な管理で予防できる。

　特に，経鼻チューブや胃瘻を介した栄養補給の際の胃内容逆流，嚥下性肺炎などもチューブが正しい位置に挿入されていない場合に起こることが多い。

●消化器系，代謝性の合併症

　経腸栄養開始にあたって，すぐに高濃度の栄養剤を投与すると，腹痛，下痢などの消化器症状が出現しやすい。

図表24 高カロリー輸液の基本的な組成

ブドウ糖	・主要エネルギー源 ・1日約2000kcal
アミノ酸	・1〜2g/kg体重 ・非たんぱく熱量(kcal)/N(投与する窒素量：g)＝80〜150 ・侵襲が大きければ一般にNを増やしていく ・病態により減少させなくてはならない場合もある [例]腎不全300〜400，MOF200〜400
脂肪乳剤	・250〜500mL/日 ・必須脂肪酸を補給するだけなら500mL×2/週を末梢静脈から投与する ・100mL/時以下の速度で入れる
電解質	・Na, K, Cl, Ca, P, Mgは，通常の輸液に準じる
ビタミン	・水溶性ビタミン9種類と，脂溶性ビタミン4種類を過不足なく投与
微量元素	・亜鉛，銅 ・クロミニウム，マンガン，モリブデン，セレン，ヨード，フッ素などの微量元素は長期化しないかぎり無視できる

図表25 高カロリー輸液の注入とケア

- 注入量(維持量)は，30〜40kcal/kg/日を基準とし，24時間持続して均等に投与する
- 定期的にボトル(あるいはバッグ)の残量をチェックし，注入速度を調整する
- 輸液中は，滴下数や残量を確認し，閉塞などのトラブルを早期に発見して，正確な輸液につとめる
- 尿糖，血糖，電解質などを頻回にチェックしながら，輸液内容や速度を調整し，合併症の出現を予防する
- 輸液の注入を一時中止する場合には，ヘパリン入り生理食塩水をカテーテル内に注入し，無菌的に栓をしてガーゼで包んで保存する
- 胸腔内，縦隔内への輸液剤の漏れを発見したら，カテーテルに接続してある点滴セットをカテーテル挿入部より下にして排液を図る

原因としては，注入速度が速い，栄養剤の内容(組成，濃度)が高齢者の消化能力に合わないなどが考えられる。

したがって，
- 注入速度は，医師の指示どおりとする。
- 注入時はファーラー位など頭部を高くした体位にして，ゆっくり注入する。
- ＊なお，下痢が強いときは，止痢薬が処方されることもある。栄養剤の腐敗や汚染が原因のこともあるので，取り扱い(清潔保持)に注意する。
- 高血糖，電解質異常などの代謝異常を早期に発見し対処する。
- 途中で体位を変えると，注入速度が変化することもあるので，変換時には必ず滴下調整し直す。

3 中心静脈栄養法(IVH)

中心静脈栄養は，中心静脈に留置したカテーテルを介して，直接血流中に高カロリーの輸液剤を注入する栄養法である。

1 高カロリー輸液剤の理解

高カロリー輸液基本剤(高濃度の糖質に電解質液を組み合わせたもの)に，アミノ酸剤，ビタミン剤，電解質補正剤，微量元素などが種々加えられたものが製造されている(**図表24**)。

＊脂肪乳剤は，他剤と混合すると脂肪滴が大きくなり，フィルターの目づまりの原因になるので，原則的には末梢静脈から投与する。

＊輸液剤をすぐに使用しない場合は，必ず冷蔵庫に保管する。

＊微量の注入やより正確な注入が必要な場合は，輸液用の注入ポンプを使用する。

2 輸液の実際とケア

安全に静脈栄養を行うためには，厳重な無菌

操作によるカテーテル類を含めた輸液システムの管理と，ベッドサイドでの注意深い観察，および検査データの把握が必要である。

また，異常を発見したら，すばやく対応することが重要である（**図表25**）。

●不安やストレスの緩和

高齢者は，中心静脈栄養法が施行されることが理解できなかったり，食事の経口摂取ができないことで「栄養がとれていないのではないか」という不安を訴えたりする。

さらに，チューブによる拘束感と身体可動性の阻害，あるいはチューブ抜去へのおそれから，不眠やストレスが蓄積しやすい。

したがって，高齢者に
・中心静脈栄養とはどういうものか
・なぜ必要か
・どのような効果があるか
・自己抜去の危険性
・体位変換は可能なこと
・栄養剤は医療者側がしっかりと管理していること
などをわかりやすく説明する。

また，不安を表出しやすい雰囲気をつくり，質問があれば丁寧に対応していく。

③ カテーテル留置に関連した合併症

中心静脈栄養法（IVH）では，カテーテル挿入や留置などの手技に関連した合併症，あるいは代謝に関連した合併症が起こりやすい。

●カテーテルの位置異常

カテーテルが長すぎたり，カテーテルを無理に挿入しようとして彎曲したり，ループ状になると，静脈損傷や，カテーテルによる血管の刺激で静脈炎を起こすことがある。

留置カテーテルの長さをあらかじめ確認しておくことと，X線写真で位置を確認することが重要である。

●空気栓塞

カテーテル留置の際に空気が混入することで起こる。この場合，高齢者の呼吸を一時停止させ，すばやくカテーテルを挿入することや，トレンデレンブルグ位をとり，鎖骨下静脈内に血液を充満させておくことで障害の拡大を予防する。

●カテーテル塞栓

カテーテルが途中で切れて，心臓や肺動脈に詰まることをいう。

折り目や，傷のあるカテーテルを使用したときにみられることが多いので，使用前の安全点検が重要である。

●血栓形成

生体にとってカテーテルは異物であるため，長期間の留置によって血栓が形成されやすくなる。血栓は，後述するカテーテル感染の細菌培地となるので，長期間の継続的な留置はできるだけ避ける。

●カテーテル感染

感染は，静脈栄養の継続を困難にするだけでなく，時には高齢者にとって，致命的な敗血症を起こす危険がある。

輸液による感染の原因としては，輸液剤の汚染，不適切なルート管理などがあげられる。

具体的な対策としては，
・カテーテル挿入時の皮膚の消毒を十分に行う
・留置中の定期的なカテーテル挿入部の消毒，ルートの交換を行う
などが必要である。

④ 代謝に関連した合併症

代謝性の合併症は，輸液剤の投与量の過不足や投与速度の変動によって生じることが多い（**図表26**）。

特に，高齢者の耐糖能が低下している場合，高濃度のブドウ糖を大量に投与すると，糖代謝異

常（高血糖や低血糖）や，電解質異常を起こしやすい。

●糖代謝異常

[高血糖] 高濃度のブドウ糖を急激に投与すると，著しい高血糖と脱水をきたし，いわゆる高浸透圧性非ケトン性昏睡に陥ることがある。

これは投与開始初期に濃度の高い栄養を補給したときに起こりやすいので，予防するためには，ブドウ糖の濃度が低い輸液剤からはじめ，徐々に濃度を上げていき，維持量に移行する。

また，投与開始時の観察が安全を確保するうえで重要である。

[低血糖] 輸液を突然中止したり，滴下不良時に低血糖が起こることがある。

投与を終了するときは，徐々に糖の濃度を下げていき，突然中止しない。

低血糖発作時にはブドウ糖5～10g，砂糖10～20gを摂取するか，ブドウ糖の静注を行う。

●微量元素，ビタミンの欠乏

補助的栄養補給が長期に及ぶ場合には，微量元素のなかでも亜鉛の欠乏がよくみられるので，皮疹，しびれ，舌炎などの亜鉛欠乏症状に注意する。また，ビタミンが欠乏すると，口唇炎，皮膚炎，出血傾向などがあらわれる。

●電解質異常

輸液中，リンやカリウムなどの電解質は非常に変動しやすい。また，マグネシウムやカルシウムの欠乏がみられることもある。

したがって，これらの電解質異常による悪心・嘔吐，下痢，知覚異常，痙攣の出現に注意する。

図表26　代謝に関連した合併症

- 高血糖
  高浸透圧利尿
  高浸透圧性非ケトン性昏睡
- 低血糖
- 酸・塩基平衡異常（代謝性アシドーシス，代謝性アルカローシス）
- 電解質異常（Na, K, Cl, P, Ca, Mg）
- 微量元素欠乏（Zn, Cu, Cr, Fe, Mz）
- 必須脂肪酸欠乏
- ビタミン失調
- 肝機能異常

ブドウ糖の過剰投与の影響

エネルギー源として，ブドウ糖投与は不可欠である。しかし，ブドウ糖の過剰投与は，脂肪酸酸化亢進に傾いている生体の状態に抑制的にはたらいて脂肪蓄積の状態を引き起こし，肝臓および末梢組織への脂肪の沈着，肝腫大，黄疸，肝機能障害などの2次的障害を起こす可能性がある。

また，二酸化炭素の排泄量が多くなり，呼吸機能への負担が大きくなる。特に，呼吸状態の悪化している高齢者では，呼吸性アシドーシスを引き起こす危険性も高い。

（文献）

1) 日本静脈経腸栄養学会：静脈経腸栄養ガイドライン　第3版．照林社，2013．
2) 厚生労働省：平成26年　国民健康・栄養調査結果の概要．
http://www.mhlw.go.jp/file/04-Houdouhappyou-10904750-Kenkoukyoku-Gantaisakukenkouzoushinka/0000117311.pdf（2019年2月閲覧）
3) 厚生労働省介護予防マニュアル分担研究班：栄養改善マニュアル改訂版．2009．
4) 「介護保険施設における利用者の口腔・栄養管理の充実に関する調査研究」研究班編：要介護高齢者の口腔・栄養管理のガイドライン2017．

第 **7** 章

尿失禁，排尿困難・尿閉のある高齢者のケア

尿失禁のある高齢者のケア

> **summary**
> - 排尿は，生体の恒常性を保つために不要となった物質を体外に排出するための重要な機能であり，生命維持に不可欠な生理現象である。
> - 排尿は，社会的な規範のもとに行われる行為で，通常，社会が定める場所で自力で行うことが求められる。
> - 排尿の機構は，膀胱壁を伸展させ尿をためる膀胱と，膀胱内圧が高くなっても尿を漏らさないようにする尿道括約筋と神経系のはたらきによって成立する。
> - 尿失禁とは，本人の意思と無関係に不随意に尿漏れが生じる現象をいう。
> - 尿失禁のある高齢者をケアする場合，もっとも重要なことは，高齢者の心理面に十分配慮することである。

Part 1-1 尿失禁のある高齢者へのアプローチ

尿失禁には，意識障害（せん妄）や，膀胱炎，日常生活動作（ADL）の障害，薬剤の有害事象などによる一過性ともいえる機能性の尿失禁と，神経系の障害（図表1，図表2）による神経因性膀胱や下部尿路障害などによる器質性の尿失禁がある。

さまざまな身体疾患は尿失禁の要因となる（図表3）。特に，脳血管障害の回復期の尿失禁は，神経因性膀胱のなかの無抑制膀胱によるものが多い。

高齢者では，器質性尿失禁と機能性尿失禁の両方の要素が複合した尿失禁が多くみられる。

1) 高齢者の尿失禁の特徴

高齢者が尿失禁を起こしやすい背景には，疾患以外に以下のような特徴がある。

●老化に伴う身体諸機能の低下
・膀胱容量の減少
・神経反射の低下による尿意感覚の鈍麻
・膀胱排尿筋・尿道括約筋の緊張力などの排尿機能の低下
・運動機能や認知能力など，排尿行動に必要な身体諸機能の低下

●薬物服用の影響
・利尿薬は尿量を増やし，頻尿や切迫尿意をまねく。
・降圧薬，抗不整脈薬，鎮静薬などは，膀胱や尿道の筋に作用して，膀胱内圧や尿道抵抗に影響を与える。
・睡眠薬は，意識レベルを低下させ，トイレ覚醒が遅れ，さらに薬効で身体がふらつき，トイレまで我慢できず失禁する場合もある。

●手術の影響

- 骨盤内腔の悪性腫瘍の根治的手術（直腸がん，子宮がんなど）に伴う末梢神経の損傷
- 前立腺の手術における尿道括約筋の損傷

などによって，失禁する場合がある。

●その他

便秘，肥満，水分摂取量の増加，嗜好品，女性の場合の閉経などが促進因子となる。

また，入院・入所による生活環境の変化や，入浴，リハビリテーション訓練後の疲労などによって動作が緩慢となったり，本人の意欲，意思などの心理的要因が絡み合って日常生活動作（ADL）に影響を与え，それが尿失禁の促進因子としてはたらくことがある。

2）尿失禁の分類

尿失禁は，次のように分類される（図表4）。
・切迫性尿失禁：突然に激しい尿意が生じ，ト

図表1　神経系の障害による膀胱の状態

無抑制膀胱	・高位の排尿中枢障害 ・尿意を感じると，抑制できずに排尿してしまう
反射または自動性膀胱	・仙髄より上位の脊髄障害 ・突然，反射的に無意識に排尿する
自律性膀胱	・脊髄排尿中枢，および末梢神経の障害 ・尿意が欠如し，自然排尿ができず，腹圧排尿になる
知覚麻痺性膀胱	・脊髄癆，多発性硬化症，糖尿病などによる求心路の障害 ・膀胱知覚が低下し，反射性収縮が欠如する
運動麻痺性膀胱	・脊髄前角炎などによる遠心路の障害 ・膀胱知覚は正常でも，反射性収縮が欠如する

図表2　膀胱・尿道の神経支配

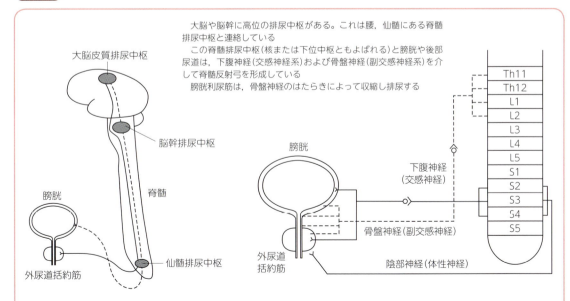

図表3 尿失禁の要因となる疾患

精神疾患	意識障害，認知症，うつ病
脳神経疾患	脳梗塞，脳内出血，脳腫瘍など
脊髄疾患	脊髄癆，脊髄腫瘍，脊髄損傷
泌尿器系疾患	前立腺肥大，前立腺がん，尿道狭窄症
代謝性疾患	糖尿病
感染性疾患	膀胱炎，腟炎，前立腺炎

イレに間に合わず尿が漏れる状態
・腹圧性尿失禁：咳，くしゃみ，運動や重い荷物を持ったときなど，一過性に腹圧の加わったときに尿が漏れる状態
・溢流性尿失禁：尿閉に伴う多量の残尿によって膀胱内圧が上昇し，膀胱から尿が押し出される状態（膀胱内圧が高い状態が慢性化すると水腎症から尿毒症へ移行する危険がある）
・機能性尿失禁：意識障害，認知症，日常生活動作（ADL）の低下などによって尿が漏れる状態

図表4 尿失禁の分類

切迫性尿失禁	・突然に激しい尿意が生じ，トイレに間に合わず尿が漏れる状態 ・膀胱に少しでも尿がたまるとトイレに行くようになる ・1日の排尿回数が多く，昼間10回以上，夜間2回以上の頻尿となる ・1回の排尿量は，200mL以下であることが多い ●原因 　過活動性膀胱：脳血管障害などで中枢神経系が障害されると，排尿抑制が困難となり，膀胱の排尿筋の無抑制収縮（過活動性膀胱）が起こり，尿漏れが生じる 　知覚神経障害：膀胱や尿道の刺激性病変（炎症，結石など）や，知覚神経路の障害によって，膀胱の感覚が過敏となり，尿意が排尿抑制を上回ることで生じる
腹圧性尿失禁	・咳，くしゃみ，運動や重い荷物を持ったときなど，一過性に腹圧の加わったときに尿が漏れる状態 ●原因 　骨盤底筋群の弱化による尿道括約筋機構の障害 　根治的前立腺摘除術に伴う外尿道括約筋の損傷 　末梢神経の損傷 　など，尿道の閉鎖機構の脆弱で起こる
溢流性尿失禁	・尿閉に伴う多量の残尿によって膀胱内圧が上昇し，膀胱から尿が押し出される状態 ・排尿筋の収縮力低下によっていったん尿閉に陥るが，そのあと膀胱から尿が溢れ出てくる ●原因 　閉塞性：尿道の閉塞性疾患（前立腺肥大症など）で起こる 　非閉塞性：糖尿病性末梢神経障害や，腰椎骨折による脊髄の損傷などの神経障害で起こる
機能性尿失禁	・意識障害，認知症，日常生活動作（ADL）障害などによって尿が漏れる状態 ●原因 ・認知症で，トイレの場所や使い方がわからなかったり，トイレに行きたいことを周囲の人に伝えられないために失禁する ・脳血管障害などで身体が自由に動かせず，排尿行為の準備に時間がかかりすぎて，尿漏れを起こす ・医療者のかかわり方（援助のタイミングや援助方法）が失禁の促進因子になることもある

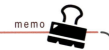

閉経後の女性の失禁

女性の場合，膀胱頸部や尿道壁の粘膜は，性ホルモン（エストロゲン）のはたらきによって，柔軟で多数の入り組んだしわが形成され，尿が漏れにくい構造になっているが，閉経後エストロゲン値が低下すると，柔軟性やしわが消失し閉鎖能力が低下することにより尿失禁が起こりやすくなる。

＊混合性尿失禁：腹圧性尿失禁と切迫性尿失禁が混在する場合を混合性尿失禁という。
＊尿閉は，膀胱に貯留した尿が排出されにくかったり，まったく排出されない状態である。

3）尿失禁による心身への影響

尿失禁は，皮膚を汚染するだけでなく高齢者の自尊感情を低下させ，老いへの否定的な思い込みをもたらす。

さらに高齢者を取り巻く周囲の人々との人間関係を悪化させるきっかけとなったり，高齢者の生活意欲や生活の質を低下させる要因となる（図表5）。

●皮膚の汚染

尿失禁による身体面の影響としては，まず尿による陰部，殿部の皮膚の汚染があげられる。

長時間にわたって尿による湿潤状態が続くと，皮膚は発赤，びらん，かゆみ，あるいは褥瘡の形成につながる。また，陰部，殿部の汚染は，尿路感染を誘発しやすい。

●脱水

高齢者は，加齢に伴い体内総水分量が減少していることから，尿失禁をおそれて水分の摂取を制限すると容易に脱水を生じる。

また，水分摂取を制限し，尿量が減少すると，尿路感染が生じやすくなる（第6章p140参照）。

●精神的ストレス

高齢者の場合は，尿を失禁したことで「排泄もおぼつかない人間になってしまった」という思いへとつながりやすい。

また，失禁したことの羞恥心や困惑，再び失禁するのではないかという恐怖・不安などをもちやすい。

自分の排出した尿の始末を他者に依存する場合は，他者への遠慮，気がね，屈辱感など，さまざまな精神的ストレスが生じる。

さらに，尿を失禁したことで他者に叱られたり，ぞんざいに扱われることで自尊感情を低下させ，それが不穏や興奮など，精神症状が出現する引き金となることもある。精神的ストレスが続くと，これらを回避するために自らの感情を閉ざし，無関心となったり，うつ状態をきたすこともある。

●睡眠障害

尿が漏れることへの不安や，尿失禁に伴う不快感から，中途覚醒し，睡眠が十分にとれずに生活リズムが破綻する危険性がある。

睡眠不足は，体力を消耗させ，潜在化していた健康障害を引き起こし，全身状態の低下につながる場合もある。

●社会生活の制限

病院・施設など集団で生活する場において尿臭などの問題が発生すると，人間関係に悪影響が及ぶ。

また，身体的に十分に社会活動が可能な高齢者でも，尿失禁に対する不安や心配，あるいは自尊感情の低下により，社会活動から身を引いてしまったり，人との交流を避けてしまうことがある。

●閉じこもり，活動性の低下

尿失禁では，尿臭に対する気遣い，頻回の下着交換，トイレ通いの億劫さなどから，自ら活動を制限し，閉じこもりがちとなる。

尿失禁による不快感を軽減したり，介助の手間を省くためにおむつに頼りすぎると，寝たき

図表5　尿失禁による心身への影響

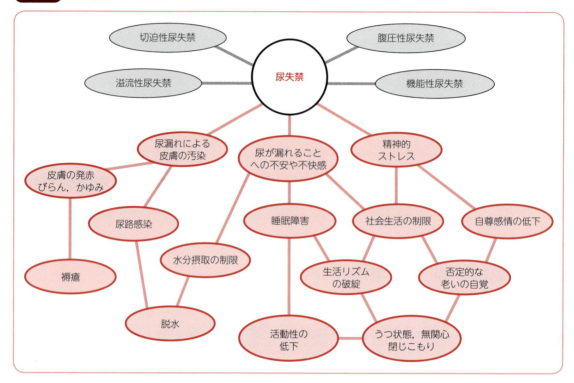

4 尿失禁の把握

尿失禁がみられた場合は，身体面だけでなく，尿失禁が生じている背景，尿失禁から派生する影響や，諸問題を正確かつ具体的にとらえることがケアの前提となる。

したがって，まず
・排尿を1人で行えるのか
・尿失禁への具体的な援助方法
　などについてアセスメントする。
　また，
・高齢者が尿失禁をどのように受け止めているのか
・尿失禁が日常生活や社会生活にどのような影響を及ぼしているのか
といった心理・社会面もアセスメントする。

① 排尿記録の作成

1回の排尿から次の排尿まで1時間以上の間隔があれば，膀胱と尿道括約筋機能はある程度保たれていると考えられ，誘導により尿失禁を改善できる可能性が高い。

それには，排尿記録表などを活用して1回の排尿量を知ることで，膀胱内にどのくらい尿がためられるか，膀胱容量の目安を知ることができる（図表6）。

また，尿量や状況を知ることでも，容量の範囲や尿失禁のタイプをアセスメントすることができる。

さらに，トイレ排尿誘導の時間を予測したり，尿失禁の影響を最小限にとどめるため，尿失禁しないで過ごせる時間や条件を把握することで，日中の活動や休息（気分転換など）などの場や機会を検討する目安にもなる。

なかには，深夜の不眠，せん妄状態などの精神の不安定と排尿との関係がわかる場合もある。

> **ケアのone point**
> 排泄は，プライベートな行為であり，高齢者にとって答えにくい事柄も多い。したがって，高齢者が安心して質問に答えられるようにプライバシーを守れる場所や時間を設定し，リラックスして質問に答えられるように配慮する。

(2) 排尿にかかわる日常生活動作（ADL）・認知能力の把握

脳卒中後遺症や認知症のある高齢者では，歩行動作，寝衣への着替え，ベッドの寝起きなどの動作や，会話の状況から排尿の自立にかかわる運動能力や認知能力を判断し，機能性尿失禁の有無を把握する。

認知症については，第1章参照。

(3) 尿検査

尿の性質や成分とともに，血球や細菌の有無を把握する。

(4) 超音波検査

・排尿後の膀胱内の残尿量を把握する。
・残尿量が多い場合は，溢流性尿失禁を疑う。

図表6　排尿機能のアセスメント項目

・排尿回数・間隔，失禁の回数・間隔
・排尿量（1回量，1日量）
・尿の出方（勢い，1回の排尿にかかる時間）
・尿意の有無，尿意の抑制（可能か不可能か）
・排尿に伴う自覚症状（疼痛，残尿，尿閉）
・尿の性状（色，におい，混濁，浮遊物）
・尿失禁の状況（時間的特徴：1日中か，夜間集中か）
・排泄にかかわる運動能力（歩行，手の巧緻性）

・男性の場合は，超音波検査をもとに残尿量，および前立腺の大きさを判断する。

近年では，小型で簡易な残尿測定器が出てきている。導尿での残尿測定は正確な数値は得られるが，カテーテルの挿入による感染のリスクや疼痛を伴い，高齢者に羞恥心を抱かせる。一方，残尿測定器の場合，これらの侵襲がなく簡単に計測でき，高齢者本人と医療スタッフが残尿の程度を数値で共有できる。

現在用いられている残尿測定器として，
ゆりりん®やリリアムα-200，BladderScan® BVI6100，BioCon CUBEscan™ 700 Bladder Scannerなどがある。

Part 1-2 エビデンスに基づくケアの展開

1) ケアの目標

　尿失禁のある高齢者をケアする場合，もっとも優先することは，高齢者の心理面，特に自尊感情と，プライバシーに配慮することである（図表7）。また，特に高齢者では，加齢による身体機能の低下や慢性疾患を複数もっている場合が多い。尿失禁によって寝たきりなどを誘発しないように援助する。

　そのためには，まず病態をしっかりと把握し，そのうえで薬物治療や外科治療などの適応となる失禁や，原疾患を治療することで改善できる失禁は，早期に治療が受けられるように援助する。特に，腹圧性尿失禁や切迫性尿失禁は，訓練によって尿失禁の改善が図れる場合もある。

　尿失禁の原因が脳血管障害などによる機能性尿失禁であれば，運動能力や認知能力の欠如がみられても，排尿誘導や排尿環境の整備，残存機能の活用などよって，排尿の自立を目指すことができる。

　この際，ケアとして特に注意することは，尿失禁の改善のみに目を向け，トイレ誘導を生活の中心におくことのないようにかかわっていくことである。

　また，失語症のために尿意があっても意思表示ができずに失禁してしまう場合がある。コミュニケーションのとり方を工夫し，尿失禁に迅速に対応していくことが重要である。

　尿失禁の改善が難しい場合は，尿失禁用具の活用のしかたなどを説明する。

　いずれにしても，入院・入所が尿失禁に影響を及ぼす可能性があるので，入院・入所時の排尿環境などについてのオリエンテーションは重要である（図表8）。

図表7　尿失禁のある高齢者のケア

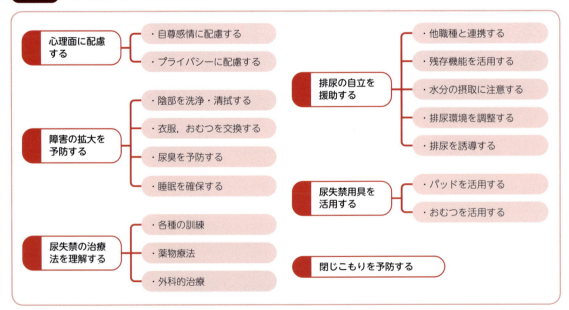

> **第7章** 尿失禁，排尿困難・尿閉のある高齢者のケア

図表8　オリエンテーションの内容

- ・トイレの場所や設備
- ・排泄用具の使用方法
- ・デモンストレーションを取り入れた排泄の方法の説明
- ・後始末の仕方についての説明
- ・スタッフを呼ぶタイミングの説明
- ・夜間の排尿誘導への了解（夜間突然起こされることによる驚きや不快を最小限にするため）
- ・就眠前の水分制限
- ・身体の保温
- ・リネン類の取扱い

2）心理面に配慮する

　排尿行為は，その人の属する社会で決められたルールにかなっていないと，その人は他者から疎外され排除されることになる。

　そのため，本人は尿失禁とわかっていても，他者に知られることをおそれるので，本人は「排尿くらい自分でできますよ」と言っていても，近くに寄ると尿臭がすることがある。

　こうした場合，ケアを担当する人のなかには，失禁していることを大変な事態が生じたかのようにふるまったり，やっかいそうな態度を示す人もいる。また，入院・入所したばかりで，ケアする側との人間関係が十分築けていない段階で，尿失禁による下着の汚染を突然指摘して，自尊心を深く傷つけることもある。

　ケアする側は，高齢者の心理面に配慮し，入院時のオリエンテーションとともに，身体の清潔保持，下着・リネン類の工夫，洗濯物の取り扱いに関する調整などを行う。

　ケアに対し，拒否反応や興奮などがみられた場合には，安易に問題行動と決めつけず，ケアする側の対応のあり方を検討してみることが大切である。

3）障害の拡大を予防する

① 陰部を洗浄・清拭する

　失禁後は，陰部を温湯，または，蒸しタオルで清拭し，尿を除去することで，尿臭を緩和し，それと同時に皮膚障害を予防する。できれば，1日1回は陰部洗浄を行う。

② 衣服，おむつなどを交換する

　尿により汚染された衣服やシーツ，おむつはすぐに交換する。なお，臥床中の高齢者のおむつを交換する際は，必ず掛け布団や毛布に手をかける前に声をかける。

　なお，相部屋の場合には，カーテンをきちんと引くなど，プライバシーに配慮する。

●おむつの当て方

　おむつのビニール面が，直接皮膚に当たり，皮膚が刺激を受けると，皮膚炎を起こすことがあるので，しわをつくらないように注意する。

- ・男性では，尿が漏れないように陰茎を尿とりパッドで包み，前部を厚くする。
- ・女性の場合は，尿が後ろに漏れないように殿部のほうを厚めに当てるか，尿とりパッドを当てる。
- ・陰部や腹部，股関節を圧迫しないように注意する。

●おむつ交換時の全身状態の観察

　おむつ交換時には，以下の身体状況を観察する。

- ・腹部や背部の様子，特に褥瘡は発赤の時点で発見する。
- ・下肢のむくみの有無をチェックする。
- ・おむつ交換時に身体に触れることで発熱などを発見する。

③ 尿臭を予防する

　尿で汚染された衣類や，リネン類を放置しておくと，すぐに尿臭がするので，できるだけ早

179

図表9　尿失禁の分類に合わせた治療とケア

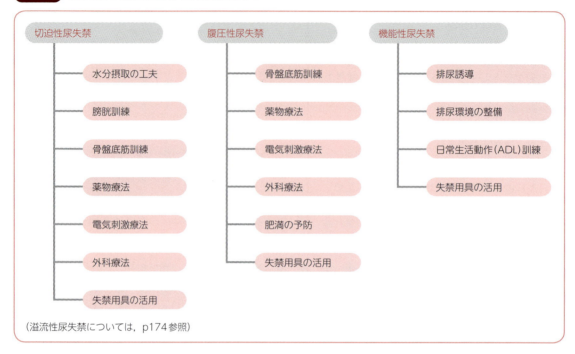

(溢流性尿失禁については，p174参照)

く片づけ，洗濯する。また，室内換気に気をつける。消臭剤を利用するのもよい。

④ 睡眠を確保する

睡眠中の排尿が気にならないように排尿記録を分析，就寝前の水分摂取を控え，かつ排尿前に尿器やポータブルトイレを用意しておく。

また，失禁用具を使って，安心して就眠できるように配慮する。

4) 尿失禁の治療法を理解する

① 各種の訓練(図表9)

● 骨盤底筋訓練

骨盤底筋訓練は，主に腹圧性尿失禁，切迫性尿失禁の高齢者に適応される(専門医の診断と指示による)。

方法は，腟ないし肛門を「締める」「ゆるめる」を繰り返すことにより，自分で意識しなくても，尿道や肛門の一帯に分布する骨盤底筋群の緊張力を強くしていく。

訓練の効果は，早い場合で1か月くらい，遅い人で3か月くらいであらわれる。

訓練の実施にあたっては，高齢者が訓練の必要性を理解し，訓練が高齢者自身にとって重要であることを納得し，継続してみようという気持ちで訓練に入ることが大切である。

まず，高齢者には
・骨盤底筋群の解剖
・なぜ尿失禁が生じるのか
・骨盤底筋の脆弱化を促進させる因子
・骨盤底筋訓練の効果
などについて説明する。

その際，専門用語はできるだけ避け，高齢者の理解しやすい言葉で説明をする。

イラストやパンフレット，動画を用いながら説明すると効果的である。

腹部や大腿に力を入れさせないようにして，感覚としては腟周囲の筋肉や肛門括約筋を中へ引き込むようにして収縮させる。たとえば，10秒間筋肉の収縮を持続させ，10秒間弛緩させるようなトレーニングを1日に30〜80回，少なくとも8週間継続する[1]。

第7章　尿失禁，排尿困難・尿閉のある高齢者のケア

●膀胱(再)訓練法

切迫性尿失禁の原因となる疾患によって膀胱容量が減少している場合には，ちょっとした膀胱の伸展受容体への刺激でも尿が漏れてしまう。

このような場合，尿意の有無にかかわらず一定の時間間隔で排尿し，徐々に間隔を延長することで，膀胱の緊張と尿意の関係を再獲得する訓練を行う。

② 薬物療法

尿失禁に対して，以下のような薬剤が使われる。

①無抑制膀胱収縮の抑制による切迫性尿失禁の改善，膀胱容量を増加させる薬剤
・副交感神経遮断薬：硫酸アトロピン，塩酸オキシブチニンなど
　塩酸オキシブチニンは副交感神経遮断作用以外に，平滑筋直接弛緩作用もある。
　薬物有害事象として，口渇，便秘，眼調節機能障害，眼圧亢進，精神症状などがある。
②膀胱平滑筋全体に抑制的に作用する筋弛緩薬
・塩酸フラボキサートなど
③尿道の活動性を高める薬剤
・α刺激薬：塩酸エフェドリンなど
・β遮断薬：塩酸プロプラノロールなど
・三環系抗うつ薬：塩酸イミプラミン
　塩酸イミプラミンは，神経終末においてノルアドレナリンの再吸収を抑制する結果，尿道においてα受容体を刺激し閉鎖圧を上昇させる一方，β受容体の刺激，抗コリン，あるいは直接的作用により筋弛緩を起こすことによって，膀胱容量を増加させる。薬物有害事象には，起立性低血圧，眠気や意欲低下，抗コリン作用などがある。

医師の処方に従うとともに，薬物有害事象の出現に注意を払う。

③ 外科的治療

切迫性尿失禁の原因となる膀胱疾患に対する

手術として，
・腸管を利用した膀胱拡大術
・膀胱壁切断術
・膀胱除神経術
などの方法がある。

このうち，腸管を用いた膀胱拡大術は，膀胱容量を増加させ，内圧を低くする点で成果が期待できる。

⑤ 排尿の自立を援助する

尿意が残されている機能性尿失禁で，おむつをしているような場合，積極的なケアを展開することで，おむつをはずし，高齢者自身の力で排尿をコントロールする，いわゆる「排尿の自立」が得られる可能性がある(**図表10**，**図表11**)。

ケアとして具体的には，意識が正常であればおむつをはずし，高齢者が快の刺激を体験できるように援助する。

その際，いきなりおむつをはずしたり，新たな排泄方法を導入することは，失禁への不安やおそれ，混乱を生じさせる。

したがって，まず，高齢者が入院・入所という生活環境の変化に適応したあとで，高齢者の排尿の自立に必要な日常生活動作(ADL)などをアセスメントしたうえで，ケア方針(排尿誘導，尿器の活用など)について十分に説明し，高齢者が了解してから排尿の自立に向けた援助をすすめていく。

なお，排尿の自立はすぐには得られないことが多い。焦らずに週単位，月単位で段階的にはたらきかけていく。

① 他職種と連携する

尿失禁の原因や状況が異なるように，高齢者を取り巻く経済的・人的資源などは一人ひとり異なる。

したがって，排尿の自立には，医療・福祉の各分野の専門性を統合したチーム体制を強化してのアプローチが重要となる。

特に病院・施設などでは，治療や訓練に伴う

図表10 機能性尿失禁に対する看護の展開

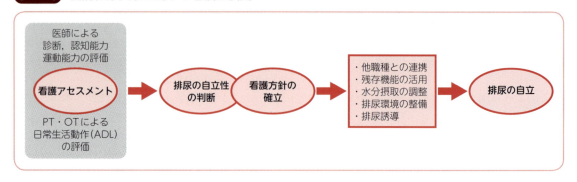

図表11 機能性尿失禁高齢者の排尿自立のための条件

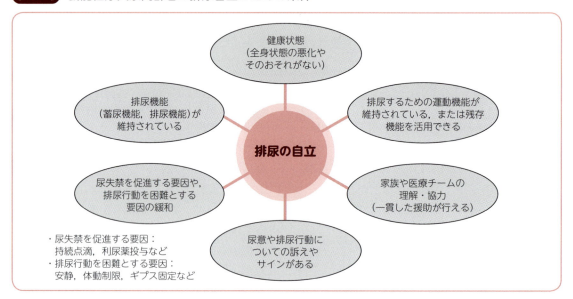

高齢者の拘束時間と尿失禁との兼ね合いを検討し，排尿時間や尿失禁を気にせず治療や訓練に集中できるよう，訓練中のトイレ誘導やケアのあり方をPT，OTなどと相談し連携する必要がある。

(2) 残存機能を活用する

脳卒中後遺症の高齢者の場合は，機能訓練の進度に合わせ，残存機能を活用して排尿の自立を図る。
①麻痺側手指の筋力や巧緻性が回復してきたら，高齢者に陰部を拭いてもらったり，トイレの水洗レバーを自分で押すように誘導する。
②歩行機能の回復に伴い車椅子から歩行介助による移動方法へと切り替えていく。

(3) 水分などの摂取に注意する

アルコール，コーヒー，過剰な水分の摂取は膀胱の伸展受容体を刺激し，頻尿，尿意切迫などにより尿失禁を引き起こすので避ける。

夜間の水分摂取量については，排尿記録をもとに，就寝前の水分摂取と排尿の関係を分析し，睡眠中の排尿回数が少なくするように調整する。

第7章　尿失禁, 排尿困難・尿閉のある高齢者のケア

図表12 安全・安楽に排尿ができる環境の整備

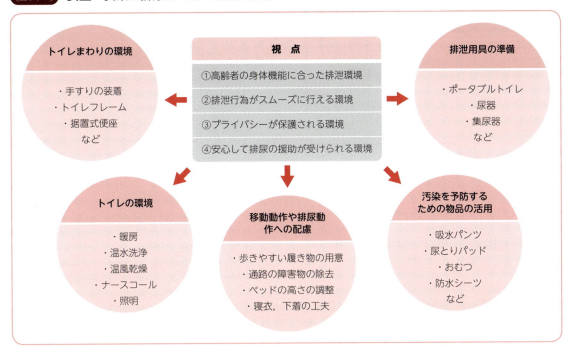

④ **排泄環境を調整する**

日常生活動作（ADL）の低下によって失禁しないように，排泄環境を整備することは，排尿の自立を図るうえでとても重要である（**図表12**）。

● **ポータブルトイレを活用する**

昼間は，普通のトイレを使用し，夜間のみポータブルトイレを使用する場合もある。
・使用前に，ズボン，下着の上げ下ろしができるかどうか，後始末ができるかどうかをチェックする（できない場合は介助する）。
・転倒に注意する（立位から座位になる場合，バランスをくずして転倒することが多い）。

⑤ **排尿を誘導する**
● **排尿誘導の方法**

脳卒中後遺症や認知症による軽度の意識障害や記憶障害によって，身体が動かなかったり，排尿をどうすればよいのかわからなかったりして尿失禁する場合は，3〜4日間，2〜3時間おきに排尿を誘導して，飲水量（輸液量）と排尿量の関係（排尿パターン）を把握し，排尿記録をつける。

そして，排尿記録を参考に，高齢者の身体機能や生活状況を踏まえ，時間がきたらトイレに誘導し，尿意がなくても，声をかけたり，水を流すなどして排尿を促す。

つまり，飲水や食事の時間や量を一定にすると，排尿の時間が推測でき，排尿の誘導もしやすくなる。

ちなみに，高齢者にとっては，排尿に適した場所で適切に排尿するという刺激が，排尿の意識を高め，自然排尿につながり，しかも，それが刺激となって意識障害そのものが改善することもある。

● **排尿誘導の際の注意**

高齢者の生活を無視した一方的な排尿誘導にならないようにすることが重要である。なぜなら，たとえ排尿の自立のためとはいえ，頻回な排尿誘導は，高齢者の不快や不満を高める可能

図表13　おむつ使用時のケアの原則

・人格を尊重する
・プライバシーを守る
・不必要な動作を避ける（手早く行う）
・肌に当たる部分にしわをつくらない
・身体を締めつけないように当てる

図表14　おむつ使用のメリットとデメリット

おむつ使用のメリット

・尿漏れに対する高齢者の不安が軽減される
・十分な睡眠を確保できる
・下着や寝衣の汚染の予防
・皮膚の湿潤を防ぐ
・尿臭を防止する

おむつ使用のデメリット

・安堵感からおむつに依存し，排泄の自立への意欲が低下する
・おむつの着用によって活動性が低下する
・心理的ショックや動揺が強い

性があるからである。

　特に，排尿誘導のために何らかの生活行動を中断させる場合には，時間の再調整が可能なのか，その場の状況や高齢者の表情，訴えなどから判断していく。また，排尿誘導と，その他の生活行動（食事，入浴，散歩など）を切り離さず，一連の行動を順序よく組み合わせることで，高齢者の生活動作の負担や気分をやわらげることが大切である。

⑥ 尿失禁用具を活用する

　尿意のまったくない高齢者では，排尿時間帯や尿量をチェックし，おむつをしたままで少しでも快適な生活が送れるように配慮する。

　たとえば，排尿の少ない時間帯には，運動の妨げにならないように，リハビリパンツや小さめの尿とりパッドで対応する。

　夜間は，一般に排尿量が増加するので，就寝前の水分摂取は控え，また，吸収量の多い紙おむつを使用し，排尿のために睡眠が妨げられないようにする。

① パッドを活用する

　排尿記録により，1回の尿漏れが少量の場合にはパッドを選択する。

　パッドには，男性用，女性用，男女兼用がある。

　尿の吸収量は，少量〜尿を複数回分吸収するものまで多岐にわたる。

＊ごく少量の漏れならば，ライナータイプのも

のがある。

　パッドを座位で交換する場合には，立ち上がらずに前を開くことができるズボンやスカートにする。

② おむつを活用する

　高齢者に尿失禁がみられる場合には，おむつを使用するが，安易なおむつの使用は，高齢者の自尊心を傷つける（図表13）。また，高齢者の場合には寝たきりを引き起こすきっかけとなったり，健康状態をより悪化させる原因となりかねない。

　したがって，おむつを使用する際は，メリットとデメリットを検討し，慎重に判断する（図表14）。

●おむつの使用の適応

・尿漏れのある人が，「尿漏れが心配だから，おむつをつけて外出しよう」というように，

第7章　尿失禁，排尿困難・尿閉のある高齢者のケア

生活範囲を広げる際には，積極的に使用したほうがよい。

・治療が不可能な完全失禁で，介護環境，用具環境，経済環境を整備しても改善の可能性がない場合には，おむつは生活上の有効な手段となる。

・排泄のコントロールをつける段階として一時的に使用する場合(たとえば，術後などの一時的な失禁状態から回復する過程で使用する場合)もある。

● おむつ製品の選択

トイレ歩行やポータブルトイレの使用の困難な人に対しては，全開型のおむつが使われる。

おむつの着用が長期に及ぶ場合には，排泄記録などを把握したうえで，形(平型，ひょうた

ん型，テープつきパンツ型，リハビリパンツなど)，サイズを選択する。

[紙おむつ]　紙おむつは，介護者の作業性に加え，保水性(吸水ポリマー併用)，衛生面での付加価値が高い。尿の吸収量は，メーカーによって異なるので，表示をよくチェックして，高齢者に合ったものを選択する。

近年は，おむつの開発が進み，機能性が高まっている。リハビリパンツは，外見に響かないかなり薄型のものが出てきていたり，高齢者が介助を受けず自己で上げ下ろしができる伸縮性の優れたもの，介護者の利便性を考慮し，パンツタイプであるがサイドでテープの固定ができ，交換時にズボンをすべておろす必要がないように工夫されたものも出てきている(**図表15，図表16**)。

図表15　日常生活動作(ADL)に合わせてのおむつの活用

日常生活動作(ADL)	ひとりで歩ける	介助で歩けるひとりで立てるひとりで座れる	介助で立てる介助で座れる	寝て過ごす
排泄ケアのパターン	・自分でトイレに行ける ・言葉かけや見守り，トイレ同行している	・トイレに誘導している ・ポータブルトイレに誘導している	・(トイレやポータブルトイレで)立っておむつを交換している ・(トイレやポータブルトイレで)座っておむつを交換している	・寝たまま尿器・便器を使っている ・寝たままでおむつを交換している
排泄する場所	トイレまたはポータブルトイレ(ほとんど成功している)	トイレまたはポータブルトイレ(時々失敗する)	ほとんどおむつ(たまにトイレやポータブルトイレでできることがある)	すべておむつ，または尿器，便器
交換するときの姿勢	立って，または座って自分で替える	立って，または座って介助で替える	つかまり立ちで，または寄り掛かって座って介助で替える	(ベッドに)寝た姿勢で替える
下着・おむつの種類	布の下着	リハビリパンツ		フラットな紙おむつ

(排泄ケアナビ．http://www.carenavi.jp/basic/omutsu/choice/disease.html (2019年2月閲覧) を参考に作成)

図表16　おむつ製品の選択の際の条件

おむつ製品の状態	高齢者の状態
①肌ざわり	⑨1回の尿量
②保水性	⑩起き上がれるか
③透湿性	⑪股関節の開閉度
④重さ	⑫鼠径部の状態
⑤大きさ	⑬手先の自由度
⑥柔軟さ	
⑦耐久性	
⑧経済性や作業性	

7) 閉じこもりを予防する

　退院後は，高齢者は自宅や施設などへ生活の場が変わる。

　そのため，せっかく獲得した排尿の自立が，生活の場や援助者などが変わることで，もとに戻る可能性がある。また，おむつの着用を余儀なくされ，皮膚の汚染で皮膚障害が起きることもある。

　高齢者の介護に関しては，介護者や施設側の都合によってケアの質が変化しないように，高齢者の排泄に関するケアの一貫性，継続性がもてるようにする。

　失禁による閉じこもりを予防するためには，散歩や買い物，社会活動への参加などの外出を可能なかぎり促す。

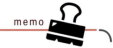

おむつの医療費控除

　紙おむつは，1枚1枚は安いが，毎日使用するものなので，積み重なるとかなり大きな額となる。よって，医療費控除や各自治体の助成金を有効活用するとよい。

　医療費控除とは，医療費の合計が年間で10万円を超えた場合や，所得金額の5％を超えた場合に，申告によって税金の一部が戻る制度のことである。医師が必要と認めた紙おむつや失禁用尿とりパッドなど(疾病により，約6か月以上寝たきりで，医師の治療を受け，おむつを使う必要があると認められた場合に限る)は，医療費控除の対象となるので，領収書は保管しておこう。詳しくは近隣の税務署に問い合わせること。

　また，市町村等の自治体によっては，独自におむつの助成制度を設けている地域もあるので，窓口に問い合わせてみるのもよい。

第7章　尿失禁，排尿困難・尿閉のある高齢者のケア

② 排尿困難・尿閉のある高齢者のケア

summary

- 尿意はあっても，なかなか円滑に排尿できない状態を排尿困難という。排尿困難が悪化すると尿閉となる。
- 尿閉とは，膀胱内に十分な尿量がありながら，自然排尿がみられない場合のことをいう。
- 尿閉では，顔色は真っ青になって，ダラダラと冷や汗が流れ，下腹部の突き刺すような痛みを訴え，七転八倒の苦しみをみせる。この場合は，緊急の対応が必要である。
- 尿道の観察・検査，治療が行われる際は，羞恥心への配慮を忘れてはならない。

Part 2-1 排尿困難・尿閉のある高齢者へのアプローチ

1）排尿困難・尿閉の分類

●排尿困難

排尿開始の遅延（遷延性排尿）と，排尿時間の延長（苒延性排尿）がある。

●尿閉

尿閉には，いかに努力してもまったく排尿できない完全尿閉と，尿の一部を排泄できる不完全尿閉がある。

2）高齢者の尿路系の疾患の特徴

高齢者では，老化による排尿機構の神経や筋力の低下により，排尿困難になることもある（神経系の障害により起こる排尿障害を神経因性膀胱とよぶ）。

また，加齢により膀胱そのものの弾力線維が乏しくなって硬くなり，尿量に合わせて大きさが変化しにくくなり，膀胱容量が減少し，排尿困難が起こることがある。

これに加えて，特に男性の場合は，前立腺に加齢の影響が強くあらわれ，いわゆる前立腺肥大症がみられるようになる。また，70歳以上では前立腺がんの発生が増えてくる。

さらに，前立腺炎も排尿困難・尿閉の原因となることが多い（図表17，図表18）。

●前立腺肥大症

前立腺内腺（尿道周囲腺）に血管や結合線維の増加に腺上皮増生が加わって腺腫様の小結節ができ，前立腺が肥大してくる。

排尿困難などの症状は，肥大した前立腺組織が尿道を圧迫することにより起こる。

経過は，一般に第1期（膀胱刺激期），第2期（残尿発生期），第3期（慢性閉塞期）に分けられる。なお，初期であっても，飲酒，長時間の座位保持，便秘，極度に緊張したときに悪化し，急性完全尿閉になることがある。

187

図表17　前立腺の位置

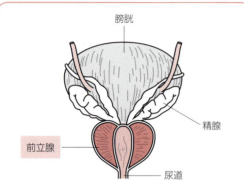

前立腺は，膀胱の下に位置するクルミ大の臓器で，尿道を取り囲むような状態にある

図表18　排尿困難・尿閉の原因

①前立腺肥大症
②前立腺炎
③腹壁に手術創をもつ場合の仰臥位排尿
④膀胱炎や膀胱結石による膀胱頸部の狭窄・閉塞
⑤尿道の狭窄や膀胱の圧迫を伴う腫瘍
⑥尿道外傷による尿道断裂
⑦神経因性膀胱 ・脊髄損傷：脊髄外傷，脊髄腫瘍，脊髄炎，多発性硬化症など ・大脳皮質，大脳皮質下障害：脳出血，脳腫瘍，脳外傷など ・末梢神経障害：骨盤腔内手術後の膀胱機能不全，末梢神経炎など

● 前立腺炎

前立腺炎の原因は，細菌性と非細菌性に分類される。高齢者では，通過障害やカテーテル留置に合併した尿路感染症に続発する2次的な細菌感染性の前立腺炎が多い。

急性では，高熱などの全身症状と局所症状も強い。前立腺結石・肥大症が原因となり得る。高熱を発するので，入院が必要となる。

● 前立腺がん

前立腺の細胞が正常な細胞増殖機能を失い，無秩序に自己増殖することにより発生する。前立腺がんは，ほとんどが高齢の男性にみられる。その約90％は男性ホルモンが進行を早める。

● 神経因性膀胱

膀胱，尿道や外括約筋などを支配する神経系が障害されたときに生ずる尿道収縮不全（麻痺），あるいは尿道括約筋協調不全による排尿異常を総称して，神経因性膀胱という。

神経系の障害によって生じる尿路の知覚障害や運動障害に尿路の組織的な変化が加わって，さまざまな症状が単独または複数であらわれる。たとえば，排尿困難と，尿失禁を同時に認めるといったような状態を示す。

3）排尿困難・尿閉による心身への影響

● 頻尿

排尿困難に伴う頻尿は，膀胱容量の絶対的あるいは相対的な減少による（図表19）。

これは，
・老化による膀胱排尿筋の筋力低下
・放射線療法後の萎縮膀胱
・腫瘍による膀胱の圧迫

などが原因で起こる。特に夜間の頻尿は，睡眠を障害する。

● 尿失禁

前立腺肥大症の初期には，切迫性尿失禁がみられる。さらに尿道狭窄が進み尿閉になると，膀胱に尿が充満したあと，尿が漏出してくる。これを溢流性尿失禁という。

また，脊髄損傷では，排尿反射の障害により尿閉となるが，その後は失禁がみられる。これを反射性尿失禁という。

図表19 排尿困難・尿閉による心身への影響

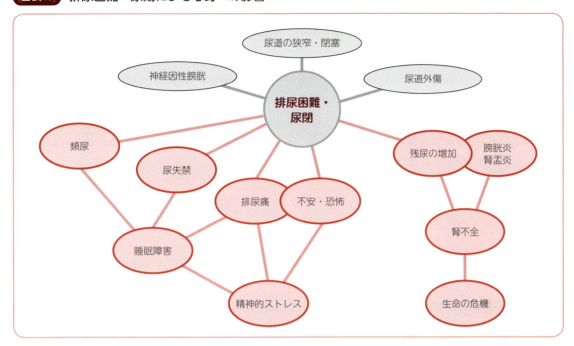

●排尿痛

排尿困難の際に生じる排尿痛には，
- 排尿がはじまるときの排尿筋の攣縮によって起こる初期排尿痛
- 尿が尿道から排泄されるときの排尿時排尿痛
- 排尿の終末時に内・外括約筋が収縮したときに起こる終末時排尿痛

がある。また，尿閉による痛みは，激烈で，いわゆる七転八倒の苦しみとなる。

●残尿の増加

排尿困難状態では，残尿量が増加する。残尿は，膀胱において細菌を増殖させ，膀胱炎や腎盂炎を引き起こし，それが腎不全をまねく原因となる。

●腎不全（腎後性腎不全）

尿路が閉塞することによって起こる腎不全を腎後性腎不全という。腎不全は，代謝性アシドーシス，尿毒症などにより多彩な症状を引き起こし，生命の危機につながる。

●精神的ストレス

排尿困難・尿閉では，急激に尿が出なくなることで不安が生じる。頻尿，尿失禁，排尿痛などによって睡眠障害になると，精神的ストレスが増強する。

急性腎不全では，食事，飲水の制限が必要となり，これが強い精神的ストレスとなる。

4) 排尿困難・尿閉の把握

(1) 排尿困難の訴え，観察

頻回に尿意を訴える場合には，排尿困難，残尿などが予測される。

まず，①排尿感覚の有無，②残尿感覚の有無，③1回排尿量と残尿量，④1日の排尿回数，⑤尿失禁の有無などを把握する。

また，水分が補給されている状態にもかかわらず，突然尿量が減り，頻尿となったり，反対にまったく尿意が欠如し突然失禁した場合には，尿閉を疑う。その際は，下腹部の膨満感や圧痛の有無などを把握する。

排尿痛と同時に尿意促進，残尿感などを伴う

ものは，膀胱の病変が考えられる。

一方，排尿時のしみるような痛みは，尿道や外陰部の病変によるものと考えられる。

② 直腸指診

肛門から直腸の中に指を入れ，前立腺の状態を調べるのが直腸指診である。

これは，指の感覚により前立腺のかたさや周囲との境界，骨盤後壁部および骨盤側壁部の状態などを把握する。

③ 膀胱造影

膀胱造影は，膀胱尿管逆流（VUR），神経因性膀胱，膀胱がん，あるいは膀胱瘻などの診断に不可欠の検査である。一般には，ネラトンカテーテルを膀胱に挿入し造影剤を注入する逆行性膀胱造影が行われる。

④ 尿道・膀胱造影

尿道狭窄や前立腺病変を診断するために行われる。外尿道口から尿道注入器や浣腸器または尿道造影用カテーテルを使用して，尿道内に造影剤を注入して撮影する。

⑤ 内視鏡検査

尿道，膀胱，上部尿路の病変を直接観察する必要があるときには，内視鏡（膀胱鏡，尿道鏡）が用いられる。

第7章　尿失禁，排尿困難・尿閉のある高齢者のケア

Part **2-2** エビデンスに基づくケアの展開

図表20　排尿困難・尿閉のある高齢者のケア

```
尿道にカテーテルを挿入し，     ・尿道カテーテルによる導尿の適応
導尿する
                          ・尿道カテーテルの留置 ─── ・カテーテルの固定
                                                  ・蓄尿袋との接続と固定
                                                  ・尿の流出の確認
                                                  ・尿意・疼痛への対処
                                                  ・尿の性状，カテーテル内の沈着物の確認
                                                  ・水分の補給
                                                  ・陰部洗浄の励行
                                                  ・残尿量を減らすための工夫

                          ・尿道カテーテルの抜去 ─── ・カテーテル抜去時の尿道損傷に注意
                                                  ・カテーテル抜去後の排尿確認

膀胱瘻を造設して，排尿を     ・カテーテルによる導尿とケア上の注意
促進する
                          ・ストーマ造設とケア上の注意 ─── ・蓄尿袋（パウチ）の装着
                                                        ・ストーマ周囲のスキンケア
```

1）ケアの目標

　尿閉で緊急を要する場合は，下腹部から膀胱に直接針を刺して（膀胱穿刺）導尿する処置がとられる。

　排尿困難が軽度の尿道狭窄によるものであれば，尿道ブジーを用いて尿道を拡張する。病態によっては，膀胱瘻の造設など，新たな尿道が形成される。

　また，尿道にカテーテルを留置する処置が原因疾患に対する治療と同時に行われることがある。高齢男性に多い前立腺肥大症の治療法は，病態によって決められる。

　ケアとしては，これらの処置が安全に行われるように援助する（**図表20**）。

2）尿道にカテーテルを挿入し，導尿する

① 尿道カテーテルによる導尿の適応

　前立腺肥大症や，糖尿病性神経障害などによる尿閉に対しては，尿道カテーテルによる導尿が絶対的適応となる（**図表21**）。

　尿道カテーテルによる導尿には，尿道にカテーテルをそのまま留置しておく方法と，状況に合わせて導尿する間欠的導尿法がある。特に，意識障害により尿意が訴えられなかったり，正確な水分出納の管理が必要なときには，尿道にカテーテルを留置して排尿を管理する。

② 尿道カテーテルの留置
●尿道カテーテル留置の際の注意点

　医療者にとっては，尿道カテーテル留置は排尿を管理しやすい処置であるが，高齢者にとっては苦痛を引き起こす原因となる。

191

図表21　カテーテルの種類

ネラトンカテーテル

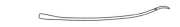

導尿したあと。すぐにカテーテルを抜去するときに使われる

チーマンカテーテル

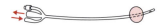

先端がかたく、彎曲しているため、男性の尿道に挿入しやすい

フォーリーカテーテル　バルーン

膀胱内にカテーテルを留置する必要があるときに使用する

スリーウェイカテーテル

洗浄液を入れる通路と尿をドレナージする通路、そして固定水の通路の3つを備えている

特に、脳血管障害などで軽度～中等度の意識障害がみられる高齢者の危険行動は、尿道カテーテル留置による苦痛が原因の1つにあげられている。

尿が膀胱に貯留することなく流出する状態が長く続くと、膀胱の痙性が増し、蓄尿機能を障害する。また、カテーテル留置は、尿路感染の原因になる。

したがって、厳密な水分出納の管理が必要でない場合には、たとえ尿閉であっても、5～6時間ごとの間欠導尿ですませ、カテーテルの留置は避けたほうがよい。

●カテーテルの固定

カテーテルは、牽引などの特別の指示がなければ、蓄尿袋を取りつける側の腹部に、高齢者の動作を考慮し多少の余裕をもたせてテープで固定する。

・男性の場合は、カテーテルを陰茎ごと頭のほうに向け腹壁に固定する。
・女性の場合は、尿道が短くカテーテルが抜けやすいので、カテーテルに少し余裕をもたせ、大腿内側に固定する。

いずれにしても、チューブを圧迫したり、ねじれたり、折れ曲がったりしないよう注意深く固定する。

また、尿道カテーテルを固定するために使うテープは、剥がれにくく、やや弾力性のあるものを使用する。ただし、事前にテストを行い、かぶれにくいものにする。

●蓄尿袋との接続と固定

蓄尿袋は、ベッド柵を上げたとき、バッグが膀胱の位置より上になってしまうことがあるため、ベッドの柵でなくフレームに取りつける。

閉鎖式の蓄尿袋には、逆流防止弁がついているが、原則として蓄尿袋は、必ず膀胱より低い位置につるし、尿の逆流を防ぐ。

●尿の流出の確認

何らかの原因で尿の排出が妨げられると、膀胱内に尿が逆流し、膀胱の過伸展や感染を引き起こす。

膀胱から尿が流れているかどうか（尿量が時間を追うにつれて増えている）を確認する。

尿量が増えていない場合は、カテーテルや連結管・蓄尿袋のどこかに屈曲・圧迫があり、閉塞されている可能性があるので、点検し、修復する。

●尿意・疼痛への対処

カテーテルを挿入した場合、高齢者が尿意を強く訴えることがある。この場合、カテーテルによる単なる違和感のことが多い。

疼痛を強く訴える場合には、カテーテルが適切に挿入されていないこともあるため、尿道損傷による出血がないか、外尿道口からのカテーテルが、通常より長すぎないかどうかを点検する。

第7章　尿失禁，排尿困難・尿閉のある高齢者のケア

いずれにしても，違和感，苦痛，血尿がみられた場合は，ただちにカテーテルを抜去し，間欠的導尿に切り替えるか，自然排尿を促すことで，2次的障害の発生を予防する。

●尿の性状，カテーテル内の沈着物の確認

・尿の色調（血性でないか，着色していないか）
・混濁の有無（浮遊物がないか，結石が混ざっていないか）

を観察する。

また，カテーテル内の付着物の有無をチェックする。カルシウムが沈着しているようであれば，カテーテルを交換する。

●水分の補給

循環器や腎機能に障害がない場合には1日あたり1500～2000mLの水分摂取を促す（通常の食事以外に1000mL程度の水分摂取）。

●陰部洗浄の励行

毎日，高齢者の陰部を石けんと温湯で洗浄し，感染を予防する。

●残尿量を減らすための工夫

残尿量は，カテーテル先端の留置位置，膀胱の形態，膀胱底部の沈下の状況などによって異なるが，残尿を生じないようにするためには，体動を励行することや，カテーテルの位置を少し移動させるといった援助が重要である。

(3) 尿道カテーテルの抜去

尿道カテーテルの長期留置は，感染の機会を増やすだけでなく，膀胱容量の低下や尿意の知覚鈍麻など，排尿機能全体に障害をもたらす危険性があるので，できるだけ早期に抜去する（図表22）。

●カテーテル抜去時の尿道損傷に注意

カテーテルを抜去するときに，そのまま引っ張ると尿道損傷を引き起こすので，必ずバルー

図表22　尿道カテーテル抜去の条件

①意識がある

②全身状態が安定し再び悪化するおそれがない

③点滴や薬物の影響によって夜間の排尿回数が頻回となり，睡眠や休息が妨げられることがない

④カテーテル抜去による尿失禁によって，陰部や殿部の皮膚障害，尿路感染が悪化しない

⑤ドレーンや点滴ラインなどの汚染がない

ンを縮小させてから抜去する。

尿道内に尿を残さないように，また逆流させないように，カテーテルの末端をつまんで静かにカテーテルを引き抜く。

●カテーテル抜去後の排尿確認

留置カテーテルは，高齢者の全身状態が安定し，正確な水分出納の管理が不要になった時点で，すぐに抜去する。そして，膀胱が完全に空になるように，下腹部へのタッピングや手圧によって膀胱の収縮を促す。

[カテーテル抜去後の検査] カテーテル抜去後に尿意がはっきりしない場合は，摂取している水分量によって，2～4時間程度尿の流出を止めてから，尿意の有無と，尿量を確認する。

また，尿意がなくても自然排尿がみられた場合や，尿意が頻回に生じ，しかも尿が少量ずつしか出ない場合には残尿感や違和感を確認するとともに，尿検査や残尿測定を行う。

[尿路感染への対応] 尿検査で，細菌や出血が認められれば，尿路感染による刺激症状で，尿意が頻回になっていると考えられるので，感染への早急な対処が求められる。

また，水分摂取を促し，尿量を増加させて細菌や血液を洗い流すことも大切である。

[無抑制膀胱への対応] 残尿もなく，細菌も出血もないのに，尿意が頻回に生じ，かつ排尿量が少量ならば，無抑制膀胱になっていることが

考えられる。

この場合は，適切な薬物治療がなされるように援助するとともに，尿意が生じたらすばやくトイレに移動し，排尿動作がとれるように着脱が容易な衣服を用意する。

また，ベッドサイドにポータブルトイレを用意するなど，環境調整を図り失禁を予防する。場合によっては，尿漏れパッドなどを利用する。その際は陰部の清潔の維持に十分注意する。

3) 膀胱瘻を造設して，排尿を促進する

特に，尿道に狭窄，閉塞，腫瘍，瘻孔がある場合や，交通外傷などで骨盤骨折を起こしているとき，股間を強く打撲したときに起こった尿道外傷，尿道断裂などの際に膀胱瘻が造設される。また，神経因性膀胱などで恒久的に尿道カテーテルによる導尿を必要とする場合も適応となる。

膀胱瘻を造設したあとの排尿の方法には，
・腹壁から尿道カテーテルを挿入
・ストーマを造設し蓄尿袋（パウチ）で集尿
がある。

① カテーテルによる導尿とケア上の注意

一般には，局所麻酔下で比較的簡単にできるので，カテーテルを恥骨上に留置する方式が選択される。

この場合，一般にフォーリーカテーテルが用いられるが，カテーテルの刺激が強いときには，バルーンの先が短い腎盂カテーテルを用いる（本章p192図表21参照）。
・カテーテルは，腹壁に引っ張られないように固定する。
・カテーテル刺入部の創が落ち着くまでは，毎

日消毒とガーゼの交換を行う。
・創が落ち着いたあとは，2日に1回，もしくは週3回，刺入部の消毒とガーゼの交換を行う。比較的簡単な処置なので，高齢者が自分でできるように早くから支援する。

② ストーマ造設とケア上の注意

ストーマが造設された場合は，尿が常時，断続的に流れ出すのでストーマ用装具（面板と蓄尿袋）を腹壁に装着する。術後のストーマ用装具の交換は看護師が行うが，高齢者や家族が自己管理できるよう支援する。

●蓄尿袋（パウチ）の装着

術後早期のストーマには，生理的なむくみがあるので，面板の穴は1〜3mmくらいストーマより大きく開ける。次にストーマ周囲を圧迫しないようにパウチを貼る。

パウチにたまった尿は2時間ごとにトイレに流す。

●ストーマ周囲のスキンケア

ストーマからは断続的に流出する尿は皮膚にとっては刺激物である。したがって，ストーマとその周囲の皮膚を保護するためにスキンケアが不可欠である。

ケアとしては，装具を交換するときに，石けんを用いて皮膚をきれいに拭くか，シャワーで洗い流し清潔を維持することが大切である。

文献

1) 国立長寿医療センター：高齢者尿失禁ガイドライン，p18
http://www.ncgg.go.jp/hospital/iryokankei/documents/guidelines.pdf（2019年2月閲覧）
2) 日本創傷・オストミー・失禁管理学会編：排泄ケアガイドブック．照林社，2017.
3) 西村かおる：コンチネンスケアに強くなる 排泄ケアブック．学習研究社，2009.

第 8 章

下痢・便秘のある
高齢者のケア

① 下痢のある高齢者のケア

summary

- 高齢者は，加齢により咀嚼力が低下し，さらに食物を消化・吸収する消化液の分泌・腸蠕動運動の低下などが起き，下痢・便秘が生じやすい。
- 下痢は，1日に排泄する糞便中の水分量が200mL以上（または水のような便が1日3回以上排出される）と定義されている。
- 下痢は，食欲不振につながり，栄養状態を悪化させる要因になる。
- 排便の世話を受けることは，誰にとってもつらい問題であり，多くの人が「下の世話だけはなりたくない」と思っている。
- 高齢者ができるだけ気持ちよく排泄できるような環境を整備するとともに，排便が気になり食事を控えることがないように援助する。

Part 1-1 下痢のある高齢者へのアプローチ

1) 下痢の分類

下痢は，発症のしかたによって急性と慢性に大きく分けられる。

急性の下痢は，感染性，薬剤性のものが大部分を占めるのに対し，慢性の下痢の原因は非感染性のものが多い。

また，下痢は起きる機序により，以下に分類される（**図表1**）。

・浸透圧性下痢
・滲出性下痢
・分泌性下痢
・腸管運動異常による下痢
・その他（病態生理不明）

2) 下痢による心身への影響

下痢は，腹痛，食欲の低下，脱水など，さまざまな症状をまねく（**図表2**）。

● 腹痛

下痢の原因となる腸の痙攣・収縮や過伸展，炎症などは副交感神経や交感神経を介して大脳皮質に伝えられ，痛みが生じる。

腸管には知覚神経は分布していないが，腹膜や腸間膜などに分布している知覚神経が刺激されると痛みを感じる。

● 食欲の低下

下痢は，空腹中枢のはたらきを抑制し，食欲を低下させる。また，下痢に伴うさまざまな苦痛によって食欲が低下し，食事摂取量が減少する。

● 精神的ストレス

下痢では，便意が頻回に生じるうえに，いつ便意が生じるかわからない不安が生じる。また，水分や食物を摂取することに不安・恐怖感が生

図表1　下痢の分類と特徴

浸透圧性下痢	・腸管内の浸透圧を上昇させる物質が腸管内にあるために，腸壁から水分が大量に分泌される ・腹部手術（胃切除，回腸切除），放射線治療，膵炎，乳糖不耐症などが原因となる。また，ソルビトール，ラクツロース，Mgを含有する塩類下剤や制酸薬などの薬剤の服用の際にもみられる ・悪臭のある便，水洗便所の水に脂肪滴浮遊などがみられる
滲出性下痢	・腸の炎症により腸管壁の透過性が亢進し，粘膜の壊死物，コロイド状物質，水分，電解質などが腸管に漏出することにより生じる ・食中毒，潰瘍性大腸炎，偽膜性大腸炎など炎症性腸疾患が原因となる ・下痢は食事により増強するが，絶食しても完全には止まらない ・便にはしばしば血液，膿，粘液が付着する
分泌性下痢	・消化管粘膜からの分泌の異常亢進によって起こる ・腸壁内の静水圧を上昇させる炎症や充血がある場合，もしくは消化管粘膜からの水分の分泌が異常に亢進した場合に生じる ・各種消化管ホルモンやエンテロトキシンが関与している ・難治性潰瘍，開腹手術後，小腸疾患などが原因となる ・1日1L以上の大量の水様性下痢を特徴とし，絶食によってもすぐに軽快しない
腸管運動異常による下痢	・腸管運動の亢進あるいは低下によって起こる ・前者は，腸内容物の通過が腸管運動の亢進によって早くなることにより起こる下痢で，過敏性腸症候群やダンピング症候群，甲状腺機能亢進症などが原因としてあげられる ・後者は，腸内容物の通過が腸管運動の低下によって遅くなったために小腸内で細菌が増殖し，脂肪や水の吸収障害によって下痢となる。糖尿病や強皮症の高齢者にみられる

図表2　下痢による心身への影響

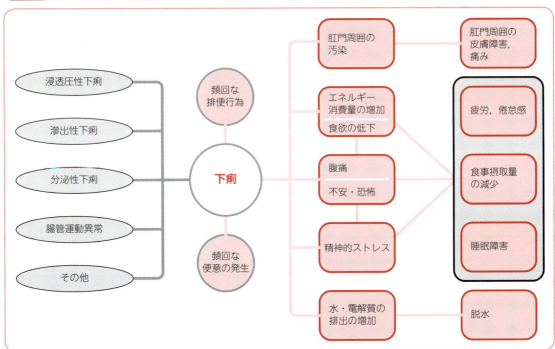

じ，食欲不振となり欲求不満が高まる．

不安や恐怖，心理的動揺，欲求不満などの精神的ストレスは，自律神経のバランスをくずし，腸管の運動を亢進させ，下痢を増強する．

●睡眠障害

頻回な便意の発生や，不安は睡眠を障害する．睡眠障害は，痛みが加わるといっそう増強され，精神状態はより不安定となる（第4章参照）．

●脱水

下痢では，塩分を含んだ消化液が大量に体外に排出され，水・電解質のバランスがくずれるため，多彩な症状があらわれる．

高齢者の場合，水の代謝調節能力が低く，体液の絶対量が少ないため，容易に脱水を起こしやすい．脱水は倦怠感など，さまざまな症状を引き起こす（第6章参照）．

●体力の低下

下痢は，便の移送や水分の分泌・再吸収の亢進や，頻回な排便行為などによって，エネルギー消費量が増加する一方で，食欲不振による食事摂取量の減少によって体力が低下する．

●肛門周囲の皮膚障害

下痢便には，塩類や消化液，腸内の常在細菌など皮膚を脆弱化させる物質が多く含まれている．便によって肛門周囲の皮膚が汚染されると，発赤や湿疹，びらんなどが容易に生じる．

これらは不快感とかゆみをまねき，搔爬すると感染の危険性も高くなる．

また，頻回な排便は肛門部に痛みを生じさせる．

③ 下痢の把握

下痢は，原因によって対処の方法が異なるため，急性か慢性か，さらに重症度や随伴症状などを把握したうえで対処することが重要である（図表3）．

特に，急性の下痢は，細菌や毒素が混入している食物を知らないうちに食べた場合や，過飲食，あるいは消化しにくい食物の摂取などによって引き起こされることが多い．したがって，最近の食事内容を聞くことが重要である．

さらに，便の性状の観察や排便の回数，および排便時の状態，たとえば，直腸の障害によって起こることの多いテネスムス（しぶり腹）の有無などを把握することは原因を究明するうえで重要である．

下痢の経過が長い場合や，中等症ないし重症の下痢の場合は，胃切除後の下痢や膵切除および小腸切除後，盲管症候群などの吸収不良による慢性下痢が推測されるので既往歴を確認する．

① 重症度の把握

意識状態，体温，脈拍，血圧，皮膚所見（湿潤，緊張度の低下）からショック症状，脱水症状，浮腫，貧血の有無，栄養状態などを把握する．

② 随伴症状の把握

下痢が続いている場合には，口渇の訴えや，皮膚の乾燥，尿量や体重の減少などに注意する（図表4）．

腹痛に関しては，はじめての経験か，以前にもたびたびあったものかを確認する．

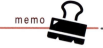

腸における水分の吸収

小腸に流入する1日の水分は，経口で摂取された水分約2L，唾液約1L，胃液約2L，膵液約2L，胆汁約1L，その他の腸液が約1Lである．

これらの水分のうち，小腸から回盲部を通過するのは1.5～2Lであるため，小腸で7～8Lの水分が吸収されていることになる．そして，大腸で約1.5L程度が吸収され，残りが便とともに排泄される．

第8章　下痢・便秘のある高齢者のケア

図表3　下痢の分類と原因

●急性下痢

分　類	原因となる疾病
感染性下痢	・細菌性食中毒：腸炎ビブリオ，黄色ブドウ球菌，サルモネラ，病原性大腸菌（O157など），カンピロバクター，ウェルシュ菌 ・伝染性腸管感染症：細菌性赤痢菌，コレラ，腸チフス ・ウイルス性：ロタウイルス，カリニウイルス，アデノウイルス，ノロウイルス ・原虫：アメーバ赤痢，ランブル鞭毛虫 ・真菌：カンジダ ・寄生虫：回虫症，鉤虫症，糞線虫症，条虫症，その他 ・抗生物質（抗菌薬）関連性下痢症：出血性腸炎，偽膜性腸炎，MRSA腸炎
非感染性下痢	・食中毒（きのこ，フグ，その他） ・薬剤または重金属中毒：ヒマシ油などの下剤，水銀製剤（利尿薬など），サリチル酸薬，抗がん薬，アルコール，ヒ素（亜ヒ酸など），金，有機水銀などの重金属
全身性疾患	・放射線照射性腸炎：X線，アイソトープなど ・心不全，ショック，尿毒症

●慢性下痢

分　類	原因となる疾病
胃性下痢	・胃亜全摘，胃全摘
腸性下痢	・炎症性下痢：潰瘍性大腸炎，クローン病または非特異性小腸潰瘍，憩室炎，虚血性腸炎，放射線腸炎 ・感染性腸炎：腸結核，アメーバ赤痢，ランブル鞭毛虫，日本住血吸虫症 ・その他の腸疾患：原発性スプルー，ウィップル病，腸腫瘍（リンパ肉腫，カルチノイドなど），アミロイドーシス，ラクターゼ欠乏症など ・外科手術後遺症：腸切除後遺症（短腸症候群），瘻孔形成，盲係蹄症候群
膵性下痢	・慢性膵炎，膵がん，膵切除後後遺症，ゾリンジャー・エリソン症候群など
肝・胆道性下痢	・閉塞性黄疸，肝硬変
全身性疾患に伴う下痢	・尿毒症，甲状腺機能亢進症，糖尿病，アジソン病，脊髄癆，頭蓋内疾患などの器質的中枢性疾患 ・腹膜炎，骨盤炎症時 ・膠原病 ・無酸症および悪性貧血

また，腹痛の性状（鈍い痛み，鋭い痛み，持続性か間欠性か，体動により増強するかどうかなど）を詳しく聞く。

●**急性腹症による症状**

腹部の抵抗や圧痛，特に反跳痛などの腹膜刺激症状の有無を把握する。

また，腹部膨隆，鼓腸，金属性腸音は，腸閉塞を示す。呼吸促迫があり，腸音をまったく聴取できない場合はより重症と判断する。

高齢者が女性の場合は，婦人科疾患との鑑別が重要である。

●**細菌感染による症状**

腹膜炎や菌血症では，悪心・嘔吐に発熱を伴うことが多い。

上腹部から臍部にかけての腹痛や圧痛は，サルモネラ，腸炎ビブリオ，黄色ブドウ球菌，病原性大腸菌の一部，コレラ菌，ウイルスなどの感染による胃腸型の下痢によると考えられる。

一方，主として下腹部に圧痛があり，粘血便がみられるときは，カンピロバクター，赤痢菌の感染が考えられる。

[MRSA感染] MRSA感染による腸炎の前駆症状としては，突然の高熱，悪寒・戦慄，頻脈，腹部膨満などがみられる。

第8章

Part
1-1

下痢のある高齢者へのアプローチ

199

図表4 下痢の把握

・下痢の回数
・便の性状(外観, 量, 臭気)
・発症形式(急性, 慢性)
・経過(進行, 増悪・寛解)
・増悪あるいは寛解因子(食事との関連)
・随伴症状(悪心・嘔吐, 腹痛, 発熱, 便意の変化, 体重減少)の有無
・生活歴(海外渡航歴, 職歴, 飲酒歴)
・薬物服用(下剤, 鎮静薬, 抗生物質)
・既往歴(開腹手術, アレルギー疾患, 膠原病, 尿毒症, 糖尿病, 甲状腺機能亢進症など)
・集団発生の有無

③ 糞便の性状の把握

- **水様便**：感染性腸炎, ホルモン産生腫瘍などによる分泌性下痢のほかに, 過敏性腸症候群, 暴飲暴食, アルコール過飲, 寝冷えなどでみられる。
- **血性下痢**：感染性腸炎(腸チフス菌, カンピロバクター, サルモネラ, 病原性大腸菌など), 腸重積, 虚血性腸炎, 抗生物質起因性大腸炎などによる滲出性下痢で生じる。
- **粘血便**：潰瘍性大腸炎, 感染性腸炎などでみられる。
- **脂肪便**(悪臭, 粥状, 粘着性の便)：吸収不良症候群, 慢性膵炎などによる浸透圧性, ないし分泌性下痢で起こる。

④ 下痢の原因の検査

検尿, 検便(潜血, 脂肪滴), 血液生化学, 腹部単純X線検査を行う。

糞便の細菌培養は, 下痢, 特に急性下痢の診断上必須の検査である。

便塗抹鏡検は, 食物成分(筋線維, デンプン顆粒), 赤血球・白血球の混在の程度, 原虫類(赤痢アメーバ, ランブル鞭毛虫), 寄生虫卵などに注意する。

- 血性下痢・下血を伴う場合は, 大腸内視鏡検査が行われる。
- 滲出性下痢で小腸疾患が疑われる場合は, 小腸造影, 小腸内視鏡検査を行う。
- 分泌性下痢で, 内分泌腫瘍が疑われる場合は, 血中ホルモンの測定, 腹部超音波検査, CT検査, 内視鏡的逆行性胆道膵管造影(ERCP), 血管造影などが必要となる。

Part 1-2 エビデンスに基づくケアの展開

1) ケアの目標

下痢に38℃以上の発熱を伴っているとき,強い腹痛のあるとき,血便のみられるときには,緊急的な治療を必要と考えて対応する。

それ以外に,下痢は,どのような原因であっても体液の喪失と頻回な排便行為を必要とする,不快で,体力の消耗を伴う症状である。

したがって,ケアとしては,まず高齢者の安静を保持して,腸管への刺激を軽減し,かつ必要以上にエネルギーを消費しないように援助する(図表5)。

その際,胃腸の運動は交感神経のはたらきで抑制され,副交感神経のはたらきで促進されることを理解したうえで,ケアの方法を工夫することが求められる。

また,床上排泄,ポータブルトイレの使用,着脱が容易な下着をつけるなど,安静が確保できるように配慮する。そして障害の拡大を予防するために下痢で失われた水・電解質を補給する。

さらに下痢便による肛門周囲の皮膚の汚染を防ぐことや,頻回な排便による肛門部痛などに対する援助も欠かせない。

2) 心身の安静を保持する

まず,高齢者に状況が理解できるように十分に説明する。

また,体動による消化管の機械的刺激を避け,安静を保持できるように安楽な体位を工夫す

図表5 下痢のある高齢者のケア

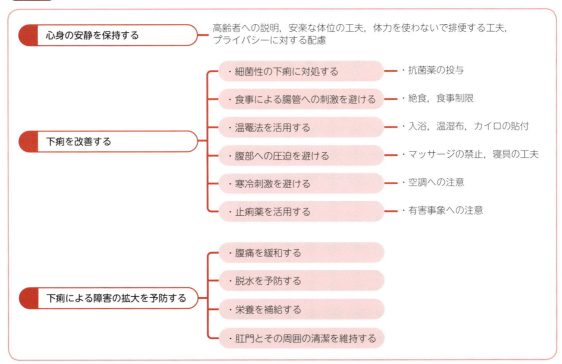

る。

頻回な排便行為によるエネルギーの消費を減少させるために,

・ベッドサイドにポータブルトイレを置く
・漏便による汚染を予防するために,着脱が容易な下着を身につける。また,汚染した下着はすぐに着替える

など,なるべく体力を使わないで排便できるようにするとともに,ベッドサイドや床上での排便を余儀なくされたときのために,においや音など,プライバシーに対して十分に配慮する。

③ 下痢を改善する

① 細菌性の下痢に対処する

コレラ菌,赤痢菌,腸チフス菌,パラチフス菌,赤痢アメーバ,ランブル鞭毛虫,および,サルモネラ,カンピロバクター,病原性大腸菌などの感染例には抗菌薬が投与される。

・カンピロバクターには,マクロライド系やホスホマイシン(ホスミシン)が選択される。
・腸管出血性大腸菌(O157)には,ニューキノロン系ないしホスホマイシンを使用する。
・抗生物質起因性腸炎や,メチシリン耐性黄色ブドウ球菌(MRSA)腸炎には,塩酸バンコマイシンが経口投与される。

② 食事による腸管への刺激を避ける

下痢をしているときに食物を摂ると,腸管が刺激され,胃・結腸反射が生じ,腸管運動が亢進され,下痢が増強する。また,消化しきれない食物は,腸内で腐敗・発酵し,それが化学的に腸壁を刺激して下痢を増強するので,食事制限が必要になる。

●絶食

下痢が激しい場合には,一時的に絶食して胃・結腸反射の出現を予防する。

また,絶食を長期間続ける必要がある場合は,栄養・水分不足,電解質バランスをくずすなどの問題を引き起こし,全身状態の悪化にもつな

がるので,強制栄養法(経管栄養法あるいは経静脈栄養法)が導入される。

補助栄養法については,第6章p165～参照。

●軽度の食事制限

下痢が軽症であれば,消化のよい重湯,粥などを中心とした軽度の食事制限,およびお茶に梅干しを入れたものや,経口補水液スポーツドリンクによる水分の摂取などで経過をみる。

腐敗臭のある便のときには,たんぱく質を制限する。また,発酵性の消化不良便の場合には糖質を制限する。

さらに,

・腸管を刺激する冷水や牛乳,カフェインの入った紅茶やコーヒーなどの飲料,アルコールなどは避ける。
・ナス,キノコ,ホウレン草,ソバなどは,副交感神経を刺激するコリン,ヒスタミンなどを比較的多量に含むので避ける。
・腸蠕動を亢進させる酸味のある食品や,水分の多い食品,肉類などの腸内停滞時間の長い食品を避ける。

③ 温罨法を活用する

温熱刺激は,交感神経にはたらきかけて腸管の運動を抑制するので,下痢を抑えるのに有効である。

入浴によって全身的に温めるとよい。また,温湿布やカイロなどを用いて腹部に温熱刺激を与えるのもよい。

なお,腹部の皮膚は薄く温熱に敏感なので,温罨法による低温熱傷を起こさないように注意する。

④ 腹部への圧迫を避ける

腹部を圧迫することは,腸管を機械的に刺激し,腸管の運動を亢進させるので避ける。

たとえば,腹痛を緩和しようとして腹部を強くマッサージしたり,あるいは保温のための腹帯を強く巻きすぎたり,便を出そうと下腹部を

column

ノロウイルス

【特徴】

　ノロウイルスは，1年をとおして発生するが，11月頃から発生件数が増え，12～1月にピークを迎えることが多い冬季の感染症である。手指や食品などを介して経口で感染することが多く，ヒトの腸管で増殖し，悪心・嘔吐や下痢，腹痛などを引き起こす。潜伏期間は24～48時間で，症状が1～2日続いた後，治癒し，後遺症はない。

　健康な人は軽傷で回復するが，抵抗力の低い高齢者では重症化することも多く，吐物を気道に詰まらせ，窒息により死に至ることもある。

　ノロウイルスの感染が拡大しやすいのは，非常に感染力が強いこと，下痢や嘔吐が消失したあとでも，通常1週間～10日，長い場合は1か月近く少量のウイルスが排出されるためである。よって，症状がなくなってからも手洗いなどの衛生管理を怠ることがないよう徹底する必要がある。また，感染しても発症しない場合や，軽い風邪のような症状のときもあるため，知らない間にウイルスを排出し，感染を拡大させることもある。流行期には，症状がない場合でも手洗いなどの衛生管理が重要である。

【治療】

　ノロウイルスは変性しやすいため，インフルエンザのようにワクチンや特効薬がない。そのため，発症した場合は，自然の回復を待ち，下痢や嘔吐による脱水を予防するといった対症療法が主となる。治癒過程として，体内のウイルスを早く体外に出す必要があるため，止瀉薬の使用は控えたほうがよく，脱水予防のための水分補給がいちばん重要である（ただの水より電解質の入っているイオン水のほうが望ましい）。しかし，症状が強く，飲水してもすぐに嘔吐してしまう場合には，医療機関を受診し，点滴による加療を行う必要がある。

強く押したりしないようにする。

⑤ 寒冷刺激を避ける

　寒冷刺激は，皮膚の知覚神経を刺激し，反射的に副交感神経を興奮させて腸管の運動を亢進させ下痢を激しくさせる。そのため，エアコンなどの風が直接身体に当たらないように配慮する。夜間睡眠中の腹部の露出に対しては，腹巻や腹帯をして冷やさないように注意する。

⑥ 止瀉薬を活用する

　止瀉薬にはさまざまな種類があり，薬によって腸管に対する作用のしかたが違うこと，有害事象があることなどに注意が必要である（図表6）。

　特に，水様便がみられた場合に，下痢だと考え，すぐに止瀉薬を服用すると，状況はさらに悪化し苦痛が増強するので注意する。

　なお，下痢は，生体防御反応の一種なので，感染性の下痢や器質的疾患に伴う下痢の場合には，止瀉薬を使わないことが多い。

　また，潰瘍性大腸炎に対して止瀉薬を投与すると，中毒性巨大結腸症を合併することがあるため禁忌である。したがって，この場合は，サラゾスルファピリジン（サラゾピリン®など），あるいはメサラジン（ペンタサ®）が投与される。

ノロウイルスを拡大させないために

column

　患者の糞便や嘔吐物が乾燥するとウイルスが空気中を浮遊し，感染が拡大する原因となるため，嘔吐物は速やかに処理する必要がある。
　手順を以下に示す。
①処理作業の前に，使い捨てのマスクや手袋，エプロンを着用する。流行期には，必要物品を常備しておくことが望ましい。
②汚物中のウイルスが飛散しないよう，ペーパータオルなどを汚物にかぶせる（市販されている凝固剤などを使用することも可能）。次亜塩素酸ナトリウム（1000ppm）をペーパータオルにかけ，汚物が広がらないよう，外側から内側に向けて拭き取る。
③汚物を取り除いた床をペーパータオルなどで覆い，ペーパータオルが十分濡れるように次亜塩素酸ナトリウム（1000ppm）を注ぎ，10分程度置いてから拭き取り，最後に水拭きする。
④汚物や拭き取りに使用したペーパータオルは，そのつどビニール袋に密封して破棄する（この際，ビニール袋に廃棄物が十分に浸る量の次亜塩素酸ナトリウム／塩素濃度約1000ppmを入れることが望ましい）。使用したマスクや手袋，エプロンもビニール袋に密閉して破棄する。
⑤処理を終えたら，石けんと流水で，十分に時間をかけて丁寧に手洗いをする。
⑥処理した後も，空気中にウイルスが浮遊している場合があるので，十分に換気を行う。

次亜塩素酸ナトリウムの希釈方法

希釈倍率	次亜塩素酸ナトリウムの濃度		希釈方法		
	w/w %	ppm	次亜塩素酸ナトリウム	水	全量
原液	1.0%	10000ppm	原液		
10倍	0.1%	1000ppm	100mL	900mL	1000mL
50倍	0.02%	200ppm	20mL	980mL	

4) 下痢による障害の拡大を予防する

① 腹痛を緩和する

　腸蠕動の亢進により腹痛を訴える場合には，腹部を覆う寝衣を1枚多く着用，もしくは腹巻をする，あるいはバスタオルを巻き，あんかやカイロ（市販の携帯用カイロ）で保温すると，痛みをやわらげることができる。
　また，腹痛が激しいときには，副交感神経遮断薬（抗コリン薬）や，麻薬系の薬剤を積極的に使用して痛みを緩和する。

② 脱水を予防する

　高齢者のなかには，水分を摂取すると，下痢がひどくなるのではないかという心配で，水分摂取を控えてしまう者もいる。
　高齢者には，水分摂取の必要性を十分に説明し，積極的に摂取してもらうことが大切である。

第8章　下痢・便秘のある高齢者のケア

（図表6）止痢薬の種類と使用上の注意

種　類	使用上の注意
塩酸ロペラミド（ロペミン®など）	・塩酸ロペラミドは，腸管運動と腸分泌の抑制作用があり，止痢薬として現在，一番多く用いられている ・原則として細菌性下痢には用いない。また，抗生物質に起因する偽膜性大腸炎には禁忌である
副交感神経遮断薬（抗コリン薬）	・抗コリン薬は，腸管の攣縮をとり，亢進した腸管運動を抑制し，腸からの分泌を抑制する効果がある。特に，腹痛を伴う下痢に用いられる ・散瞳，排尿障害，便秘，頻脈，汗腺分泌抑制，口渇，不安，興奮，幻覚，昏睡，発熱などの有害事象がある ・緑内障，前立腺肥大症，麻痺性イレウス，重篤な心疾患，妊婦，重症筋無力症には禁忌である ・三環系抗うつ薬，フェノチアジン系薬剤，MAO阻害薬，抗ヒスタミン薬，強心配糖体との併用は，作用が増強するので注意する
塩酸アヘンアルカロイド（アヘンチンキ）	・局所麻酔薬でもある塩酸アヘンアルカロイドは，腸管壁内神経叢に作用して腸管運動と分泌を抑制し，下痢を緩和する ・眠気，めまい，便秘，排尿障害，血圧低下，錯乱，依存症，呼吸抑制，排尿障害，髄圧上昇などの有害事象がある ・慢性肺疾患，肺性心，高齢者，衰弱患者，重篤な肝障害，粘液水腫，アジソン病，急性アルコール中毒，授乳婦，細菌性腸炎，胆石発作（アトロピン併用で可）には禁忌である ・麻酔薬，バルビツール薬，フェノチアジン系薬剤，中枢神経抑制薬，MAO阻害薬，β遮断薬，クマリン系抗凝血薬，アルコール，三環系抗うつ薬などと併用すると，作用が増強するので注意する
収斂薬（タンニン酸アルブミン）	・タンニン酸アルブミンは，腸粘膜にびらんや潰瘍がみられる場合に損傷した腸粘膜に作用して，その部分のたんぱくを凝固させ，鎮静・消炎作用を示す ・アルカリ剤，鉄剤とは配合禁忌である ・アルブミンを含有するので，まれに過敏症を示す ・タンニン酸アルブミンは，細菌性腸炎，牛乳アレルギーに禁忌である ・次硝酸ビスマスは，細菌性腸炎，慢性消化管通過障害に禁忌である
吸着剤（天然ケイ酸アルミニウム）	・天然ケイ酸アルミニウムは，腸内のガス，細菌，毒物などの異常分解産物を吸着し，腸管を保護する作用がある ・栄養物も吸着するので連用は避け，食前（間）投与とする ・腸閉塞，透析患者，感染性腸炎には禁忌である
殺菌（防腐）剤（クレオソート）	・クレオソートは，腸管内で石炭酸を遊離し，防腐殺菌効果が期待できる殺菌（防腐）剤である ・常用量では有害事象はほとんどないが，長期連用で腎障害を起こすことがある ・大量投与では副交感神経が緊張状態となる ・下痢に腸内細菌が関与している場合は，異常発酵を抑制する塩化ベルベリンが用いられることもある
乳酸菌（整腸）製剤	・腸内で乳糖を分解し，乳酸，酢酸を産生し，他の腸内細菌叢の繁殖を抑制する。また，アンモニアなどの腐敗発酵物の産生も抑制する ・抗生物質使用時の腸内異常発酵の治療，菌交代現象の予防には，多種の抗生物質に耐性をもつ耐性乳酸菌ラクトミン（ビオフェルミン®）が使われる
その他	・過敏性腸症候群は，心因性の腸蠕動の亢進に伴って生じる下痢なので，消化管機能調整薬であるマレイン酸トリメブチン（セレキノン®など）を使用する ・胃や腸の運動を抑制する局所麻酔薬のオキセサゼイン（ストロカイン®など），抗ムスカリン受容体拮抗作用を有する臭化チキジウム（チアトン®など），シサプリド（アセナリン®など）などが用いられるときもある

第8章
Part
1-2
エビデンスに基づくケアの展開

また，下痢が続いている場合には，脱水を予防するために早急に輸液する。

脱水については，第6章参照。

③ 栄養を補給する

急性の下痢の回復期や，腸粘膜の炎症が軽快してきたときに成分栄養剤で栄養を補給することもある。

一般に下痢が軽快してきたら，食事を開始し，流動食，半流動食，粥食，軟食へと進めていく。

流動食・軟食であれば調理方法を工夫するとともに，食事内容を高齢者に説明するといったきめの細かい配慮が重要である。

また，食事は，十分に咀嚼して食べるように説明する。

消化しやすい食品を選ぶことは特に大切である。たとえば，消化がよく食物繊維の少ない高栄養な食品として，米飯，パン，半熟卵などが勧められる。

④ 肛門とその周囲の清潔を維持する

胃腸からの分泌液を多量に含む便は，肛門周囲の皮膚を汚染・湿潤させて湿疹やびらんを発生させ，かゆみを引き起こす。

したがって，排便後には，洗浄器や温湯を用いて肛門部とその周囲を洗浄し，あとはトイレットペーパーで拭くよりも，湯に浸した脱脂綿や市販の衛生綿など刺激の少ないものを使用して清拭する。

肛門部痛を訴える場合は，鎮痛効果のある軟膏や座薬を使用する。

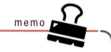

便の成分

ヒトが排出する便の成分は，正常では約70〜85％が水分で，固形成分は食物残渣，脂肪，腸管細胞の脱落壊死物質などである。

食物残渣の多くは消化・吸収できない食物繊維で，糞便量は摂取した食物繊維の量とほぼ比例している。

第8章　下痢・便秘のある高齢者のケア

② 便秘のある高齢者のケア

summary

● 便秘とは，大腸内に糞便がたまった状態である。健康時に比べ排便回数や便量が減少したり，水分が少ない硬便を数日に1回しか排便しない状態をいう。
● 便秘とは本来なら体外に出すべき糞便を十分かつ快適に排出できない状態をいう。
● 高齢になると動作が緩慢になり，床上の生活が多くなるので便秘になりやすい。
● 薬物治療にたよるのではなく，正しい食生活と十分な水分摂取，適度な運動などで予防することが大切である。

Part 2-1 便秘のある高齢者へのアプローチ

1) 高齢者の便秘の特徴

　高齢者の急性の便秘は，食事量や水分摂取量の低下による一過性のものが多い。

　一方，慢性の便秘は，運動不足や筋緊張の低下からの便秘が比較的多い（図表7）。

● 加齢による消化・吸収機能の低下

　高齢者では，加齢による咀嚼力の低下や唾液の分泌量の減少，さらに消化液の分泌量の減少，腸蠕動運動の減弱，食欲の減退による食事や水分摂取量の減少で便が硬化し，便秘を引き起こしやすい。

● 身体運動の減少，神経伝達の障害

　身体運動は，腸内容物を移動させることで結腸を刺激して便意を生じさせる。しかし，高齢になると運動量が減り，かつ動作も緩慢になるため，結腸への刺激が減少し，便意が生じにくくなり，便秘を引き起こす要因となる。

　特に，脳血管障害などで神経の伝達が障害され便意が生じにくくなったり，痔による排便時の不快感や疼痛を避けるために便意を抑制したり，腹筋力の低下によって怒責が不十分となり，便が直腸内に停滞し便秘となる。

2) 便秘の分類

　便秘は，

・消化管になんら器質的病変が認められず，糞便の生成過程と排便機序の障害による機能性便秘

・腸管自体の病変による器質性便秘

に分類される。

　このうち，機能性便秘は，大腸の形状的変化を伴わない便秘で，排便回数減少型と排便困難型に分けられる（図表8）。

　また，便秘は，発症や経過により急性と慢性に分けられる。

207

図表7　高齢者の便秘の特徴

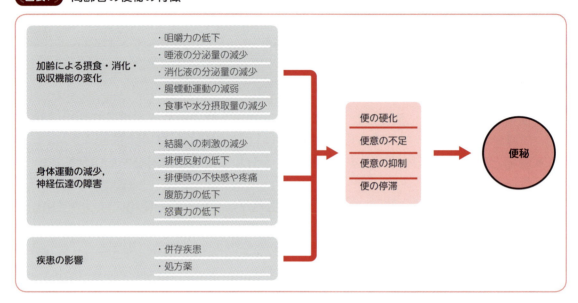

③ 便秘による心身への影響

便が結腸に詰まると，直腸が過伸展の状態になり，腸管の運動を支配している自律神経系を刺激し，さまざまな症状をもたらす(図表9)。

腸内で便や未消化物が発酵したり腐敗すると，ヒスタミン，フェノール，クレゾールなどの化学物質や，インドール，スカトール，硫化水素，メタンなどのガスが発生する。

これらが血液中に吸収され中枢神経系を刺激し，悪心・嘔吐，頭痛，睡眠障害などを引き起こす。

排便時の疼痛の発生を抑える目的で食事量を制限したり，排便を我慢したりすれば，便はいっそう硬化し，便秘を強固にする。

腸に長時間停滞していた便は，水分がほとんど吸収されて小さく硬くなって，腸壁に付着し排出しにくくなる。

硬便を排出するために，排便行為や怒責を繰り返すと，肛門部痛や痔をまねき，それが便秘をいっそう増強するという悪循環を形成する。

● 悪心・嘔吐

腸壁の伸展で，胃・十二指腸が圧迫されたり，腸内ガスが体外に排出されず血液に吸収されると，それらの刺激が嘔吐中枢に伝達され，悪心・嘔吐を引き起こす。

● 頭痛，睡眠障害

血液中に吸収された有毒物質が中枢神経系を刺激すると，頭痛や睡眠障害を引き起こす。

● 腹痛

腸内に貯留した便塊が，腸壁を伸展させて他の臓器を圧迫したり，腸管の運動を支配する交感神経を刺激すると腹痛が生じる。

● 腹部膨満感(鼓腸)

腸内で発生したガスが腹腔内に貯留すると，腹部が膨満した状態(鼓腸)となる。

● 食欲の低下，体力の消耗

腹部不快感や腹痛，頭痛，悪心，鼓腸などは食欲を低下させる。

排便姿勢を長時間，持続していたり，怒責を

第8章 下痢・便秘のある高齢者のケア

図表8　便秘の原因・症状・主な疾患

分類	原因・症状	主な疾患
器質性便秘	●大腸の形態に問題があり，通過障害が生じる便秘 ●狭窄によって便の通過が物理的に障害されるものと，狭窄はないが大腸の慢性的な拡張や瘤などの形態的変化によって，便の大腸通過が遅延するものがある ●排便回数の減少，不完全な排便による残便感などの排便困難が生じる	〈狭窄性〉 大腸がん，クローン病，虚血性大腸炎など 〈非狭窄性〉 巨大結腸，巨大直腸，直腸瘤，S状結腸瘤，直腸重積など
機能性便秘	●器質的には問題はないが ・老化 ・薬剤性 ・活動性の低下や経口摂取量の減少といった生活上の変化 ・精神的なストレス などに起因し， ・大腸粘膜の粘液分泌の減少 ・排便反射の減弱 ・腸管運動機能(蠕動運動)の低下 ・腹圧(怒責力)や直腸収縮力の低下 が生じることで起こる ●排便回数や排便量が減少し，便が過剰に結腸に貯留することでの腹部膨満感や腹痛，結腸内での便の貯留時間が長引くことでの便の硬化に伴う排便困難，不完全な排便による残便感などが生じる	〈特発性・症候性〉 内分泌疾患，神経・筋疾患，膠原病，便秘型過敏性腸症候群など 〈薬剤性〉 抗精神薬，抗コリン薬，オピオイド系薬など 〈経口摂取不足〉 食物繊維，水分摂取不足など

図表9　便秘による心身への影響

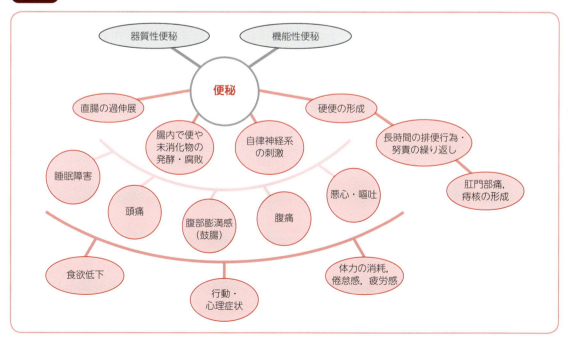

209

図表10 便秘の把握

排便習慣	急性発症か否かを把握するために，入院前のふだんの排便回数と排便時刻などについて聞く	**基礎疾患の有無**	——
		放射線照射の既往	——
食事の状況	・食事内容 ・回数 ・摂取量 ・食欲 ・咀嚼と嚥下状態 ・排便のために特に摂取したり，避けたりする食べ物があるか	**薬物服用状況**	①緩下剤の利用と頻度 ②常用薬，または最近服用した薬の種類 　・腸管運動を抑制する抗コリン薬 　・自律神経のはたらきを抑制する三環系抗うつ薬 　・筋弛緩作用のある麻酔薬 　・麻酔補助薬，鎮痛薬 　・制酸剤(Ca，アルミニウム含有) 　・硫酸バリウム 　・利尿薬 など
便の性状	・硬さ ・色 ・量 ・排便時の出血や血液混入の有無		
随伴症状の有無	・便意の有無 ・排便前後の愁訴 ・腹痛 ・肛門痛 ・その他の排便時の疼痛 ・排便後の爽快感 など	**腹部の観察**	・腹部膨隆の程度 ・手術創の有無 ・腹部腫瘤 ・圧痛の有無
		腸蠕動音	金属性腸雑音(有響音)は，単純性イレウスで聞かれる

繰り返していると，体力を消耗し疲労感や倦怠感がもたらされる。

●肛門部痛，痔核の形成

硬便を排出するために長時間の排便姿勢や怒責を繰り返していると，肛門痛や直腸肛門管周囲の静脈のうっ血により痔核の形成をまねく。

そして，いったん，痔核が形成されると，便が通過する際のほんの小さな刺激でも，激しい痛みをもたらす。そして，痛みによる反射的な内肛門括約筋の攣縮により末梢神経が刺激され疼痛を持続させる。

硬便を無理に排出して出血したり，痛みがある場合は，拭き取りが不十分になり，肛門部の清潔が維持しにくく，それがさらに痔核を悪化させる。

また，肛門移行部の湿潤している粘膜が怒責などにより肛門外に脱出すると排便時に粘膜が損傷し感染を合併することが少なくない。

●行動・心理症状(BPSD)の誘発

認知症高齢者は，頭痛，腹痛といった便秘による不快感に自らで対応したり，訴えることが困難であることから，こうした不快感やイライラが認知症の行動・心理症状(BPSD：Behavioral and Psychological Symtoms of Dementia)となってあらわれることが多い。よって，食事摂取量の観察や聴診や触診などから腹部の状態をアセスメントし，便の貯留がないかを確認していく必要がある。

④ 便秘の把握

便通の状況には個人差があるが，発症状況と便通の状況の聴取が重要である(図表10)。

便秘で緊急的な対応を求められるのは，腸閉塞(イレウス)である。

図表11 嵌入便

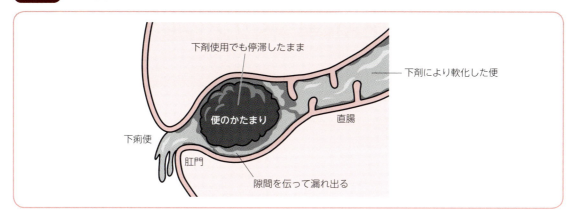

① 便秘の検査

便秘をみとめた場合の検査としては，直腸診，生化学検査，糞便検査（潜血反応），腹部単純X線検査，大腸検査（注腸造影・内視鏡検査）などがある。

② 肛門の観察

高齢者には，検査の目的や所要時間を説明するとともに，カーテンで周囲を遮蔽するといった羞恥心に対する配慮が重要である。

慢性的な便秘状態で，大腸内に便が残っている場合，肛門を観察すると，便が詰まっているのが見えることがある。これは，便によって腸管が拡張しすぎて肛門括約筋のはたらきが阻害され，肛門部が開いたままになるからである。

また，肛門周囲を触診すると，便で内部がかたくなっているのがわかる（嵌入便（図表11））。

病院や施設では，3〜4日排便がみられない場合，刺激性下剤の指示が出されることが多いが，嵌入便の場合にこうした対処をすると，肛門近くの便は停滞したままで，下剤によって生じた下痢が，隙間を伝って肛門から漏れ出る溢流性便失禁の状態をつくってしまうことになる。よって，排便がなかった日数だけで下剤投与の判断をするのではなく，肛門部の観察もあわせて行う必要がある。

Part **2-2** エビデンスに基づくケアの展開

① ケアの目標

　器質性便秘は，原因疾患に対する医学的治療が必要である。

　特に，イレウスから大腸壊死や穿孔を引き起こし，生命の危機をまねくことがあるので，緊急に対応する。

　常習性，もしくは一過性の機能性便秘であれば，排便を促進するとともに，便秘による障害の拡大を予防する。

　また，環境整備や食生活，適度な運動など，日常生活の修正を図り，便秘を予防するように指導することが大切である。

　特に，高齢者の場合，ベッドサイドでの排便を余儀なくされた際には，心理的要因で便秘に陥りやすくなる。ケアする場合は，排便時のプライバシーなどに十分に配慮し，環境要因によって高齢者が便秘になるのを予防する（**図表12**）。

② 排便を促進する

　外科的な対応を必要としない便秘の場合のケアとしては，腹部マッサージや温罨法などによる刺激を便意が生じるまで繰り返して行い，自然なかたちでの排便を試みる。

　どうしても排便をみないときは，緩下剤の投与，浣腸や摘便などの処置が必要になる。

① 自然な排便を試みる
　まず，便意がなくても一定の時間にトイレに

図表12　便秘のある高齢者のケア

- **排便を促進する**
  - ・自然な排便を試みる
  - ・腹部のマッサージ，指圧を試みる
  - ・温罨法を活用する
  - ・水分の摂取を促す
  - ・緩下剤を活用する
  - ・摘便・浣腸を施行する

- **便秘による障害の拡大を予防する**
  - ・肛門部の清潔を維持する
  - ・肛門部のうっ血を回避する
  - ・痔核を用手的に還納する

- **便秘を予防する**
  - ・排便習慣を調整する
  - ・排便しやすい姿勢をとる
  - ・食事を工夫する
  - ・日中の運動を促進する

座り排便を試みる。食後に生じる反射を利用することで，排便を習慣化することが望ましい。そして，便意が生じたら我慢しないですぐに排便するように伝える。

② 腹部のマッサージ，指圧を試みる

大腸の走行に沿って回盲部から時計回りで腹部をマッサージすると，腸の運動が高まり，便が移動し，排便が促される（図表13）。

また，指圧の仕方によっては便意が生じることがあるので試みるとよい。

③ 温罨法を活用する

腹部，または腰背部の温罨法は，経皮的に骨盤神経を刺激して蠕動運動を促進し，排便反射を引き起こすので，便秘を改善する効果がある。腹部や腰部に温湿布を行い，これにカイロ，あんか，湯たんぽなども併用するとよい。温湿布は，腹部に広範囲に大きく当てるようにする。

④ 水分の摂取を促す

便が硬化している場合には，特に制限がないかぎり，十分に水分を摂取する。
・冷水や冷たい牛乳は，腸蠕動運動を亢進するので積極的に摂取する。
・食塩水は，浸透圧の関係で腸管内に水を引き出し便をやわらかくする効果がある。
・炭酸飲料は，腸内でガスを発生し，整腸作用を促進する作用がある。

⑤ 緩下剤を活用する

緩下剤は，腸内容物を軟化し排泄を容易にするほか，異常な腸運動を調整して腸内容物を排泄させる作用がある（図表14）。

なお，便秘であっても，すぐに緩下剤の投与をするのではなく，肛門を刺激して排便反射を誘発するといった方法で排便を促してみる。

[緩下剤の座薬] 直腸粘膜から薬剤を吸収させる目的で用いる。

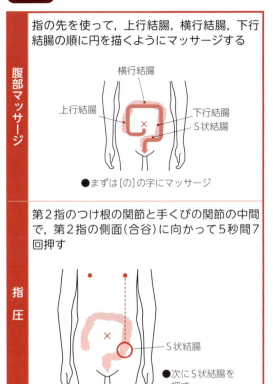

図表13 排便を促進する援助

即効性があり，直腸に便の貯留する便秘に有効であるが，直接の粘膜刺激作用による直腸炎症に注意する。

●緩下剤の禁忌

原因不明の急性の便秘や，器質的腸狭窄のある場合は，緩下剤を使用してはならない。

また，痔疾患，骨盤内臓器の炎症などの際も禁忌である。

●使用上の注意

薬剤によっては，腸を過剰に刺激し，腹痛，悪心・嘔吐，腹部膨満感などを引き起こしたり，連用によって，まれに低カリウム血症をきたすことがあるので注意する。また，薬の効きすぎによる血圧低下や脱水，ショックへの注意が必要である。

図表14 緩下剤の種類と特徴

刺激性下剤				
腸を刺激して，蠕動運動を促進する。時に習慣性となり，徐々に薬剤の服用量が増加しがちである。その結果，腸管の弛緩や，電解質異常，筋力低下，慢性便秘の増悪をきたすことがあるので，習慣的な使用には注意が必要である				
分　類	作　用	一般名	商品名	作用発現時間
アントラキノン系誘導体	市販薬の多くがこれに相当し，一般的に最も多く使用されている。作用効果が強く，下痢や腹痛を生じたり，使用が長期に及ぶと大腸黒皮症が生じる	センノシド	プルゼニド®	8〜10時間
		センナ	アローゼン®	
ジフェニール誘導体	胃・小腸で分解されず，大腸細菌叢のはたらきにより分解されたジフェニール体の大腸粘膜刺激作用により腸管運動を亢進させる。刺激性下剤の中では比較的安全で，習慣性が少ないとされている	ピコスルファート	ラキソベロン®	7〜12時間
			シンラック®	
漢方薬	一般的に漢方薬は作用が穏やかで安全と思われているが，刺激性下剤に分類されており，使用にあたっては注意が必要である	ダイオウ	大健中湯	
機械性下剤				
分　類	作　用	一般名	商品名	作用発現時間
塩類下剤	腸内容物の水分を増やし，便を軟化させ，その機械的刺激で排便を促す。習慣性は少ないが，脱水や電解質異常に注意する	酸化マグネシウム	マグラックス®	8〜10時間
膨張性下剤	腸内で大量の水分を吸収し，便の量を増やして，自然な排便を促す。直腸，S状結腸の内圧を下げるため，大腸憩室にも有効である	カルメロース	バルコーゼ®	12〜24時間
糖類下剤	小腸で消化されず，大腸細菌叢にて有機酸となり，腸管運動を亢進させることで，排便を促進。糖質を多く含むため，糖尿病患者への投与は注意を要する	ラクツロース	ラクツロース®モニラック®	4〜24時間
その他				
分　類	作　用	一般名	商品名	作用発現時間
座剤	腸内で炭酸ガスを発生し，蠕動の亢進，腸刺激を生じる	炭酸水素ナトリウム・無水リン酸二水素ナトリウム	新レシカルボン座剤®	10〜30分
	直腸粘膜を直接刺激し，排便を促す	ビサコジル	テルミンソフト®	5〜60分
浣腸	便をすべりやすくする	50％グリセリン浣腸		15〜60分

同一の薬剤の長期連用は，習慣性を生じるので種類を変えるか，作用機序の異なるものを併用する。

緩下剤により下痢を起こすと，高齢者では脱水をまねきやすいので注意する（第6章参照）。

正常の排便習慣が回復した場合には，薬剤は漸減，中止する。

⑥ 摘便・浣腸を施行する

緩下剤でも効果がみられない頑固な便秘であれば，摘便あるいは浣腸を行う（**図表15**，**図表16**）。

浣腸や摘便を施行する際は，高齢者に必要性を十分に説明したうえで，心身ともにリラックスした状態で排便できるように，手際よく実施することが大切である。

> **ケアのone point**
>
> 緩下剤を服用したとき，排ガスとともに便が漏れ，衣服を汚したりすることもある。
> そのような場合は，自尊心を大変傷つけることになる。高齢者には，それは薬によるものであることを説明するとともに，汚染された衣類などはすぐに取り替えるなど心理面に配慮する。

●摘便

摘便の際は，仰臥位あるいは側臥位にして深呼吸を促し，肛門周囲の緊張をとる（腸の走行を考え，左側臥位で行うとより効果的である）。

側臥位がとれない場合は，仰臥位のまま軽く膝を曲げる。そして，潤滑油をつけた第2指を直腸壁に沿って挿入し，手前から少しずつ便をかき出す。

施行中は，腹圧をかけてもらったり，肛門周囲をマッサージすると排便しやすくなる。

また，施行中は，便の性状や肛門周囲の観察，および高齢者の表情・訴えに注意し，出血や痛みが強いときはすぐに中止する。

●浣腸

浣腸は，緩下剤を投与しても排便がみられない場合や手術・検査の前処置として行われる。

浣腸は，直腸粘膜に物理的，あるいは化学的刺激を加えて腸内容を半強制的に排出する方法である。

浣腸してすぐ排便を我慢できないこともあるので，高齢者をトイレに誘導して行うか，あらかじめベッドサイドに便器を用意して行う。

[**グリセリン浣腸**] グリセリン浣腸は，薬液の直腸内水分の吸収に伴う刺激作用によって，腸管の蠕動亢進や，浸透作用による便の軟化，潤

図表15　摘便・浣腸の適応
・肛門周囲に便が降りてきているのに，自分で排出できないとき
・かたい便が肛門周囲にたまり，便通を妨げているとき
・少量ずつの便汁はあるが，便自体が排出されないとき
・内臓に何らかの障害があったり，緩下剤の経口摂取ができないとき
・急いで便を排出したいとき（イレウス，不快感が強い，電解質異常など）

図表16　摘便・浣腸の禁忌
・激しい悪心・嘔吐，腹痛がある
・直腸や結腸の手術後
・腸に炎症がある
・脳圧亢進症状がある
・重篤な高血圧，心不全，心筋梗塞がある
・衰弱が激しい
・肛門周囲に傷または炎症がある
・挿入に際し，出血の可能性がある

滑化により排便を促進する方法である。腸管の穿孔，腸管内出血，悪心・嘔吐，または激しい腹痛時は禁忌である。

3) 便秘による障害の拡大を予防する

腹痛や悪心・嘔吐，食欲不振，頭痛など，便秘に伴う症状は，便秘を改善することによってほとんどが緩和する。

ただし，痔核が形成された場合には，次のような配慮が求められる。

① 肛門部の清潔を維持する

排便時に肛門部に痛みを覚えると，それが恐怖となって便意を抑制し便秘をまねく。排便後は痛みが出ないように，やわらかい紙や清浄綿，陰部洗浄器などで，清拭し，乾燥させる。

また，入浴後は，必要時，軟膏を塗布し，清潔なガーゼでおおっておく。

② 肛門部のうっ血を回避する

寒冷刺激による肛門部の血管の収縮によるうっ血を防止するために，トイレにヒーターを設置して暖かい排便環境にする。

日中も長時間の座位，立位を避ける。寝るときは，殿部に低い枕などを入れて肛門部をやや高くし，肛門部のうっ血を避けるように心がける。

血液の循環をよくするために，排便後や就寝前に座浴や入浴をする。

③ 痔核を用手的に還納する

痔の初期には，脱出している部分に潤滑剤を塗布し，両手指で脱出部全体を圧迫しながら還納する。

その結果，循環障害が改善され，浮腫性腫脹や疼痛は急速に軽快する。ただし，いったん還納できても腹圧がかかったり，排便時の怒責によって容易に脱出するので，そのたびに整復する。また，表面に軟膏を塗布して粘膜を保護し

頻回に入浴する。

4) 便秘を予防する

便秘は，薬物治療に頼るのではなく，適切な食生活と十分な水分摂取，適度な運動などで予防することが大切である。

① 排便習慣を調整する

特に，朝起きたときや食後は，便を直腸に運ぶ胃・結腸反射が起こりやすいので，冷たい水を飲んだり，一定の決まった時間にトイレに座る習慣をつけるように促す。

② 排便しやすい姿勢をとる

トイレで排泄することには，身体的側面，心理的側面，社会的側面，文化的側面で意義がある。洋式トイレの便座に座り，前傾姿勢をとり，足が開き，床につく姿勢が解剖学的にもっとも排泄に適した姿勢といえる（**図表17**）。仰臥位の姿勢では，重力の活用を妨げ，便の通り道も折れ曲がり，腹筋に力を入れにくいなど，排便に数々の悪条件を生み出してしまう。ベッドの上でおむつへの排泄を促すことは，排泄にもっとも適さない姿勢での排泄を高齢者に強いることになる。トイレ誘導，便座への移乗は，高齢者に排泄にもっとも適した姿勢を提供することにも通じるため，極力，トイレでの排泄を促す。また，トイレに誘導しても，ただ便座に座ってもらうのではなく，足が開いているか，床についているか，前傾姿勢が保持できているなど，排便しやすい姿勢が保持できているかの確認が大切である。

③ 食事を工夫する

排出しやすい量とかたさの便が形成されるように食事の内容を工夫する（**図表18**）。

具体的には，便の固形化を促進する果物や野菜などを多く摂るとよい。

・食物繊維の摂取基準の目標量は，70歳以上の男性で19g/日以上，女性で17g/日以上とさ

図表17　排便しやすい姿勢

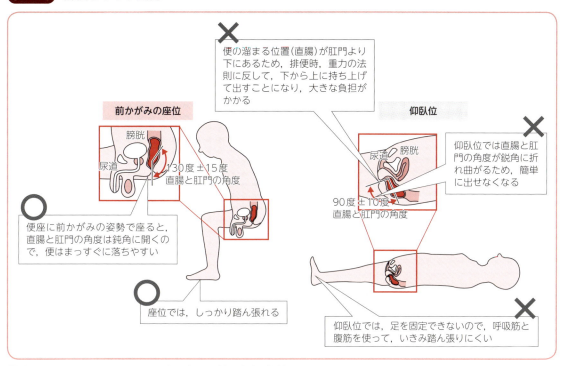

（排泄ケアナビ．http://www.carenavi.jp（2019年2月閲覧）を参考に作成）

図表18　排便機能を刺激する食品

刺激	作用機序	種類	主な食品
化学的刺激	腸内発酵の刺激で腸蠕動を亢進する	香辛料，酸味，アルコール，乳製品	梅干し，レモン，大根の辛味成分，ハチミツ，果汁，糖類，牛乳，ヨーグルトなど
	脂質の滑剤刺激と，脂肪酸が腸粘膜を刺激し腸蠕動を高める	脂肪性食品	バター，マヨネーズ，揚げ物，植物油，ウナギ，クリームなど
物理的刺激	炭酸ガスの発泡作用が腸壁を刺激し腸蠕動を促す	炭酸飲料	ソーダ水，ビールなど
	寒冷刺激が腸を刺激し腸蠕動を促す	冷たい飲料	冷たい牛乳，果汁など
	食物繊維が腸粘膜を刺激し，腸蠕動を促す	野菜類，穀物，果物，豆類，海藻類など	キノコ，ゴボウ，ニンジン，バナナ，プラム，モモなど

れている[1]。食物繊維は，機械的に腸壁を刺激するばかりでなく，分解産物の有機酸（酢酸，酪酸）やガスにより，腸の蠕動運動を亢進させるはたらきがある（図表19）。

・ハチミツ，アメなどは腸管内で発酵の材料となり蠕動を亢進させる。
・寒天は，水分を吸収し膨張するため，便の量が増えるので，腸の蠕動運動を亢進させる。

column

排便環境の配慮と排便の援助

トイレの構造
　膝の痛みや立ち居振る舞いが困難な高齢者向には，洋式で，手すりがあり，ケアする人が一緒に入ったり，車いすごと入れる広さのある構造がよい。

病室・居室からトイレまでの距離
　病室・居室からトイレまで距離があり，トイレに行くことが億劫だったり，排便中の肢位の不安定さから排便を我慢して便を漏らしたり，便秘になることがある。
　まず，高齢者の日常生活動作（ADL）に合った距離にトイレがある部屋に高齢者が入室できるように調整する。

プライバシーへの配慮
　下痢や便秘で，ベッドサイドや床上での排便を余儀なくされると，高齢者は，においや音，便や陰部を人目にさらすことに対して羞恥心が生じたり，場合によっては不満が高じる。
　したがって，ケアとしては，排便環境の整備など，プライバシーや精神面に対する十分な配慮が欠かせない。
　特に病院や施設内では，排便に伴う排泄音やにおいなどが気になり，差恥心，不安，気兼ねなどから，落ち着いて排便できないことが多い。
　ケアする人は，高齢者が病室・居室でも安心して排便できるように，以下のことに留意する。
・プライバシーを保護するために，カーテンやスクリーンを使用して遮蔽する
・排泄音は音楽など，ほかの音で消音する
・においの対策に消臭剤を利用したり，窓の開閉をそのつど行って換気する。また，排便後は便器をすぐに片づける
・同室者に排便していることがわかっても，それを嫌な気持ちにさせない配慮，つまり同室者に対し，高齢者の状況を説明しておく

ベッド上での排便への援助
　ベッド上で仰向けで排便する床上排泄や，おむつへの排便は，怒責しようとしても腹圧がかけにくく，しかも周囲を汚すのではないかとか，それを始末してもらうことへの気兼ねなどから，排便を抑えたい気持ちがはたらき，それが高じて便秘になることもある。
　差し込み式便器を利用して，臥床したままで排便を強いられる高齢者には，腹圧がかけやすい体位がとれるように援助する。
　また，治療上の制限や痛み，筋力低下などで，腰が上げられない場合には，ゴム便器の使用や，リフパッドを用いて高齢者の負担を最小限にとどめ無理なく腰が上げられるようにし，排便時の負担を軽減する。

図表19　食物繊維を多く含む食品

種類	品名
穀類・種実類	トウモロコシ，ポップコーン，ゴマ，ムギ，玄米，三分づき米，七分づき米
果物類	リンゴ，ミカン，スイカ，ナシ，干しガキ，干しイチジク，干しブドウ
野菜類	切り干しダイコン，カンピョウ，コンニャク，レンコン，ゴボウ，タケノコ，モヤシ，トマト，オクラ，ニンジン，ピーマン，ダイコン，ネギ，ニラ，ミョウガ，ナス，フキ，アスパラガス，キャベツ，セロリ
イモ類	ジャガイモ，サツマイモ，サトイモ
キノコ類	シイタケ，ナメコ，エノキダケ，シメジ，キクラゲ
豆類・大豆製品	ダイズ，アズキ，ササゲ，ピーナッツ，グリンピース，納豆，オカラ，キナコ
海藻類	ヒジキ，ワカメ，コンブ，ノリ，トコロテン，カンテン

・脂肪は腸粘膜を刺激して腸管運動を促進し，便意を高める効果がある。
・水分摂取を促す。
＊排便時に肛門部の疼痛が増強する高齢者は，排便をできるだけ避けようとして食事の摂取を制限していることがあるので，摂取量に注意する。

④ 日中の運動を促進する

　運動不足は，腸管の蠕動運動を低下させて便秘をまねくので，散歩や体操を勧め，排便反射が生じやすいようにする。

　しかし，歩行が困難で，仰臥位や座位の時間が長く，散歩や活動量の多い体操が困難な高齢者も多い。寝たまま（仰臥位）や，座位でもできる体操を少しずつ取り入れ，腹筋を動かすことを心がけるとよい（図表20）。

図表20　仰臥位や座位でもできる排便体操

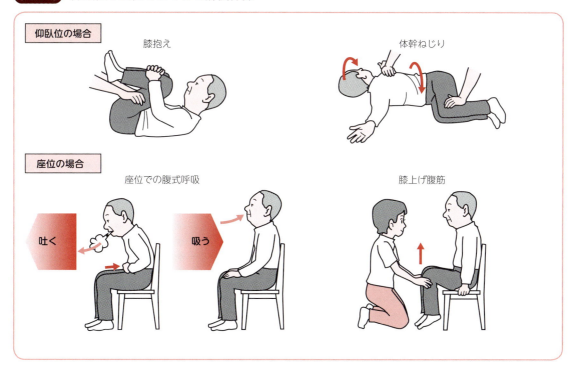

●仰臥位でもできる排便体操

①仰向けでの腹式呼吸

鼻からゆっくり空気を吸い込み，腹部を膨らませてから，口から息を吐き出す。横隔膜を上下させることで腸管が刺激される。

②膝抱え

仰向けで両膝を立てた状態から，足を床から離して膝を胸のほうに引き寄せる。胸に近づくほど，腹筋がはたらく。両足で行うことが難しい場合には，片足ずつで行ったり，手である程度サポートしながら行うとよい。

③体幹ねじり

仰向けで両膝を立てた状態から，両膝を一緒に左右片方ずつ，ゆっくり倒し，元にもどす。このとき，足を倒す向きと，反対側に頭を向けると，より体幹がねじられるため効果的である。

●座位でもできる排便体操

①座位での腹式呼吸

鼻からゆっくり空気を吸い込み，腹部を膨らませてから，口から息を吐き出す。横隔膜を上下させることで腸管が刺激される。腹部に手を当てて，自分で膨らみを確認しながら行うと，やりやすい。

②膝上げ腹筋

座位の姿勢で足踏みをする。歩く要領で，交互に足を高く上げ，手も前後に大きく振りながら行うと効果的である。このとき，前かがみになると腹筋がうまく使えないので，いすに深く腰かけ，できるだけ背筋を伸ばして行う。

③体幹ねじり

後ろに置いてあるものを見るつもりで，上体をひねり，元にもどる。このとき，首だけで後ろを向くのではなく，身体のひねりを意識して，上体全体の向きが変わるように意識する。

（文献）

1) 厚生労働省：日本人の食事摂取基準. https://www.mhlw.go.jp/stf/seisakunitsuite/bunya/kenkou_iryou/kenkou/eiyou/syokuji_kijyun.html（2019年2月閲覧）

2) 西村かおる：アセスメントに基づく排便ケア. 中央法規出版，2008.

第 9 章

褥瘡の発生・進行のおそれのある高齢者のケア

> ### summary
>
> - ●ヒトの身体全体をくまなく被覆する皮膚は，外部からの異物の侵入を防ぎ，体液を保持し内部環境の恒常性を保つための防護壁としての役割を担っている。
> - ●日本褥瘡学会では，「身体に加わった外力は骨と皮膚表層の間の軟骨組織の血流を低下，あるいは停止させる。この状態が一定時間持続されると組織は不可逆的な阻血性障害に陥り褥瘡となる」と定義している。
> - ●一般に褥瘡は「床ずれ」とよばれている。
> - ●褥瘡は，疾患そのものから発生する症状ではなく，各種機能の老化により身体活動性の低下した高齢者に起こりやすい。
> - ●褥瘡を予防するためには，褥瘡発生の危険度を点数化して評価するブレーデンスケールなどを活用するとよい。

Part 1 褥瘡の発生・進行のおそれのある高齢者へのアプローチ

1) 高齢者の皮膚の特徴

加齢に伴って皮膚を構成する膠原線維，弾力線維などは，しだいに萎縮し弾力性が低下する。

また，筋の萎縮や皮下脂肪の減少した部位の皮膚は，物理的にもたるんだ，いわゆる「しわ」の多い皮膚となる。さらに高齢者の皮膚は，老化による皮脂腺や汗腺の機能低下，細胞内液の減少などによって，水分の少ない，かさかさした脂気の少ない状態となることが多い。

2) 褥瘡の発生要因

褥瘡は，同一部位の圧迫の持続，および皮下組織のずれ（剪断応力）によって，血流が遮断されたときに発生する（図表1）。

たとえば，体位変換の際に，脆弱化している局所の組織を引きずると，皮下組織が引き伸ばされて「ずれ」が生じる。

皮下の毛細血管の圧は，およそ32mmHgで

図表1　同一体位持続の原因

移動能力の低下	・運動障害：運動麻痺，筋力低下，関節拘縮など
	・治療のため身体の一部が固定されている状態
	・全身衰弱などで動けない
知覚の低下	・知覚麻痺：痛みの感覚が生じない
自発性の低下	・動こうという意志がはたらかない　認知症　闘病意欲の低下　依存的態度

＊意識状態の低下は，移動能力，知覚，自発性のすべてに影響する

あり，局所にこれ以上の圧力が加わると血流が遮断され，組織の代謝障害を引き起こす（細静脈枝が圧迫され，血流が遮断される体圧は，12mmHg以上とされる）。そして，通常，血流

が遮断された状態が2時間以上続くと，皮膚組織は壊死しはじめる。これが褥瘡の発生である。

特に，骨の突出部は，皮下組織が薄い部分でもあるため，皮膚および皮下組織は，直接骨による圧迫を受ける。したがって，その部位に分布する毛細血管は閉塞しやすく，褥瘡を発生しやすい（図表2）。

3）褥瘡発生・進行の危険因子

褥瘡の発生・進行には，皮膚組織の耐久性を低下させる皮膚の湿潤，低栄養などの因子が関与する。

●皮膚の湿潤

汗，便，尿，分泌物が付着したままの皮膚は，ふやけてやわらかくなり，圧や摩擦に対する耐久性が低下する。

●低栄養

食欲不振などによる食事摂取量の低下のために栄養の補給が不十分になると，皮下組織は悪化し脆弱化する。そのため，ちょっとした摩擦やずれで，皮膚組織が損傷されやすくなる。

●脱水

老化による皮膚の弾力性・緊張度の低下は，摩擦やずれによる褥瘡を生じやすくさせる。

●乾燥

加齢に伴う皮膚乾燥に加え，低栄養による皮脂の分泌量の減少や，脱水による発汗量の減少は，皮膚の表面の水分や脂分の喪失を助長するため，亀裂などが生じやすくなる。

●摩擦

寝返りの際，シーツなどと「摩擦」を起こしただけで脆弱化している皮膚が損傷を受ける。

図表2 褥瘡の好発部位

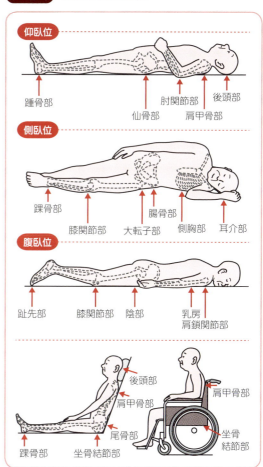

4）褥瘡の分類

褥瘡の分類は，NPUAP（National Pressure Ulcer Advisory Panel：米国褥瘡諮問委員会），EPUAP（European Pressure Ulcer Advisory Panal：欧州褥瘡諮問委員会）の分類が広く用いられている。NPUAPの分類では，「カテゴリ／ステージⅠ：消退しない発赤」から「カテゴリ／ステージⅣ：全層組織欠損」の4段階と，深さが不明のときに用いられる「分類不能」「深部組織損傷（DTI）疑い」の6つに分類される。DTIは，皮膚に発赤がなくても深部にすでに損傷が起こっている状態で比較的肉づきのよい人に頻発する。局所の強い痛みを訴え，触診すると硬結を伴うが，皮膚は分類上でのカテゴリ／ス

図表3　NPUAP/EPUAPの褥瘡の分類

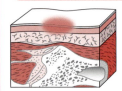

カテゴリ/ステージⅠ：消退しない発赤

皮膚に損傷がなく，消退しない発赤（通常，骨突出部に限局）

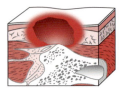

カテゴリ/ステージⅣ：全層組織損傷（骨・腱・筋肉の露出）

骨，腱，筋肉の露出を伴う全層組織欠損。ポケットや瘻孔を伴うことが多い

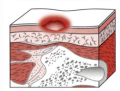

カテゴリ/ステージⅡ：部分層損傷または水疱

真皮の部分層欠損。血清または漿液で満たされた水疱ができることもある

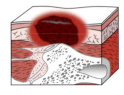

判定不能：皮膚または組織の全層欠損─深さ不明

実際の潰瘍の深さがわからない全層組織欠損

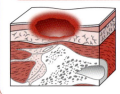

カテゴリ/ステージⅢ：全層組織損傷（脂肪層の露出）

骨，腱，筋肉は露出していない。黄色の壊死組織が見られることが多い

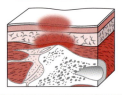

深部組織損傷の疑い（suspected DTI）─深さ不明

皮下軟部組織の損傷に起因する，皮膚変色または血疱

テージⅠ・Ⅱであることから，重症と判断されにくい褥瘡のタイプである。しかし，深部で起こっている皮膚の損傷が徐々に表層に移行し，突然，カテゴリ/ステージⅢ・Ⅳに進行することがあるので，見きわめが重要となる。分類に「疑い」とついているのは，深部組織の損傷が，皮膚表面の観察だけでは困難なことによる。しかし，これに関しては超音波画像装置を用いての診断の有用性が報告されている（図表3）。

5）褥瘡による心身への影響

一般に高齢者は体力が低下しており，褥瘡が発生すると，原疾患の回復まで妨げる。また，局所の疼痛や壊死組織から発する悪臭を体験することで，心身ともに苦痛が増大する（図表4）。

血流の遮断によって血栓・塞栓が形成されると肺梗塞の原因ともなり得る。

● 体液の滲出

褥瘡が形成されると，局所からは，たんぱく質や電解質が含まれる体液が流出し，内部環境の恒常性を維持することが困難になる。

● 易感染性

褥瘡が形成されると，細菌などが内部に侵入しやすい状態になる。

また，皮下組織からは免疫機能を担う因子が流出するので，細菌に対する抵抗力が低下し，易感染性となる。感染は，敗血症や髄膜炎などを引き起こす危険性が高くなる。

● 疼痛

カテゴリ/ステージⅡ～Ⅳの褥瘡がある人は，75％がおだやかな痛み，18％の人が耐えがたい痛みを感じているという報告があり，褥瘡が深いほど痛みは強い。また，ドレッシング交

第9章 褥瘡の発生・進行のおそれのある高齢者のケア

図表4 褥瘡による心身への影響

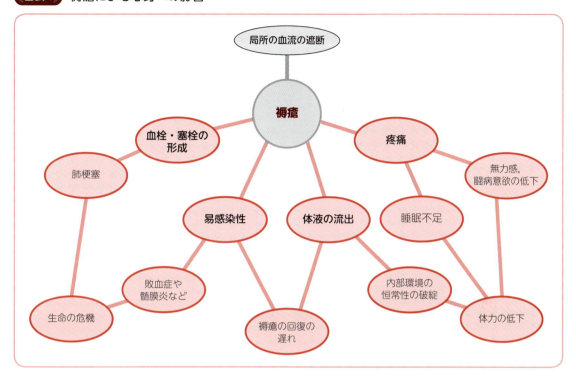

換時だけでなく安静時にも疼痛を感じていると報告されていることから，いつ，どのようなときに痛みが強くなるかなど，痛みのアセスメントを十分に行う。また，疼痛の少ない体位を工夫したり，ドレッシング交換の際は，皮膚への物理的刺激が少なくなるよう，医療用テープの剝離を慎重に行う，洗浄時に創を強くこすらないようにするといった配慮が必要となる。外用薬には疼痛を除去する効果はないが，創面を適切な湿潤環境に保つことで疼痛を緩和できるとされている。また，創に機械的刺激が加わったり，組織の破壊が拡大するにつれ，痛みは増強する。

慢性的な痛みは，精神的なストレスを増して無力感を生じさせ，高齢者の闘病意欲を低下させる。

●体力の低下

褥瘡の治癒や基礎疾患の回復には，栄養状態を良好に保ち体力をつけることが重要である。

しかし，基礎疾患や褥瘡に伴う苦痛から，食欲不振や食事摂取が困難になると，栄養状態が悪化し，体力が低下する。痛みにより，睡眠が十分にとれなくなると，体力はいっそう低下していく。

6) 褥瘡発生の危険度の評価

① 褥瘡発生の危険度の評価

褥瘡を予防するためには，ケアの対象となる高齢者が褥瘡発生の危険因子をどの程度もっているかを把握しておく必要がある。そのため，チェックリスト（ブレーデンスケール）を使用して，褥瘡発生の危険度を評価することが重要である（図表5）。

② 皮膚の観察

臥位または座位において体重のかかる骨の突出部の観察を密に行う。また，身体に触れてみて，四肢の皮膚が局所的に冷たいときは，末梢循環が低下していることが多いので，注意する。

225

7) 褥瘡の重症度・治療過程の評価

褥瘡の重症度と治療過程の評価にはDE-SIGN-R®が用いられる（**図表6**）。DESIGN-R®は，Depth（深さ），Exudate（滲出液），Size（大きさ），Inflammation/Infection（炎症／感染），Granulation tissue（肉芽組織），Necrotic tis-sue（壊死組織）の頭文字と，Pocket（ポケット）を加えた7項目からなる。軽度の場合にアルファベットの小文字を，重度の場合にアルファベットの大文字を用いる。Depth（深さ）を除いた6項目の合計点は0〜66点で，重症度が高いほど点数が高くなる。

第9章　褥瘡の発生・進行のおそれのある高齢者のケア

図表5　褥瘡発生の危険度の把握（日本語版ブレーデンスケール）

患者氏名 ＿＿＿＿＿＿		評価者氏名 ＿＿＿＿＿＿		評価年月日 ＿＿＿＿＿＿	
知覚の認知 圧迫による不快感に対して適切に反応できる能力	**1. 全く知覚なし** 痛みに対する反応（うめく、避ける、つかむ等）なし。この反応は、意識レベルの低下や鎮静による。あるいは体のおおよそ全面にわたり痛覚の障害がある。	**2. 重度の障害あり** 痛みのみに反応する。不快感を伝えるときには、うめくことや身の置き場なく動くことしかできない。あるいは、知覚障害があり体の1/2以上にわたり痛みや不快感の感じ方が完全ではない。	**3. 軽度の障害あり** 呼びかけに反応する。しかし、不快感や体位交換のニーズを伝えることが、いつもできるとは限らない。あるいは、いくぶん知覚障害があり、四肢の1、2本において痛みや不快感の感じ方が完全ではない部位がある。	**4. 障害なし** 呼びかけに反応する。知覚欠損はなく、痛みや不快感を訴えることができる。	
湿潤 皮膚が湿潤にさらされる程度	**1. 常に湿っている** 皮膚は汗や尿などのために、ほとんどいつも湿っている。患者を移動したり、体位変換するごとに湿気が認められる。	**2. たいてい湿っている** 皮膚はいつもではないが、しばしば湿っている。各勤務時間中に少なくとも1回は寝衣寝具を交換しなければならない。	**3. 時々湿っている** 皮膚は時々湿っている。定期的な交換以外に、1日1回程度、寝衣寝具を追加して交換する必要がある。	**4. めったに湿っていない** 皮膚は通常乾燥している。定期的に寝衣寝具を交換すればよい。	
活動性 行動の範囲	**1. 臥床** 寝たきりの状態である。	**2. 座位可能** ほとんど、または全く歩けない。自分で体重を支えられなかったり、椅子や車椅子に座る時は、介助が必要であったりする。	**3. 時々歩行可能** 介助の有無にかかわらず、日中時々歩くが、非常に短い距離に限られる。各勤務時間中にはほとんどの時間を床上で過ごす。	**4. 歩行可能** 起きている間は少なくとも1日2回は部屋の外を歩く。そして、少なくとも2時間に1回は室内を歩く。	
可動性 体位を変えたり整えたりできる能力	**1. 全く体動なし** 介助なしでは、体幹または四肢を少しも動かさない。	**2. 非常に限られる** 時々体幹または四肢を少し動かす。しかし、しばしば自力で動かしたり、または有効な（圧迫を除去するような）体動はしない。	**3. やや限られる** 少しの動きではあるが、しばしば自力で体幹または四肢を動かす。	**4. 自由に体動する** 介助なしで頻回にかつ適切な（体位を変えるような）体動をする。	
栄養状態 普段の食事摂取状況	**1. 不良** 決して全量摂取しない。めったに出された食事の1/3以上を食べない。蛋白質・乳製品は1日2皿（カップ）分以下の摂取である。水分の摂取が不足している。消化態栄養剤（半消化態、経腸栄養剤）の補充はない。あるいは絶食であったり、透明な流動食（お茶、ジュース等）奈良摂取したりする。または、末梢点滴を5日以上続けている。	**2. やや不良** めったに全量摂取しない。普段は出された食事の約1/2しか食べない。蛋白質・乳製品は1日3皿（カップ）分の摂取である。時々消化態栄養剤（半消化態、経腸栄養剤）を摂取することもある。あるいは流動食や経管栄養を受けているが、その量は1日必要摂取量以下である。	**3. 良好** たいていは1日3回以上食事をし、1食につき半分以上は食べる。蛋白質・乳製品を1日4皿（カップ）分摂取する。時々食事を拒否することもあるが、勧めれば通常補食する。あるいは、栄養的におおよそ整った経管栄養や高カロリー輸液を受けている。	**4. 非常に良好** 毎食おおよそ食べる。通常は蛋白質・乳製品を1日4皿（カップ）分以上摂取する。時々間食（おやつ）を食べる。捕食する必要はない。	
摩擦とずれ	**1. 問題あり** 移動のためには、中等から最大限の介助を要する。シーツでこすれずに体を動かすことは不可能である。しばしば床上や椅子の上でずり落ち、全面介助で何度も元の位置に戻すことが必要となる。痙攣、拘縮、振戦は持続的に摩擦を引き起こす。	**2. 潜在的に問題あり** 弱々しく動く。または最小限の介助が必要である。移動時皮膚は、ある程度シーツや椅子、抑制帯、補助具等にこすれている可能性がある。たいがいの時間は、椅子や床上で比較的良い体位を保つことができる。	**3. 問題なし** 自力で椅子や床上を動き、移動中十分に体を支える筋力を備えている。いつでも、椅子や床上で良い体位を保つことができる。		
©：Braden and Rergstrom. 1988 訳：真田弘美（東京大学大学院医学系研究科）／大岡みち子ら（North West Community Hospital. IL. U.S.A.）				Total	

図表6 DESIGN-R® 褥瘡経過評価用

Depth 深さ 創内の一番深い部分で評価し，改善に伴い創底が浅くなった場合，これと相応の深さとして評価する(深さの得点は合計点には加えない)					
d	0	皮膚損傷・発赤なし	D	3	皮下組織までの損傷
	1	持続する発赤		4	皮下組織を越える損傷
	2	真皮までの損傷		5	関節腔，体腔に至る損傷
				U	深さ判定が不能の場合

Exudata 滲出液					
e	0	なし	E	6	多量：1日2回以上のドレッシング交換を要する
	1	少量：毎日のドレッシング交換を要しない			
	3	中等量：1日1回のドレッシング交換を要する			

Size 大きさ 皮膚損傷範囲を測定：長径(cm)×長径と直交する最大径(cm)					
s	0	皮膚損傷なし	S	15	100以上
	3	4未満			
	6	4以上16未満			
	8	16以上36未満			
	9	36以上64未満			
	12	64以上100未満			

Inflammation/Infection 炎症/感染					
i	0	局所の炎症徴候なし	I	3	局所の明らかな感染徴候あり(炎症徴候，膿，悪臭など)
	1	局所の炎症徴候あり(創周囲の発赤，腫脹，熱感，疼痛)		9	全身的影響あり(発熱など)

Granulation 肉芽組織					
g	0	治癒あるいは創が浅いため肉芽形成の評価ができない	G	4	良性肉芽が創面の10％以上50％未満を占める
	1	良性肉芽が創面の90％以上を占める		5	良性肉芽が創面の10％未満を占める
	3	良性肉芽が創面の50％以上90％未満を占める		6	良性肉芽が全く形成されていない

Necrotic tissue 壊死組織 混在している場合は全体的に多い病態をもって評価する					
n	0	壊死組織なし	N	3	柔らかい壊死組織あり
				6	硬く厚い密着した壊死組織あり

Pocket ポケット 毎回同じ体位で，ポケット全周(潰瘍面も含め) [長径(cm)×長径と直交する最大径(cm)から潰瘍の大きさを差し引いたもの]					
p	0	ポケットなし	P	6	4未満
				9	4以上16未満
				12	16以上36未満
				24	36以上

(日本褥瘡学会：DESIGN® 褥瘡経過評価用. 2013. http://www.jspu.org/jpn/member/pdf/design-r.pdf (2009年2月閲覧))

Part 2 エビデンスに基づくケアの展開

1) ケアの目標

褥瘡を予防するためのケアとして，寝たきりの予防が重要である。

また，全身状態が非常に悪い高齢者や，治療のために同一体位の保持を余儀なくされる場合は，体位変換などのケアを優先して行う。

褥瘡の発生をみた場合は，治癒が促進されるように創部の治癒環境を整えるためのケアが重要となる。

いずれにしても，褥瘡の発生・進行を抑えるためのケアの原則は，まずは局所への圧を軽減するための体位変換と除圧である。

また，褥瘡の進行は，全身状態とも密接に関連しているので，全身状態や基礎疾患に目を向けたケアを行う。特に，循環機能障害によって，組織への酸素や栄養素の運搬力が低下している場合は，褥瘡の治癒が阻害されるので，基礎疾患の治療やコントロールが重要である。

一般に褥瘡が発生するような高齢者の多くは，低栄養状態にあることが多い。栄養状態が悪くなれば，皮膚の修復が進まないだけでなく，褥瘡を悪化させる原因にもなるので，栄養状態を把握し，適切に栄養を補給する。

褥瘡を直接的に治療する手段として，洗浄や消毒，各種外用薬の塗布・散布，ドレッシング材の貼付といった処置を行う。

この場合，処置中や処置後に痛みが発生することが多いため，治療を長期間にわたって続けるときは，高齢者が医療処置を積極的に受け入れることが難しくなる。したがって，処置前に鎮痛薬を与薬し，かつ医療処置は慎重に行うといった配慮が闘病意欲を支えるうえで重要である。

図表7 褥瘡の発生・進行のおそれのある高齢者のケア

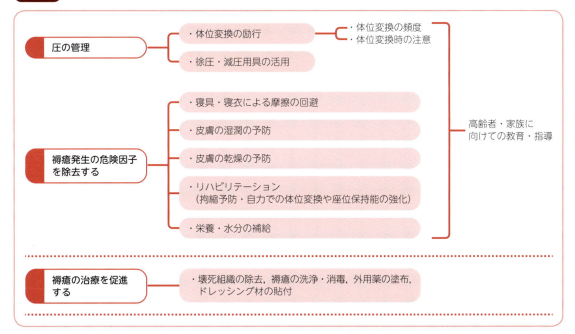

なお，安心感や心地よさを感じさせられるようなケアは，治癒の促進だけでなく，高齢者の減退しがちな闘病意欲を保つための支えともなる。

そのほか，
・施行している医療処置について説明する
・創のケアを清拭と同様にさりげない態度で行う
・創が治癒に向かっている様子を随時伝える
といったケアも，高齢者の闘病意欲を高めるうえで重要である（図表7）。

2）圧の管理をする

褥瘡の発生・進行を予防するためには，体位変換を励行し，同一部位にかかる圧を軽減する。場合によっては，除圧・減圧用具を使用する。

発赤は，除圧の不十分さを示すサインなので，体位変換の回数を増やし，除圧を高める予防用具を使用する。

① 体位変換の励行
●体位変換の頻度

局所への圧迫が2時間以上続くと，血流障害により組織の壊死がはじまる。そのため，適度な体位変換が重要である。

自力で寝返りができる高齢者の場合は，体位変換の重要性を説明するとともに，励ましながら寝返り動作を援助する。

自力で寝返りができない高齢者の場合は，最低2時間に1回は体位変換を援助する。

ただし，この頻度はあくまでも目安であり，組織の耐久性が低下している場合は，局所を観察しながら頻回に行う。

●体位変換時の注意

体位変換の際に，身体を引きずると，組織の耐久性が低下している部位でずれが生じるので，スライディングシートを用いたり，多人数で慎重に体位変換する。

図表8 背抜き

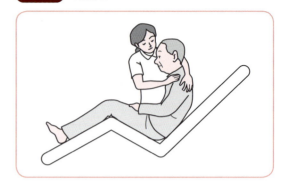

また，仰臥位からセミファーラー位にした場合も，そのままでは高齢者の身体が重みで下がる力とベッドが上がる力との間に「ずれ力」が生じ褥瘡の原因となる。よって，ベッドを頭側挙上した際は，この「ずれ力」を逃がすため必ず「背抜き」を行う（図表8）。セミファーラー位から仰臥位に戻したときも同様に「ずれ力」が生じることから「背抜き」を行う必要がある。

② 除圧・減圧用具の活用

体位変換が自力で適切にできない場合には，除圧用具を活用して体重による圧の分散を図る。

●臥床時間の長い高齢者の除圧

臥床時間の長い高齢者には，マットレスの選択が重要になる（図表9）。自力体位変換が可能である場合は，高齢者が自分で寝返りができるようにマットレスにある程度のかたさが必要であることから，可動性を妨げない素材（例：ウレタンフォーム）を選択する。一方，自力体位変換が困難な場合は，体圧分散を優先した素材（例：エア，ウォーター）を選択する。特に骨突出のある高齢者に対しては，二層式エアセルマットレスが有効である。また，食事など，45度以上の角度で頭側を挙上することが多い高齢者には10cm以上の厚みをもつ体圧分散マットレスを選択する。10cm以上が望ましい理由は，マットレスの底付きの防止と，10cm以上の厚

図表9　体圧分散マットレスの選択基準

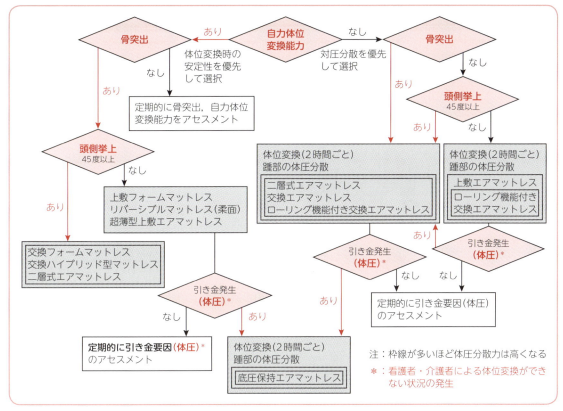

（日本褥瘡学会編：在宅褥瘡予防・治療ガイドブック　第3版．p58，照林社，2015．）

みがあると，頭部を挙上した場合にもマットに身体がある程度沈み込むため，身体が左右に倒れ込みにくくなるからである。

仙骨部や大転子部の褥瘡の予防や悪化を防ぐため，30度側臥位が推奨されている。これは殿筋で身体を支える，床との接触面が広がるためであるが，殿筋が萎縮し，病的骨突出がみられる高齢者の場合，30度側臥位はかえって大転子部や腸骨稜部に強い圧がかかってしまう。こうした場合は，高齢者の体型に合わせ，適宜，ポジショニングピローなどを使用するとよい。

また，臥床時には仙骨や大転子部だけでなく踵部にも褥瘡が発生しやすい。踵部の褥瘡予防のためには，下腿部全体をクッションで挙上し，踵部を浮かす（図表10）。

円座の使用は，円座に接触する皮膚に局所的な圧力が生じ，虚血状態となるので禁忌であ

図表10　踵部の褥瘡予防

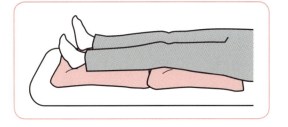

る。

●座位がとれる高齢者の除圧

高齢者の場合，臥床時だけでなく座位時にも褥瘡が形成されやすいため，注意が必要である。褥瘡を予防するには，まず高齢者の座位能力を評価し，座位保持能力に応じた適切な対応をとることが大切である（図表11）。原則とし

図表11 Hofferの座位能力分類に基づいた対応方法

Hofferの座位能力分類	在宅療養者の状態	車いすの対応方法
1　手の支持なしで座位可能	体や腕を動かしても安定して座位を保持できる状態	身体寸法に適合した車いすを選択し，座，背クッションを検討する
2　手の支持で座位可能	体を支えるために両手または片手で座面を支持して，座位姿勢が安定して保持することができる状態	姿勢を保持するパーツ（座位保持装置*）の検討と十分な減圧性能を有したクッションを使用する
3　座位不能	座位姿勢を保持できず，頭部や体幹部が倒れていく状態	ティルト型車いすなどで姿勢保持を助け，褥瘡予防効果の高いクッションを使用する

＊体幹を左右から支えるパーツや幅広のアームサポート，ヘッドサポートなどがある

（日本褥瘡学会編：在宅褥瘡予防・治療ガイドブック　第3版. p63，照林社，2015.）

て，座位時は90度ルール（股関節90度，膝関節90度，足関節90度）が推奨されている。90度ルールで座ると，殿部から大腿後面にかけての広い支持面積で姿勢を支えることができるため褥瘡になりにくい。

しかし，高齢者の場合は，この90度ルールをとること自体が困難な場合も多い。円背の強い高齢者は，座面に深く座ると前傾姿勢となり姿勢が不安定となるため，やや浅く座ることになるが，この姿勢では尾骨や仙骨部，突出した椎骨への負担が大きくなる。よって，こうした場合には，長時間の座位は避け，臥位になる時間を組み入れるなど座位時間を考慮したり，車いすの座面のクッションを体圧分散タイプのものにするなどの工夫をする。また，最初は，適切なポジショニングがとれていても，体幹の保持能力が低下し，時間が経つと姿勢がくずれてくることも多いため，姿勢の乱れがないかを適宜確認し，調整していく必要がある。姿勢がくずれやすいからといって，座面やクッションの

上に滑り止めシートを敷くことは，同一姿勢を強要し，圧力やずれ力の増大につながるため禁忌である。在宅や施設で座布団をクッション代わりに使用している例もあるが，座布団では適切な圧力分散や姿勢保持は期待できない。また，座面にクッション代わりに円座を敷くことも座位姿勢を不安定にし，局所を圧迫するため使用すべきではない。

3）褥瘡発生の危険因子を除去する

褥瘡の発生・進行要因である皮膚の摩擦，汗や尿・便による湿潤，乾燥などの要因を取り除くこと，また，低栄養状態の改善を図ることが重要である。

① 寝具・寝衣による摩擦の回避

・摩擦を少なくするために寝具や寝衣は，肌ざわりのよいやわらかいものにする。

・寝衣は縫い目やボタンの少ないものを選び，糊づけなどはしない。

・シーツや寝衣のしわは，体位変換や環境整備（ベッドメーキング）のときに伸ばす。

・ベッド上にごみなどがあれば取り除く。

② 皮膚の湿潤の予防

皮膚の湿潤は，不潔な状態による不快感やかゆみを生じさせる以外に褥瘡の発生や進行を促進する。

そのため，特に圧迫を受けやすい背部，大転子部，仙骨部，踵部の湿潤には，十分に気をつける。

・シーツや寝衣の材質を吸湿性，通気性のよい製品にする。

・汗や尿などで湿っているシーツや寝衣はすぐに交換し，清潔と乾燥を保つ。

・尿や便をおむつ管理する場合は，尿や便により大転子部や仙骨部が湿潤しやすくなるので，排尿，排便後は必ず清拭し，湿潤と汚染を回避する。発水クリームの塗布も有効である。

・高齢者の状態に合わせて，入浴，シャワー浴，全身清拭を行う。

③ 皮膚の乾燥予防

皮膚の乾燥は，弾力性を低下させたり，亀裂を生じさせて，圧への耐久性が低下するので，入浴後や清拭後は，ローションで皮膚表面の水分を補ったり，保湿クリームを塗布して蒸発を防ぐ。

④ リハビリテーション

寝たきり高齢者に多い股関節・膝関節の屈曲拘縮や股関節の開排制限は体動を困難にさせることから，殿部の局所にかかる体圧が高くなり褥瘡ができやすくなる。そのため，褥瘡発生や増悪の予防の視点からも拘縮を起こさない，悪化させないことは重要である。

関節拘縮の予防には他動運動が必要だが，関節可動域は個人によって異なり，また，無理な他動運動は筋や腱の断裂や骨折を引き起こす危険性もあるため，必ず医師・理学療法士・作業療法士の指導を受けるようにする。1回に何度も動かすより，1日に複数回動かすほうが，効果があるとされている。

高齢者の場合，痩せているか否かや，円背・拘縮がどの程度あるかなど個人差がきわめて大きい。そのため，理学療法士や作業療法士と連携しながら，その人にとってもっとも望ましい体位を工夫していくことが大切である。

また，高齢者が少しでも自力で体位変換ができたり，座位保持が安定するように，バランス能や筋力の維持，向上を図ることも重要である。

⑤ 栄養・水分の補給

褥瘡を生じさせない，あるいは褥瘡の回復を図るためには栄養状態を良好に保つことが重要になる（栄養状態の把握については第6章p157を参照）。食事で必要な栄養量を摂取できない場合は，高エネルギー，高たんぱくのサプリメントを用いる。ただし，高齢者の場合，たんぱく質の投与によって腎機能障害をきたすことがあるため，医師と相談しながら栄養改善を進める。また，エネルギーやたんぱく質だけでなく，ビタミンやミネラルといった微量元素も褥瘡の予防や治癒には重要となるため，不足しないよう留意する（**図表12**）。ビタミンのはたらきは第6章p165の図表22を参照。

食事量が減ると，水分摂取も同様に減少している場合が多い。水分の摂取量が低下し，脱水を引き起こすと，高齢者の全身状態はますます悪くなることから，水分摂取状況についてもしっかり観察を行い，水分補給を進めていく（第6章を参照）。

4）褥瘡の治療を促進する

治療法としては，褥瘡を自らの治癒力で修復しやすくするために，皮膚創面の環境を整備することが重要となる。

この創面の環境調整のことをWBP（Wound

図表12 微量元素のはたらきと食品例

		生理作用	欠乏	含まれる食物
鉄		酸素の運搬, 細胞への酸素の取り込み, 酵素の成分	鉄欠乏性貧血	アサリ, カツオ, がんもどき, 納豆, 小松菜, ココア, きなこ, など
銅		鉄の吸収を助けるコラーゲンやエラスチンなどの結合組織をつくる酵素に含まれる	貧血, 毛髪異常, 成長障害	牡蠣, タコなどの魚介類, 豆類, ココア, きなこ, など
亜 鉛		DNAや蛋白質の合成, 酵素の構成成分	成長障害, 貧血, 味覚異常, 皮膚炎, 創傷治癒遅延, 性機能の低下	牡蠣, うなぎの蒲焼, 納豆, ココア, きなこ, など
マンガン		骨や肝臓の酵素作用の活性化, 骨の発育促進	骨の発育不良, 生殖能力の低下	牡蠣, タコなどの魚介類, 豆類, など

Bed Preparation）といい，具体的には壊死組織の除去，細菌負荷の軽減，創部の乾燥防止，過剰な滲出液の制御，ポケットや創縁の処理を指す（図表13）。

① 壊死組織の除去

壊死組織は生体にとっては異物であり，長く放置すると炎症や感染の原因ともなるため，化学的・物理的・外科的方法を組み合わせて，除去していく。外科的療法は，メスで壊死組織を取り除く方法であるが，化学的療法を併用し，薬物で壊死組織を軟化させてから外科的療法を行うなど，負荷の少ない方法をとる。物理的とは流水を当てながら洗浄後の水を吸引するパルス洗浄・吸水療法のように何らかの物理的刺激を与える方法をいう。

② 褥瘡の洗浄・消毒

褥瘡内で増殖した細菌から出る毒素や酵素，壊死組織などは，新たに形成されるフィブリンやコラーゲンなどを分解し，褥瘡の治癒を阻害するおそれがある。したがって，洗浄と消毒が重要である。

洗浄は生理食塩水または，蒸留水，水道水を体温程度に温めて用いる。壊死組織がある場合は注射器を用い，圧を加えて洗浄することもあるが，肉芽組織がある場合は，圧が強すぎると肉芽組織を損傷させてしまう危険性があるので注意し，洗浄後はこすらず押さえ拭きする。

通常は洗浄だけで十分であるが，局所に排膿や腫脹，疼痛，悪臭などの明らかな感染徴候があり，滲出液や膿苔が多いときは消毒を行ってもよい。ただし，消毒後にしっかり洗浄を行い，消毒液の細胞毒性が肉芽組織の形成を妨げないよう留意する。

③ 外用薬の塗布・ドレッシング材の貼付

外用薬は，滲出液や感染，壊死組織の制御を主目的とするものと，肉芽組織の形成や創の縮小を主目的とするものに大別できるので，褥瘡の状態に合わせて使用する。また，ドレッシング材は，創面を保護するとともに創の治癒過程に必要な湿潤環境を保つという目的もある。過剰な滲出液を吸収するものや，貼付後にも創の観察がしやすいように透明になっているものなど，多様な種類があるため，創の状態や目的に合わせて使用する（図表14）。

ガーゼやドレッシング材を貼付し医療用テープなどで固定するときは，皮膚への物理的刺激や化学的刺激が少ない製品を選ぶ。創の周辺

図表13 褥瘡の治癒過程

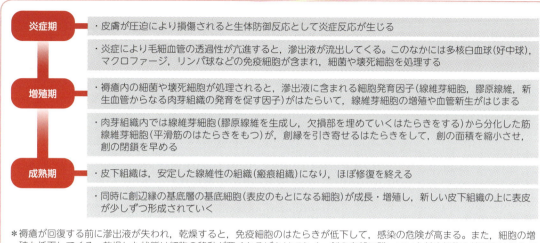

皮膚が，乾燥や浮腫，易出血などで脆弱な場合は，ハイドロコロイドドレッシングや皮膚被膜材を用いて皮膚を保護した後に医療用テープを貼付するとよい。テープを剥がすときも，無理には剥がさず，剝離剤を用いるとよい。殿部に褥瘡がある場合は，カバードレッシングとしてポリウレタンフィルムを使用し，尿や便による汚染を防ぐ。

文献

1) 日本褥瘡学会編：在宅褥瘡予防・治療ガイドブック 第3版．照林社，2015．
2) 日本創傷・オストミー・失禁管理学会編：スキン-テア（皮膚裂傷）の予防と管理．照林社，2015．
3) 田中マキ子監：ポジショニング学─体位管理の基礎と実践．中山書店，2013．

図表14 慢性期の深い褥瘡（D）に対するDESIGN-R®に準拠した外用薬，ドレッシング材の選択（五十音順）

	Necrotic tissue（壊死組織）N→n	Inflammation/Infection（炎症/感染）I→i	Exudate（滲出液）E→e	Granulation（肉芽形成）G→g	Size（大きさ）S→s	Pocket（ポケット）P→(−)
外用薬				アルクロキサ		
				アルプロスタジルアルファデクス	アルプロスタジルアルファデクス	
	カデキソマー・ヨウ素	カデキソマー・ヨウ素	滲出液が多い カデキソマー・ヨウ素	臨界的定着の疑い カデキソマー・ヨウ素		
					酸化亜鉛	
					ジメチルイソプロピルアズレン	
	スルファジアジン銀	スルファジアジン銀	滲出液が少ない[感染創] スルファジアジン銀	臨界的定着の疑い スルファジアジン銀		
	デキストラノマー		滲出液が多い デキストラノマー	トレチノイントコフェリル		滲出液が少ない トレチノイントコフェリル
			滲出液が少ない[非感染創] トレチノイントコフェリル			
				トラフェルミン		滲出液が少ない トラフェルミン
			滲出液が少ない 乳剤性基剤の軟膏			
				ブクラデシンナトリウム	ブクラデシンナトリウム	
		フラジオマイシン硫酸塩・結晶トリプシン				
	プロメライン					
		ポビドンヨード				
	ポビドンヨード・シュガー	ポビドンヨード・シュガー	滲出液が多い ポビドンヨード・シュガー	ポビドンヨード・シュガー		滲出液が多い ポビドンヨード・シュガー
				臨界的定着の疑い ポビドンヨード・シュガー		
				リゾチーム塩酸塩		
					幼牛血液抽出物	
		ヨウ素軟膏	滲出液が多い ヨウ素軟膏	臨界的定着の疑い ヨウ素軟膏		
		ヨードホルム				
ドレッシング材		滲出液が多い アルギン酸塩	滲出液が多い アルギン酸塩	アルギン酸塩	アルギン酸塩	滲出液が多い アルギン酸塩
			滲出液が多い アルギン酸塩/CMC		アルギン酸/CMC	
			滲出液が多い アルギン酸フォーム		アルギン酸フォーム	
	アルギン酸Ag			アルギン酸Ag	アルギン酸Ag	滲出液が多い アルギン酸Ag
			滲出液が多い キチン	キチン		
			滲出液が少ない ハイドロコロイド	ハイドロコロイド		
	ハイドロジェル		滲出液が少ない ハイドロジェル		ハイドロジェル	
			滲出液が多い ハイドロファイバー	ハイドロファイバー		
	銀含有ハイドロファイバー			臨界的定着の疑い ポビドンヨード・シュガー	銀含有ハイドロファイバー	滲出液が多い ハイドロファイバー（銀含有製材を含む）
			滲出液が多い ハイドロポリマー	ハイドロポリマー		
			滲出液が多い ポリウレタンフォーム	ポリウレタンフォーム		
			滲出液が多い ポリウレタンフォーム/ソフトシリコン	ポリウレタンフォーム/ソフトシリコン		

推奨度B　推奨度C1　推奨度C2

[推奨度の分類]

A：十分な根拠※があり，行うよう強く勧められる
B：根拠があり，行うよう強く勧められる
C1：根拠は限られているが，行ってもよい
C2：根拠がないので，勧められない
D：無効ないし有害である根拠があるので，行わないよう勧められる

※根拠とは臨床試験や疫学研究による知見を指す
日本褥瘡学会：褥瘡予防・管理ガイドライン，第4版．17（4），2015．をもとに作成した
（日本褥瘡学会編：在宅褥瘡予防・治療ガイドブック　第3版．p107，照林社，2015．）

column

スキンテアとは？

　医療や介護の現場では，「高齢者の四肢が車いすのフットレストやフレーム，ベッド柵に擦れて，皮膚が剥がれてしまった」「医療用テープを剥がすときに，慎重に行ったにもかかわらず，皮膚も一緒に剥がれてしまった」といったケースに遭遇した経験があるであろう。こうした通常の医療・療養環境の中で生じる摩擦やずれによって発生する皮膚の急性損傷のことを「スキンテア」という。

　スキンテアは，その概念自体がまだまだ普及しておらず，発生時の対症療法が中心で，スキンテアを生じさせないための予防的な取り組みは進んでいない。

　しかし，スキンテアは，強い疼痛を伴い，高齢者や家族のウェルビーイング(well-being)を脅かし，場合によっては，医療者や介護者の不適切なケアによって生じたと家族に不信感を抱かせることもある。

　スキンテアも高齢者の皮膚が加齢によって，脆弱化していることが発生の大きな要因であることから，スキンテアの予防は，褥瘡と共通する部分が多い。

　褥瘡は，体圧などの圧迫が，ある一定時間，患部にかかることによる虚血状態に起因するが，スキンテアは擦った，ぶつけたといった瞬時の外力で生じ，褥瘡とは発生のメカニズムが異なる。よって，ここではスキンテア独特の"外力保護ケア"を紹介する。

●外力保護ケアのポイント

①安全な環境の整備
- ベッド柵にカバーをする，ベッド周囲の角に衝撃緩衝材をつける，上肢にアームカバーを着用するなど
- 車いす移乗時は，靴下と靴を着用し，足を守るズボン式の服装やレッグカバーを着用する
- 医療用リストバンドをソフトな素材にする。浮腫のない部位に装着するなど

②安全な移乗・移動技術
- スライディングシートやボードなど体位変換補助具を使用する
- 移動，移乗の介助は2人で行う
- 体位変換は，四肢ではなく肩や腰を支えながら行う
- 四肢を挙上する際は，つかまず，下から支えるように保持する
- 身体に接している衣類，おむつ，寝具，クッションなどを引っ張らない

③安全な医療用品などの使用（すね当て，医療用テープの使用の見直し）
- コストはやや高くなるが，角層剥離の少ない低剥離刺激性の粘着剤を選択する
- 医療用のテープは，テープの中心から外側に向かって貼る
- 剥離時は，粘着剥離剤を用いながら，ゆっくりテープを反転させて剥離する
- テープの端は，皮膚を指や爪などで強く擦らずに，緩める。剥がれにくい場合は，テープの端を折り曲げ，つまみをつくる

第 **10** 章

失語症・構音障害のある
高齢者のケア

> ┌─ summary ─┐

- 言語的コミュニケーションは，ヒトが生活していくために，もっとも必要な機能の1つである。
- 脳の言語中枢が損傷を受けると，言葉が適切に使えなくなる失語症となる。
- 失語症の程度は，障害された場所，範囲などによってさまざまである。
- 失語症によってコミュニケーションが障害されると，日常生活活動や心理・社会面にまで影響が及ぶ。

Part 1 失語症・構音障害のある高齢者へのアプローチ

　言語中枢は，大脳の前頭葉に発語に関与する中枢(ブローカ野)が，頭頂葉下部に聴覚による言語の理解を行う言語中枢(ウェルニッケ野)がそれぞれ存在している。

　また，右利きの人は，左半球が優位脳というように，半球の左右でその機能は異なる。

1) 失語症の分類

　言語表出の障害(運動性失語)と，言語理解の障害(感覚性失語)，伝導失語，健忘失語，理解や表出の双方が障害される全失語などがある(図表1)。

2) 失語症による心身への影響

　失語症では，相手に自分の意思を正しく伝えられなかったり，自分の気持ちを素直に行動にあらわせなくなる。

　また，一方的に自分の訴えを繰り返したり，周りの人々の言動に敏感に反応して情緒不安定になったり，苛立ちや欲求不満が強くなり，時

図表1　主な失語症の症状

言語表出の障害 (運動性失語)	・脳の言葉をつくる部分，すなわち話す命令を出す部分が損傷され，話すこと，字を書くこと，読むことなどが障害されるが，言語理解は比較的保たれている
言語理解の障害 (感覚性失語)	・左脳のウェルニッケ野(左上側頭回後部)を含む左側頭回上部，左縁上回，角回などの広範囲な領域が障害され，聞いて理解することと，読んで理解することが障害される ・ウェルニッケ(Wernicke)失語，ジャーゴン(jargon)失語ともいう ・この場合，たくさんのことを流暢に話すので，「何だ，話せるじゃないか」という感じを受けるが，実際は内容がわかりにくい ・相手の話を聞いても意味が理解できないばかりか，自分自身の言葉も理解できていないため，まともな会話が成立しにくい ・錯語・語健忘などもあるため，回りくどく内容の空疎な会話になる
全失語	・話す，聞く，字を書く，字を読んで理解するなど，全般的な機能が障害される ・左脳の広範囲な損傷によって起こる

図表2 失語症による心身への影響

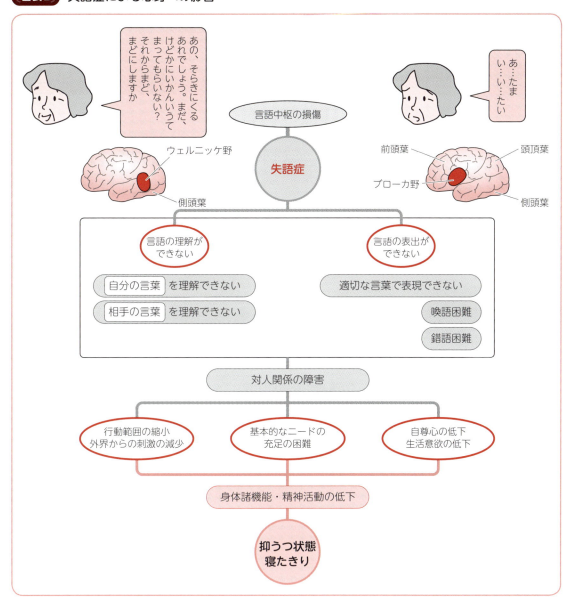

には暴力的な行動をとり，対人関係が維持できなくなる。

　自分の気持ちや意図を言語で表現できないことにより，自分の思いをわかってもらえないことから欲求不満が募り，自尊心の低下や生活意欲の低下をもたらす。また，他者と意思の疎通が図れないために，日常生活に支障をきたし，基本的なニードの充足が困難になる。

　外界からの刺激や情報量の減少は，高齢者自身の行動範囲の縮小に結びつく。

　そして，他者との交流を避け，自閉的となり徐々に周囲から孤立した状態に陥る。その結果，1日中何もせずにウトウトして過ごす時間が多くなり，身体の活動性が低下し，抑うつ状態から寝たきり状態をまねく危険性もある（**図表2**）。

3）失語症の把握

　失語症の高齢者の障害の程度を評価する際

図表3 失語症の種類とのアセスメント項目

失語症の種類と程度

自発話

・日常会話で言い間違いや内容などを評価する

言語理解

・日常会話のなかで,「はい」「いいえ」で答えられる質問をして,その反応をみる
・口頭での指示や動作命令に応じるかを確かめる

復唱

話した言葉を繰り返させる。最初は単音からはじめ,少しずつ複雑な単語や短い文を復唱させ,状態を把握する

呼称

日常よく用いる物品の名前を言わせる

読字

文字を読めるかどうか,また,文字を理解しているかを把握する
・物の名前を言って書かせる
・自発的に書かせる
・例題を与えて写させる

その他の項目

①残存機能
②原疾患に伴う症状の有無
・運動麻痺
・感覚機能(視力,聴力,皮膚感覚)の異常の有無と,その程度
・高次脳機能障害(聴覚的記銘力の低下,易疲労性,注意機能の低下,保続など)の有無とその程度

③健康時の日常生活状態
・趣味,レクリエーション
④教育レベル
⑤高齢者の健康時の性格
⑥高齢者の心理状態とその態度
・疾患に対する不安
・予後への不安
・治療に対する不満
など

⑦健康時の生活環境
・家族構成と家庭内での位置
・職業とその役割
・人間関係
⑧家族の高齢者や疾患に対する反応

は,高齢者の意識が質問に集中しやすいように,周囲にあまり人がいない静かで気楽な環境を用意する。そして,高齢者を緊張させないように,さまざまな言語的はたらきかけを行いながら,高齢者の反応から高齢者の言語理解の程度を把握する。また,さりげなく質問を織りまぜて高齢者の言語力を評価する。

原疾患に伴う症状の有無や,高齢者の生活背景や入院・入所などの状況,家族環境,教育レベルなども把握する(**図表3**)。

① 言語理解面の評価

言語理解の程度を把握するには,できるだけ言語表出面の影響を受けないように,「はい」「いいえ」で答えられる質問をする。

次に,そのなかに「いいえ」で答えなければならないような質問をまぜて,高齢者が意味もわからずただうなずく反応との相違を確認する。また,動作命令や指示問題で評価する。

高齢者の言語理解面に関しては,

①まったく理解できない

②簡単なあいさつや日常よく使う単語,たとえば,トイレ,食事などの語彙ならわかる

第10章　失語症・構音障害のある高齢者のケア

図表4　主な話すことの障害

語健忘	・言いたい物や，人はわかっているが，その固有名詞が思い出せないため，「あれ」「これ」「それ」などの代名詞を使う
迂語	・言葉が想起できないため，その物の形状や用途などを遠回りして話す
喚語困難	・考えていることを言葉にするのが難しい
保続	・一度出た言葉が不適切な場面でも繰り返し出てくる
ジャルゴン発語	・錯語が頻発し，話していることが全く意味をなさない
発語失行	・言語中枢の指示どおり口や舌が動かないため，言葉の言い間違いや変な言葉になる
錯語	・話をするとき，言いたいこととは違った表現になる場合（例：りんご→みかん）と，言葉のなかの一部の音を間違えてしまう場合（例：りんご→りくご）がある
発音の障害	・舌や唇など話すための器官に麻痺がないにもかかわらず，言葉を正しく，なめらかに発音できない状態 ・音を言い間違ったり，たどたどしい話し方になる
流暢性の障害	・話をする際のスピード，内容，アクセントなどの流暢性が障害される
ディスプロソディ	・プロソディ（韻律：音の高さ，強さ，リズムなど，言葉のメロディ）が失われ，言葉の抑揚がなくなり，単調となる
文法の障害	・文を正しく組み立てられない。たとえば，「あの，りんご，えっと，食べる」のように，助詞が抜け落ちたり，正しい文の形で話せなくなる

③ごく身近な事柄や簡単な話しかけや指示がわかる

④話しかけている内容は理解しているが，時々反応がとんちんかんである

⑤ほとんどの話は理解するが，長い話や，混み入った話は理解できない

というように評価する。

② 言語表出面の評価（図表4）

　言語の表出面を評価するためには，高齢者の言語理解の程度に合わせて質問の方法を工夫する必要がある。そして，

・発語の全体量はどうか

・発語に努力を要しているか

・構音は明瞭か

・プロソディ（韻律）は正常か

・錯語はないか

・高齢者の言おうとしていることがわかるか

を評価する。

　たとえば，

①言語的な表出が障害されているため，声もほとんど出ないか，ただうなずくだけである

②習慣的に使われていた残語や自動反響言語のみが表出される

　この場合は，言葉に詰まるという感じはなく，ケアする側が何か言うと，すぐに残語などの反応があるが，意味をなす言語表現はほとんどない

③何か言おうとするが,「言語が詰まる」「間違った言葉になる」「発音が違ったりする」「伝えたい事柄が断片的にしか伝わらない」
④身近な事柄については,単語によって何とか伝えることができるが,流暢でなかったり,文法に間違いがある
⑤会話にはほとんど困難はないが,混み入った話をすると,うまく伝わらない

といった状態になる。

(3) 文字言語機能の評価

失語症では,正しい文字が思い出せなかったり,間違った字を書いてしまう状態と,文字を読んでその内容を理解することが難しくなる状態がある。そこでさまざまな言葉から読み書きを評価する(図表5)。

(4) コミュニケーション意欲の把握

高齢者にコミュニケーション意欲がなければ,言語機能の改善は困難である。

コミュニケーション意欲は表情や視線にあらわれる。たとえば,呼びかけに,
・視線を合わせてしっかり注意を向ける
・質問に対して,言語的・非言語的手段を使って答えようとする
などの行動は,コミュニケーション意欲のあらわれである。

反対に,呼びかけにもはっきりとした反応を示さなかったり,視線が合わなかったり,1人でいることが多くなり,ひきこもったときは,コミュニケーション意欲が減退していると考えられる。

図表5 文字言語機能の評価

●書く

評価	内容
1	意味のある書字なし
2	ごく限られた単語を書く
3	単語のみ書ける。少し実用性がある
4	文による表現が少しできる
5	文による表現はどうにかできる ただし,錯語が頻回にみられ,複雑な内容の表現は難しい

●読む

評価	内容
1	まったく理解ができない
2	ごく限られた数の単語が理解できる
3	文の理解が少しできる
4	短い文の理解はほぼ正しい
5	複雑な内容の文の理解は難しい

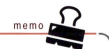

コミュニケーション

コミュニケーションには,言語的(バーバル)コミュニケーションと非言語的(ノンバーバル)コミュニケーションがある。

言語的コミュニケーションは,送り手と受け手の聴力,視力,言語の理解力,構音機能,表出力などのコミュニケーション能力,および双方にコミュニケーション意欲があってはじめて成立する。

Part 2 エビデンスに基づくケアの展開

1) ケアの目標

失語症のある高齢者のケアの基本として重要なことの1つは，単に言葉を操作することではなく，高齢者を1人の人間として尊重し，相手を理解しようとする熱意と，高齢者自身に生きる楽しみを回復してもらいたいという気持ちをもって援助することである。そのため，ケアする側はコミュニケーションの受け手としての能力を高め，高齢者の日常生活のニードを満たし，高齢者と豊かな交流がもてるようにする。失語症の程度や理解度を十分考慮したうえで，日常生活のなかでリラックスして会話ができるような雰囲気をつくり，しかも高齢者のペースに適した内容や方法でコミュニケーションを図る。

また，高齢者が，残存機能を利用してコミュニケーション手段を獲得できるように援助する。

さらに，家族とともに高齢者の心理的支えに

図表6 失語症のある高齢者のケア

高齢者の人格を尊重する
- 幼児言葉を使用して心理状態を傷つけない
- 高齢者の間違いをすぐに指摘しない
- 人前で話すことを強制しない
- ゆっくり時間をかけ，丁寧に応対する
- 大声を出さない
- 意思の疎通がはかれないときでも，相手を無視しない

言語障害の種類や程度に合わせてコミュニケーションを図る
- 言葉の能力に合わせた聞き方，話し方により意思疎通を図る
- 聞いたり，話したりする能力を高めるために，積極的に話題を提供し，言語機能を刺激する
- 高齢者の年齢，性格，社会的地位などを知り，それに合わせた会話の内容，話し方を工夫して会話の機会を増やす
- 高齢者が興味を示すもの(ラジオ，テレビ，音楽，趣味など)から，高齢者の刺激になるものを利用する

有効なコミュニケーションの回路を発見する
- 言葉以外の文字，絵，ジェスチャーなどを併用し，意思を伝え合う

言語療法を支援する
- 言語訓練は非常に疲労しやすいので，休息に配慮する
- 気長に訓練を継続するように支援する

家族に理解と協力を求める

なり，高齢者が障害を受容し克服する方向へと援助する（**図表6**）。

② 高齢者の人格を尊重する

高齢者にとって，自尊感情を低下させるような事柄が頻繁に起こると，しだいに自信をなくし，周囲の人々に心を閉ざすようになり，コミュニケーションをとることが困難となる。そして，自室にいる時間が多くなる，いわゆる「閉じこもり」をまねく。

高齢者のケアを担当する人は，無意識のうちに高齢者の自尊心を傷つけるような言動をしないように以下の点に注意する（**図表7**）。

・失語症では，右脳の機能である感情やプライドは元のまま保たれている。したがって，高齢者を子ども扱いせず，人格を尊重して対応する
・高齢者の間違いをすぐに指摘しない
・人前で話すことを強制しない
・ゆっくり時間をかけ，丁寧に応対する
・大声を出さない
・相手を無視しない
　また，
・高齢者の訴えを正確に理解しているか
・高齢者が正しく理解できるように説明しているか

など，常に高齢者とのコミュニケーションのとり方を点検する。

③ 言語障害の種類や程度に合わせてコミュニケーションを図る

⑴ 言語理解面の障害に配慮する（図表8）

言語音は聞こえているのに，言葉の意味が理解できない（言語理解の障害）と，長い話や早口の話，急に話題が変わったときなどの際に，話の内容についていけず，混乱をきたしたり誤った理解をしやすくなる。

また，医療者の言ったことに高齢者がうなずき，あいづちをうったりすると，高齢者が理解したかのような錯覚をして，あとで話が行き違

図表7　**高齢者の自尊感情を低下させる要因**

・言葉がわからないと，つい幼児言葉を使ってしまいがちである。しかし，知的機能が障害されているわけではないので，高齢者を子ども扱いすることは，自尊感情を低下させる

・高齢者が失語症によって回りくどい話し方をしたり，聞き間違えが多いと，つい対応が雑になる。そのような対応は高齢者の自尊心を傷つけることになる

・高齢者にとって，大きな声で「おしっこは，だいじょうぶ？」などと聞かれることは最大の侮辱であり，それまでに培ってきた自尊心を傷つける

・失語症によって医療者の説明を理解できなかったときや，理解できないと周りの人に思われたときには，自尊感情の低下をまねく

・高齢者のなかには，医療者の説明がわからなくても，何度も聞き返すことに抵抗があり，つい空返事をしてしまい，結果として，医療者の考えとは違った行動をとってしまう場合がある。このようなとき，医療者から理解不足を指摘されると，自尊心が傷つく

・一般に高齢者は，医療者に対して非常に遠慮がちである。緊張しながらも勇気を出して訴えた事柄を，医療者から「その話はさっきも聞きましたよ」といったように，真剣に聞き入れてもらえなければ，自尊心が傷つけられる

いになることが多い。

したがって，高齢者の言語理解面が障害されている場合は，実物を見せたり，要点をメモで渡したり，図解や絵を示したりするなど，非言語的なコミュニケーション方法で，はっきりとした理解ができるようにする。

そして，説明した内容を実際に行動してもらったり，あとの行動を観察して高齢者の理解の程度を把握する。わからないようであれば，説明を繰り返す。また，トイレへ行きたいのであれば，トイレへ誘導する，薬なら薬を見てもらうなど，理解しやすい方法をとる。

話の内容は，不明瞭であるが，その感情が明確に伝わった場合は，伝えようとした内容は不確かでも，その裏にある感情は，受け止めたこ

第10章 失語症・構音障害のある高齢者のケア

図表8 言語理解面を改善する援助

- 集中力や理解力を増強できるように，不要な音を減らし，静かな環境をつくる
- タッチングやジェスチャーなどの非言語的なコミュニケーションを用いる
- 高齢者の正面を向いて，はっきりとゆっくり話す
- 話し言葉は，日常生活に関連したわかりやすい言葉で，はっきりと話す
- 1人が話す（同時に複数の音声刺激を与えない）
- 単語や名詞などの短い文で話す
- 高齢者が理解しやすいように医療者間で表現方法を統一しておく
- 一度で通じないときは，繰り返したり，言い方を変えてみる

図表9 言語表出面を改善する援助

- 高齢者の話すペースに合わせ，忍耐強くメッセージを聞く
- 高齢者の表情や，その場の状況をよく観察し，勘をはたらかせて察する
- 高齢者のメッセージを確かめるために，それを声に出して繰り返す
- 何度も聞き直したり，高齢者に言い直しをさせないようにする
- 高齢者のメッセージがわからないときに，理解したふりをしない
- 会話に自信をもたせるために，うまくいったという感じをもてるようにする

とを高齢者に示す。

(2) 言語表出面の障害に配慮する（図表9）

高齢者は失語症であっても，周囲とのコミュニケーションを維持するために，何らかの表出方法をとる。

高齢者が何かを訴えかけているときには，高齢者の背景や入院・入所してからの状況，いままで使ってきたサインなどを把握したうえで，高齢者が何を訴えたいのかを察する（図表10）。

高齢者の表情や視線，姿勢などは重要な情報源である。そのため，できるだけ一緒にいる時間を長くとって，高齢者の行動パターンを把握する。

高齢者に言語機能が障害されている自覚がある場合に，ケアする側が言語の表出を急かすと，

図表10 察する能力を高めるための情報の把握

- 高齢者の職業や社会背景，趣味
- 高齢者の出身地（方言がよい言語刺激になることがある）
- 家族（夫，妻，子ども，孫など）との関係
- 食事の好みや味つけ
- 発症前，特別に大切にしていたもの（人，ペットなど）
- 発症前の生活リズム
- 発症時の様子
- 排泄習慣と，高齢者が使用しているサイン
- 入院・入所してからの出来事
- 理学療法，作業療法の様子
- 同室者との交流のとり方

図表11 コミュニケーション方法の工夫

聞き返し	・繰り返しを相手に求める ・聞き返す ・復唱して，相手に確認を求める
代償反応	・話し言葉のかわりに，声の調子，抑揚に感情をこめる ・大げさな表情で，相手に伝える ・指さし，身振りを使う ・書字，挿し絵などを使おうとする ・用事のある場所に誘導する ・タッチングで感謝や親愛の情を示す
自己修正	・自分で誤りに気づいて直す
回避	・失敗を予測して，コミュニケーションしない

高齢者は緊張し，言語が表出できなくなるので，気持ちに余裕をもってゆっくりと対応する。

また，高齢者が何かを訴えたい様子であれば，周囲の状況を判断して，「○○のこと？」というように内容を絞っていき，無理に言葉を表出しないですむように誘導していく。順々に，「はい」「いいえ」で答えられるような聞き方をして目標の言葉をみつけ出していく方法も有効である。

そのうえで，「○○ですね」と内容を確認し，高齢者に安心してもらう。このようなやりとりを積み重ね，高齢者のコミュニケーション意欲を高め，言語機能の回復を図っていく。

④ 有効なコミュニケーションの回路を発見する

伝えたいことがあるということは伝わるが，その具体的な内容や，それに伴っている感情が明確にわからない場合は，"何か伝えたいことがある"という高齢者の意思表示以外は，今回は理解できなかったが必ず理解できるときがく

る，ということを示し，お互いに理解し合おうとした努力を貴重な体験として表現する（**図表11**）。

全失語で，「伝え─伝わる」ことはほとんどできず，ひとときを共有したという感覚だけが残っているような場合は，

- わかってもらえないときの相手のつらさを思いやり，手で身体に触れるなどして，お互いに心を向け合っている体験をあらわす。
- "声を聞けてよかった"など「伝え─伝わる」ことができなくても，その場を共有したことを喜ぶ。
- ケアする側が高齢者の発している言語的・非言語的サインに最大限の注意を払い，その高齢者の求めに合った日常のケアを提供する。
- 排泄や苦痛については，行動の特徴を記録に残し蓄積しておく。そして，その記録から高齢者のサインを抽出し，サインが出たらすぐに適切に対応し，高齢者の失敗や苦痛を取り除くようにする。

図表12 言語機能の回復の条件

1. 脳の損傷の程度
2. 年齢 ── 年齢が低いほど回復しやすい
3. 利き手 ── 言語中枢のほとんどが左の脳に分布している右利きの人より，左右の脳に言語中枢が分散している左利きの人のほうが，より回復しやすい
4. 社会的・心理的環境 ── 失語症の回復には，高齢者を精神的に支え，受け入れる社会的な環境の有無が大きく影響する。したがって，趣味の活動や社会参加をしながら，前向きに生活できるように支援する
5. 適切な言語訓練 ── 回復の程度は人によって異なる

ケアのone point

ケアにあたっては，高齢者が何か訴えているときの言葉をそのとおりに解釈するのではなく，その訴え方の背後に何があるのかを察知し，相手の気持ちを受け止め，言語にして表出してみる。

5) 言語療法を支援する

言語中枢の一部が損傷を受け，細胞が壊死すると，その周囲の細胞も影響を受けて，一時的に言語機能のはたらきが低下する。しかし，時間の経過とともに，以前とは違う部位の脳組織がはたらき，壊死した部分の機能を補うことがある。また，損傷を受けた側の反対側の脳組織が言葉を司るはたらきを補うことがわかっている（図表12）。

そのため，脳の健全な部分の組織に言語を学習させる言語訓練を導入することで，失った言葉やその使い方を徐々に再獲得させることができる。言語訓練は，長期間にわたって継続することが望ましい。

ただし，言語訓練を長期間続けても，「話す，聞く，読む，書く」のすべての機能が完全に回復するわけではない。

また，言語訓練を行っても言語機能の回復の程度は人によって異なることを説明しておくことが大切である（訓練をいつはじめるかは，医師の指示による）。

(1) 言語訓練の理解

言語活動は，とても高度で複雑な精神活動であるため，言語訓練は高度な専門的知識をもつ言語聴覚士（ST）によって行われる。

内容は，
・生活上で必要な意思が伝え合えることを目標とした会話の練習
・簡単な器具を使った言葉の練習
・パソコンを使った訓練
・言葉以外の手振り，身振り，物や絵を見せる，文字（なるべく漢字で）など，非言語的（ノンバーバル）コミュニケーションを併用する訓練
などを1日20〜30分間行う。

これらを長期間（数年）繰り返し訓練しつつ，徐々に目標を上げ言語機能を少しずつ改善させる。

(2) 言語訓練中の高齢者とのかかわり

高齢者に対してSTと同じような訓練をすることは難しいが，普段の生活の中でのかかわりが大切である。

以下にかかわりのポイントを示す。

・大勢の人の前や気の散る騒々しい場所でなく，個室など環境を整える。

・言語訓練は，高齢者にとって，自らの障害をつきつけられることになる。そのため，緊張と屈辱感，挫折感や苛立ちをもち，訓練を拒否することがある。STから訓練内容と，訓練中の高齢者の状態などについて情報を提供してもらったうえで，高齢者が訓練に意欲をもって取り組めるように援助する。

・言語訓練は，集中力を必要とするため非常に疲れる。言語訓練の前後はゆっくりと休息できるように配慮する。

・疲労や緊張が強いときや，痛みがあるときなど，心身の状態が良好でないときには言語の理解も表出も機能が低下する。

6）家族に理解と協力を求める

失語症は，「病気のせいであり，高齢者がとりたくてとっている言動ではない」ということを家族に理解してもらい，高齢者への接し方を説明する。

それでも，家族が言語訓練への期待が過剰にふくらんだり，回復を願うあまり，日常のかかわりをすべて訓練のようにしてしまうと，高齢者にストレスを与えることになる。逆に「何を言っても通じない」「頭がおかしい」などと言っ

て，かかわりを拒否する家族もいる。

ケアする側は，家族に失語症の性質について説明するとともに，高齢者の気持ちを代弁するなど，高齢者と家族の人間関係を調整していく。

7）全国失語症友の会連合会

これは，「失語症者などの障害者団体相互の親睦ならびに理解を深めると共に，必要な事業を行い，あわせて失語症に対する啓発をはかり，もってその生活と福祉の充実・増進に寄与すること」[1]を目的として結成された団体である。

連合会では，毎年，全国各地の友の会との共催で，全国失語症者のつどいを開催している。「つどい」は言葉の悩みをもつ人が交流を深め，お互いに励まし合い，障害を乗り越えていこうという理念のもとに運営されているので，参加を促すとよい。

文献

1) 全国失語症友の会連合会
http://www.kanjyakai.net/database/1041 （2019年2月閲覧）
2) 馬場元毅：絵でみる脳と神経　第4版. 医学書院, 2017.
3) 藤田郁代, 立石雅子編：標準言語聴覚障害学　失語症学　第2版. 医学書院, 2015.
4) 藤島一郎, 柴本勇監：動画でわかる　摂食・嚥下リハビリテーション. 中山書店, 2004.

第 **11** 章

終末期にある高齢者のケア

> **summary**
>
> - 高齢者の終末期の定義は期間を限定しにくいという特徴がある。
> - 終末期には身体的・心理的苦痛が伴うため，高齢者の訴えや表情から状態を把握し，苦痛の緩和を最優先に行う。
> - 高齢者の意思決定には，本人からの情報が得られにくいという特徴があり，そのため家族や介護者に代理意思決定をゆだねられていることが多く，事前に意思を確認する支援が必要である。
> - 高齢者本人や家族の支援は，医師，看護職，介護職，ソーシャルワーカーなどの多職種がチームとして行う。
> - 家族を含めたケアとして終末期ケアの開始とともにグリーフケアも開始する。

Part 1 終末期にある高齢者へのアプローチ

1) 高齢者の終末期の特徴

日本老年医学会は，「高齢者の終末期の医療およびケア」に関する立場表明において，終末期を「病状が不可逆的（筆者注：元の状態に戻ることができない状態）かつ進行性で，その時代に可能な限りの治療によっても病状の好転や進行の阻止が期待できなくなり，近い将来の死が不可避となった状態」[1] と定義している。

高齢者は複数の病気や障害を合併していることが多く，心理・社会的影響も受けやすいため，「終末期」の経過はきわめて多様性が大きい。

また，臨死期に至るまでは余命の予測が困難であるため，上記の定義のなかにも，具体的な期間の規定は設けられていない。実際，高齢者の終末期においては，経口摂取が困難になり，医療者から家族に終末期の説明がなされたとしても，再度，経口摂取が可能になり回復の経過をたどることも少なくない。

Lynnらは，終末期の軌道を「がん」「心・肺疾患末期」「認知症・老衰」の3つのモデルで示している（**図表1**）[2]。

高齢者の終末期は，徐々に健康状態が低下していく。がん患者には，生命予後が「おおよそ数か月～半年」といった期間が示されるが，高齢者の場合は，終末期を「数年」という単位でとらえることもある。

また，終末期は，寝たきりや無言となり，嚥下障害による嚥下性肺炎や尿路感染などの感染症を繰り返し起こしやすくなり，よくなったり悪くなったりを繰り返しながら，徐々に死に向かっていく。近年では，こうした過程を生活の延長線上での自然な死，老衰のような「平穏死」として推奨されている[3]。

回復，増悪を繰り返す高齢者の終末期では，医療行為の開始・不開始，医療内容の変更，医療行為の中止などといった治療の方針についての検討は，十分な情報に基づく決定（インフォームド・コンセント）として，本人および家族と共有しておく必要がある。しかし，高齢者の場合，意思が明確ではなく，家族がキーパーソンになることが多いという現状がある。

図表1　死へのプロセス

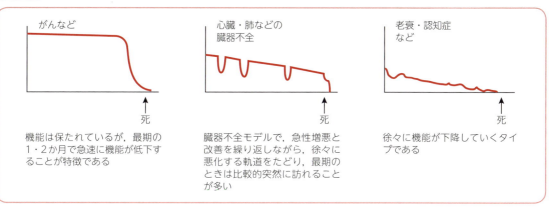

（Lynn J.Adamson DM：Living well at the end of life：Adapting health care to serious chronic illness in old age. WP-137.Rand Corporation, 2003.）

●終末期の特徴
・多様性が大きい。
・余命の予測が困難であり，具体的な期間は設けていない。長期に及ぶこともある。
・高齢者本人による意思決定がなされるケースが少なく，家族が代理意思決定を担うことが多い。

2) 終末期の状態把握

死が近づくと，疼痛をはじめ，倦怠感，食欲不振，呼吸困難，嘔気，浮腫，褥瘡，口腔内トラブル，出血傾向などのさまざまな身体症状が出現する[4]。

しかし，高齢者の場合，疼痛はいつものことだと我慢したり，認知症高齢者の場合，言葉で痛みを表現することが難しい場合も多いため，表情や動作，行動の変化など，ふだんとのちょっとした変化に目を向けて観察を行うことが重要である。また，不安や恐怖の心理的要因が身体苦痛として表現されることもある。

[生理的変化]
体温・脈拍・呼吸の変化，顔色の変化，血圧の変動，発汗など。

[身振り・動作の変化]
表情の変化，身体を丸める，膝を抱える，動作の活発化，動作の減少，落ち着かない，叫び声をあげる，身体に触れようとすると拒絶するなど。

[生活の変化]
食欲の変化，睡眠パターンの変化，便失禁，尿失禁など。

また，安らかな死を迎えてもらうためには，家族の存在や協力は大きい。そのため，高齢者と家族との関係性や，家族の状況（健康状態，心理面，病状や死への受け入れ状況など）についても十分に把握しておくことが重要である。

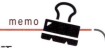

終末期ケアに関連する用語
終末期ケアに関連する用語として，以下のものがあげられる。
①終末期ケア Terminal care
②終末期医療 Terminal medical care
③緩和ケア Palliative care
④ホスピスケア Hospice care
⑤エンドオブライフケア End-of-Life care
⑥看取り

近年では，緩和ケアにはがん末期のケアだけではなく高齢者の慢性疼痛や認知症などの慢性疾患による身体的・心理的苦痛の緩和も含むとされている。また，終末期を全人的にその人らしく最期を過ごす時期としてとらえて，エンドオブライフケア(End-of-Life care)が用いられている。

Part 2 エビデンスに基づくケアの展開

1) ケアの目標

高齢者の終末期ケアにおいては，身体的・心理的な苦痛をできるだけやわらげ，その人らしい最期を迎えられるように生活史や価値観を尊重したケアが求められる（**図表2**）。

また，本人や家族の意思決定を支えていくことが大切であり，事前に意思確認をしておくことや書面に記録を残しておくことが重要となる。そのためにも，看護職だけでなく，医師，介護職，ソーシャルワーカーなどの多職種がかかわっていくことが大切であり，本人だけにとどまらず，家族や介護者を含めた支援やグリーフケアを行っていくことが重要である。

2) 苦痛の緩和・症状コントロール

終末期の日常生活は，何らかの症状に左右されるため，苦痛対策を十分に行いながら，豊かな生活を送れるように支援する必要がある[5]。

苦痛は身体的・精神的に感じる苦しみであり，その人にとって不快な感覚的・情動的体験で，本人を苦しめるものである。リスボン宣言でも「できる限り尊厳を保ち，かつ安楽に死を迎えるためのあらゆる可能な助力を与えられる権利を有する」[6]と示されており，苦痛がない穏やかな安楽な死への支援を権利として重要視している。

①終末期の高齢者の身体には，腰痛，関節痛，口腔乾燥，口唇乾燥，口内炎など数多くの苦痛が生じる。

②疼痛に対しては，「即，対応する」「即，止める」ことが基本であり，積極的に苦痛軽減のための対応をして，安楽な体位や寝具の工夫などを行う。

図表2 終末期（エンドオブライフ）にある高齢者のケア

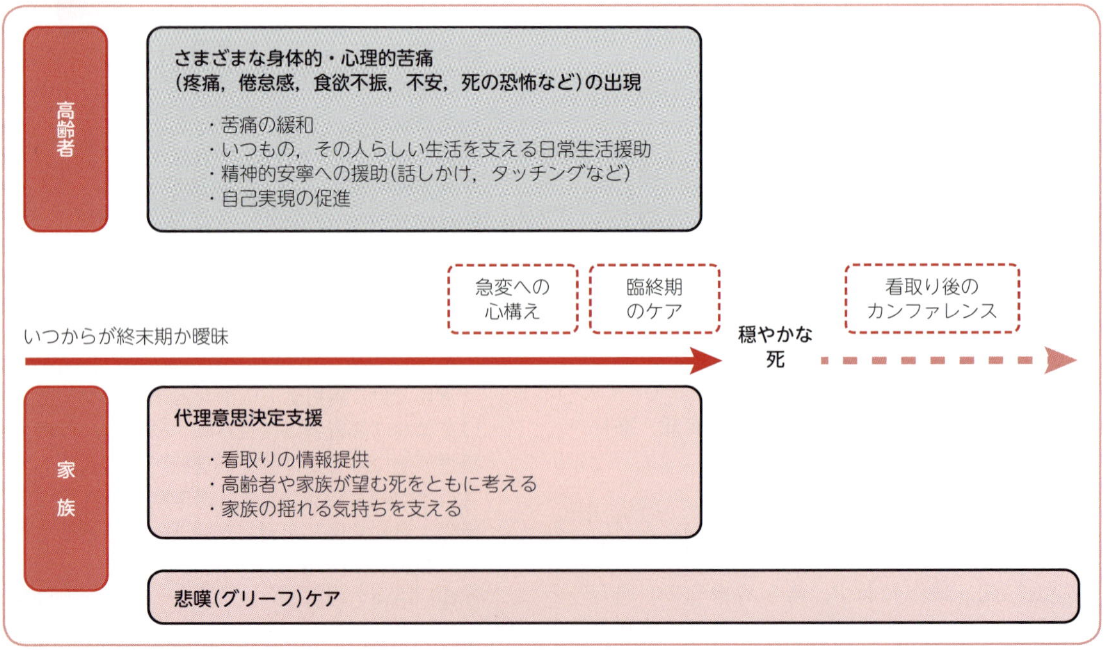

第11章 終末期にある高齢者のケア

図表3 非薬物療法の具体例

- 体位の工夫：呼吸や関節拘縮の少ない最も安楽な体位で過ごす
- マッサージ：症状コントロールの手法として，疼痛緩和や精神的な安寧をもたらす
- 足浴：適温で四肢末梢を温めることにより，リラックスや心地よさを感じ，睡眠効果がある
- 音楽療法：過去を回想し，心が浄化し感情が落ち着く
- アロマセラピー：精油成分の消炎・血管拡張・交感神経遮断・発痛物質の排泄促進作用などに加え，マッサージや香りによる鎮痛効果などの総合的作用で鎮痛効果が出現する

③薬剤や酸素吸入などの医療的対応を行い，それでも十分な効果が得られない場合は，体位の工夫，マッサージや足浴，音楽療法，アロマセラピーなどの非薬物療法も用いる（**図表3**）。

3）精神的安寧の援助

死に向かいつつある高齢者は周りに気を遣うことができなくなり，その日そのときを生き抜くことに専念するようになり，話す言葉が少なくなる。そのため，家族だけでなく医療者も高齢者に話しかける言葉がなくなり，そばにいることさえ苦痛になりがちであるが，高齢者がたとえ返答しない状態で，意識がなくなっていても，聞こえていると考えて，最期までケアの説明や温かい声かけやタッチングを行い，その反応を確認する。

●タッチング

①訪室の際に声かけとともに手を握る，さするなどのタッチングを行う。誰かがそばにいて見守ってくれていると感じることは，高齢者の不安や恐怖をやわらげることにつながる。

②家族にも同様にタッチングを行うように支援する。

③家族は，何をしてよいか，何をしたら悪いかが判断できず，不安が増強することが多いため，何かを支援できたことで家族の気持ちを安心させる。

また，死と向かい合った高齢者が少しでも人生のエピソードを語ることは，生きてきた自己をあらためて実感し，安心や安堵感，満足した気持ちへとつながることから，自分の人生を語ってもらう時間を確保していくことも大切である。

死にゆく高齢者は生きている人間にとっては永遠に人生の先輩であり続け，未知の経験をしていることを理解し，敬い，真摯な態度で接する[7]。

4）快適な生活のための援助

快適な生活とは，見た目にも実質的にも清潔な身体の保持，清潔な衣服や寝具，暖かい清潔な環境の保持がなされていることを示している。人としての尊厳ある死を迎える援助として，毎日の生活援助を丁寧に行う。

- 特別な生活ではなく，いつもの生活を本人らしく過ごしていくことを支える。歯磨き，髭剃り，着替えなどいつもの行動を支援する。
- 臥床したままにせずに，体調のよいときは，いすに座って過ごすことや，車いすを利用して本人の希望に合わせた散歩など，外の空気，四季の移り変わりを感じられるかかわりで気分転換をする。

5）その人らしい最期を過ごすことの意義

高齢者の希望や家族の願いに可能なかぎり寄り添う。たとえば，思い出のある生家や先祖の墓参り，好きな音楽を聴くなど，また，安定していた時期によく活動していたことを考慮し

て，家族と一緒にともに過ごす時間をつくる。
　家族を含めた会話から，本人のやりたいことを引き出し，可能な範囲で実践を試みる。本人からの聞き取りが困難なときは，家族から生活史や好きだったことを聞き，参考にして対応する。

6）高齢者の意思決定支援

　高齢者は，医療者・介護者や家族などに気を遣い，家族に迷惑をかけたくないからといって自己決定した内容を表出しないこともあるので，高齢者の気持ちや願いを表出できるように傾聴し，また高齢者の揺れ動く気持ちに寄り添うことが求められる。
　現在は，個人の価値観が多様化し，延命治療を受けたくない人も，逆に受けたい人もいる。医療者やケア提供者の価値観を押しつけることなく，高齢者の気持ちをゆっくりと聴くことが必要である。
　高齢者に意思確認ができない場合，尊厳ある死を迎えるためには，家族とともに，高齢者本人の意思と最善について検討し，家族の状況も考えながら，合意形成の支援を行う。高齢者本人の意思確認ができなくなっても，本人の対応する力に応じて，本人と話し合い，またその気持ちを大事にする。
　家族が本人に代わって意思決定をした場合，家族は，決定したあとも別の親族の意見のために動揺したり，死別後に後悔し，不全感を訴える場合もある。
　そのため，最近では，終末期に受けたい，および受けたくない医療（人工呼吸・胃瘻・人工透析など）・ケア，過ごしたい場所や環境などについて，意思表明ができる段階に本人と家族に確認しておく，アドバンス・ケア・プランニング（advancecare planning：ACP）が推奨さ

column

アドバンス・ケア・プランニング（ACP），アドバンス・ディレクティブ（AD）とは？

アドバンス・ケア・プランニング（advancecare planning：ACP）とは
　ACPとは，将来の状態変化に備えて，患者・家族とケア全体の目標や具体的な治療・療養の方法を話し合うプロセスであり，患者の意思決定能力がなくなったときの選択を書面などに残すアドバンス・ディレクティブ（事前指示）も含んでいる。
　ACPは話し合いのプロセスであり，認知症の場合には，記憶障害や判断能力が低下する比較的早期からはじめることが望ましいとされているが，診断までのプロセスに時間がかかり，話し合いが実現できない場合も少なくない。

事前指示（アドバンス・ディレクティブ：advance directive）とは
　事前指示とは，重い病気にかかり，自分の意思を伝えることができなくなったときに，最後の瞬間まで，自分らしく尊厳をもって生きるために，自分の終末期医療をどのようにしてほしいのかについて意思表示をしておくこと。日常生活に何らかの援助を必要とする高齢者の場合，元気であった頃には嫌がっていた要介護状態を受容している人も多く，事前指示書を書いた時点と終末期を迎えた時点で価値観が変わっている可能性がある。何が高齢者本人のためになるのかをその時々で検討することが大切である[8]。

れている。こうすることで，その人らしい最期を過ごすことができ，また家族の心理的負担軽減につながる。

7）高齢者の尊厳ある終末期ケアを支える体制づくり

厚生労働省の「人生の最終段階における医療・ケアの決定プロセスに関するガイドライン」[9]では，医師のみでなく看護師やソーシャルワーカーなどが，医療・ケアチームで高齢者（患者）および家族を支えながら，できる限り早い時期から肉体的な苦痛などを緩和するためのケアの重要性が示されている。

「終末期医療及びケアの在り方」に示されたポイントを以下に示す。

①十分な情報提供と，双方の話し合いのうえで，本人による意思決定がなされるべきである。

②治療方針の決定は，多専門職種チームによって，医学的妥当性と適切性を基に慎重な判断がなされる必要がある。

③可能なかぎり疼痛やその他の不快な症状を十分に緩和し，高齢者（患者）・家族の精神的・社会的な援助も含めた総合的な医療およびケアを行うことが必要である。

しかし，高齢者の終末期の特徴でも述べたように，高齢者の場合，明確な意思表示がなされないことも多い。こうした場合は，家族とともに，本人が何を望むか，高齢者にとって何が最善かを，家族，医療・ケアチームとの間で検討する必要があり，本人，家族，医療・ケアチームが合意に至った場合，それは本人にとってもっともよい終末期医療だと，とらえられている。

また，医療・ケアチームは，こうした合意に基づく医療を実施しつつも，合意の根拠となった事実や状態の変化に応じて，柔軟な姿勢で対応すべきである。終末期医療の決定プロセスにおいては，高齢者本人，家族，医療・ケアチームの間での合意形成の“積み重ね”が，何より重要である。

8）状態の急激な変化への心構え

急変は，病気の自然経過でなく予期せぬ突然の病態の変化であり，病気により急変が起こり得る病状とその対処について，あらかじめ医療者間で話し合い，共通認識をもっておく必要がある。

また，家族へは，起こり得る病状の変化（**図表4**）について事前説明し，急変が生じたときの医療者への連絡方法も確認しておく必要がある。あわてず，できるだけ高齢者の苦痛を取り除くように対応することが重要である。

9）臨死期のケア

LCP（Liverpool Care Pathway）では，臨死期を以下のように示している[10]。

予後数日または1週間程度と判断し，かつ以下の項目のうち2項目以上があてはまる場合：

①患者が終日臥床状態である。

②半昏睡／意識低下が認められる。

③経口摂取がほとんどできない。

④錠剤の内服が困難である。

現在の症状について，可能性のある改善策を考慮し尽していることを前提としており，予後の判断は，高齢者（患者）にかかわる多職種チームが行う。

死が数日内に迫っていると予測できたら，医師に連絡をする。また，家族は，身内の死を受け入れていても動揺することがあるため，本人の状態と家族の様子を客観的情報として医師に報告し，臨死期には，高齢者本人へのケアと家族へのケアを並行して行う必要がある。

10）高齢者と家族へのケア

（1）高齢者へのケア

①心が安らぐように，身体的苦痛の緩和を最優先して援助する。

②できるかぎり1人にせずに，高齢者（患者）への声かけ，手を握る，身体をさする，などのスキンシップを最期まで続けるよう心がけ

図表4 臨死期の身体的変化の説明例

身体変化	説明例
下顎呼吸	「あごが上がり，パクパクとするように呼吸しているのは，息をする体力もなくなり，普通に呼吸するのが難しくなっているからです。残された力で一生懸命呼吸している状態です」
死前喘鳴	「呼吸のときに喉に痰がからんだような，ゴロゴロという音がしてきます。チューブで引いても取れなくなってきます。喉にたまった唾液などを飲み込んでいることが考えられます。苦しそうな音に聞こえますが，意識が下がっているので，苦しさは感じていないと思います」
呻吟	「呼吸をすると声が漏れてウーという，唸るような声がしますが，これは全身の衰弱とともに，声帯のあたりが不安定になり，無意識に声が漏れている状態です。苦しいわけではありません」
せん妄	「全身が衰弱し，肝臓や腎臓の動きが悪くなってくると身体の中に不要な物（老廃物）が貯まり，電解質のバランスがくずれてきます。その影響でつじつまの合わない言葉が出たり，落ち着かなくなったりすることがあります」
ミオクローヌス	「身体の中の電解質バランスがくずれているために，手足や全身がピクッと震えるような動きが出ます」
便失禁	「全身の筋肉が緩んできているので，肛門の筋肉もしまらなくなり，お通じが出続けている状態です」
尿量の変化	「尿の量がだんだん少なくなっています。腎臓のはたらきが弱まって，尿がつくられなくなると，出なくなってきます」
循環動態の変化（末梢冷感）	「全身の血流の流れが悪くなり，末梢の循環が悪くなり手足が冷たくなってきます。だんだんと脈も触れにくくなってきます。酸素も十分に身体に取り込めなくなると，爪や皮膚の色が紫色になってきます」
呼吸の変化	「呼吸のリズムが乱れ，徐々に呼吸の回数が少なくなり，呼吸を休む間隔が長くなっていきます」

る。

② 家族へのケア

・家族が看取りに満足できるように援助する。
・臨終に間に合わなかったとの悔いが残らないよう，本人が「会いたい人」，家族が「会わせたい人」に会えるように連絡を促す。
・家族がしてあげたいことがないか確認する。
・「できるだけ一緒の時間を大切にしましょう」と声をかける。
・聴覚は最後まで残ることを伝え，呼びかけて返事がなくても，声をかけると安心することを伝える。

・危篤状態の高齢者（患者）に触れることを迷っているときは，手を握る，身体をさするなどのスキンシップが本人の安心につながることを説明し，一緒に行う。
・家族には，ねぎらいや温かい声かけを行い，休息がとれるよう配慮する。
　家族の不安の軽減するため，わかりやすい言葉を選び説明する。

⑪ 死亡確認

　「死亡」とは，医師が「死亡の診断を下した時点」のことをいい，死亡確認は，医師により以下のバイタルサインがすべて消失・停止してい

ることを確認することを示す。

①聴覚刺激や触覚刺激に対する反応の確認

②心拍動を聴診で確認

③自発呼吸を視診・聴診で確認

④瞳孔の対光反射の確認

在宅での看取りの場合には，医師に自宅に訪問して確認してもらえるか，訪問できない場合の在宅医への連携など事前に確認しておく。

息を引き取ったときの家族への配慮として，家族が最期のお別れができるよう，介護者が思い残すことなく十分にお別れができるように，家族にねぎらいの言葉をかける。

12) 介護する人の支援

① 代理意思決定を支える看護

高齢者は，認知症などから意思疎通が困難な場合が多く，本人の望むケア，最期を迎える場の選択においては家族の判断に委ねられるという現状がある。

家族にとって，高齢者の終末期の代理意思決定は，動揺や重圧感や緊張感を伴う役割となり，また，家族間の意見の違いなどによって，一度決定した内容の変更を余儀なくされることも多い。医療者は，その時々の家族の心理に寄り添い，終末期の高齢者を抱えた家族の心理は，揺れ動く性質があることを認識しておく必要がある。具体的に，家族が抱える困難を解決するための援助として以下のことがあげられる。

・看取りに関する情報を，より具体的に適切なタイミングで家族に提供する。

・家族が看取りをイメージできているかどうかに着目して，家族の心理を把握する。

・家族と高齢者との過去の関係や生活を手がかりにして，高齢者本人の望む死について一緒に検討する。

・家族が望んでいる看取りについて，何がどの程度まで実現可能であるのかを話し合い，家族との合意を築く。

・家族が意思決定した後も，決定に納得できているか否かに配慮して，揺れる心を支える。

② 悲嘆（グリーフ）ケア

グリーフケアとは，重要な他者との死別という喪失体験をした人に対して，死者について語り，悲しみの感情を抑圧せずに表現するなど，悲嘆のプロセスを促進するための援助である[11]。亡くなったあとから開始するのではなく，死別が予期される時点からはじめるのがよい。

家族や親族，友人，知人，遺族同士，医療関係者，宗教家，葬儀関係者，カウンセラー，傾聴ボランティアなどがグリーフケアにかかわるが，認知症高齢者の場合は，認知症の症状が進行するにしたがって家族の顔を忘れることにより家族は喪失体験をするため，死別に関係なく開始する必要がある。

具体的には，家族が集まる場所を紹介し，集会への参加を促し，他者の悲しみの体験について知る，故人にできたことを思い出す，現在の気持ちを誰かに話したり手紙に書くなど思いを表出する，周りの人の助けを受け入れてみるようはたらきかけるなどである。

③ 看取り後のカンファレンス

亡くなられた高齢者を忍び実施したケアを振り返るということは，本人や家族にとってよかったと思えるケア，困ったことやその対応，工夫したこと，今後に生かせることなどの意見交換をして記録に残すことにつながる。このことは，医療者や介護者の研修や学びの機会にもなるので，他人の死に立ち会う恐怖，急変時や臨終のときの対応への不安，力量不足から感じる後悔や自責の念など，ストレスフルな精神状況になることを回避することにつながる。医療者や介護者が看取りを行うプロセスで何を感じたか，自身の気持ちや感情を表出することは，気持ちの整理をつける機会になる。

文献

1）「高齢者の終末期の医療およびケア」に関する日本老年医学会の立場表明2012.
https://www.jpn-geriat-soc.or.jp/tachibajgs-tachiba

column

施設での看取り

　近年は，多死社会における高齢者の看取りの場の変化として，介護老人福祉施設，認知症対応型共同生活介護（グループホーム），在宅での看取りが増加してきている。こうした場での看取りは，病院での治療中心の「医療モデル」の看取りではなく，高齢者が生活している場の「生活モデル」の看取りが求められる。
①終末期になる以前からのなじみ深い生活への援助を最期まで提供する。
②心身の機能低下を最小限にとどめる援助を最期まで継続する。
　（機能低下をアセスメントする，予測される機能低下に対応する，最期まで高齢者のもてる力を生活のなかで発揮してもらう，最低限に必要な医療をみきわめる）
③機能低下や症状によって生じる苦痛を除去する。
④終末期だからと何もしないのではなく，ケア提供のために家族と協働する。
⑤介護職や家族の死に対する恐怖や不安を理解する。
⑥多職種・他業種との連携を強化する。

memo

暮らしなれた場での穏やかな死の実現に向けて

　2017年9月，厚生労働省は「情報通信機器（ICT）を利用した死亡診断等ガイドライン」を都道府県に通知した。死亡診断は，原則，医師が対面で行う医行為であるが，このガイドラインでは，進歩が進むICTを活用することで，一定の研修を受けた看護師が死亡確認を行い，テレビ電話などを通じリアルタイムでその報告を受けた医師が，遠隔診療のかたちで死亡診断を行い，看護師に死亡診断書の代筆を指示，死亡診断書を速やかに交付できるように，というものである。

2012.pdf（2019年2月閲覧）
2) Lynn J, Adamson DM：Living well at the end of life：Adapting health care to serious chronic illness in old age. WP-137. Rand Corporation, 2003.
3) 石飛幸三：口から食べられなくなったらどうしますか「平穏死」のすすめ. 講談社, 2010.
4) 川越博美, 山崎摩耶, 佐藤美穂子編：最新 訪問看護研修テキスト ステップ1. pp243-244, 日本看護協会出版会, 2005.
5) 宮崎和加子監：在宅での看取りのケア家族支援を中心に. 日本看護協会出版会, 2006.
6) 患者の権利に関するWMAリスボン宣言. http://www.med.or.jp/wma/lisbon.html（2019年2月閲覧）
7) 森塚恵美, 多久島寛孝：介護保険施設における認知症高齢者のEnd of Life Care：文献検討による考察. 保健科学研究誌. 8：9-22, 2011.
8) 箕岡真子：ケースから学ぶ高齢者ケアにおける介護倫理. p149, 医歯薬出版, 2006.
9) 厚生労働省：人生の最終段階における医療・ケアの決定プロセスに関するガイドライン. 改訂 平成30年3月 https://www.mhlw.go.jp/file/04-Houdouhappyou-10802000-Iseikyoku-Shidouka/0000197701.pdf（2019年2月閲覧）
10) LCP日本語版普及グループ編集：Liverpool care pathway（LPC）日本語版使用マニュアル. 日本ホスピス・緩和ケア研究振興財団, 2006.
11) 坂口幸弘：高齢者の死別体験とグリーフケア. 月報司法書士. 488：8-13, 2012.
12) 市村昌枝：家族の不安・悲嘆：臨死期. ナーシング・トゥデイ. 20（6）：135, 2005.

索引

欧文

ACP　256
AD　26, 256
ADL　56
BPSD　24
COPD　73
DLB　28
DSM-5　20
FTD　30
Hoover徴候　78
HOT　94
IVH　168
mMRC質問票　77
MRSA感染　199
NPPV　95
OSA睡眠調査票MA版　103
$PaCO_2$　76
PaO_2　76
pH　80
PLMD　104
RLS　104
RSST　121
SaO_2　80
VaD　31
VE　122
VF　122
WBP　233
YAM　57

あ

アイスマッサージ　127
アドバンス・ケア・プランニング　256
アドバンス・ディレクティブ　256
アパシー　44
アミノ酸製剤　165
アルコール性認知症　31
アルツハイマー型認知症　26, 33, 42
アロマバス　109

安楽な体位　84
息こらえ嚥下　127
医原性の水・電解質異常　149
意思決定支援　256
異食　48
1秒率　81
溢流性尿失禁　174
移動支援バー　65
異物の誤嚥　118
イレウス　211
胃瘻　167
咽頭期　116
陰部洗浄　193
インフルエンザワクチン　85
ウェルニッケ野　240
うがい　149
右心不全　76, 78
うつ状態　44
うつ病　33, 105
運動器症候群　60
運動性失語　23, 240
運動療法　90
栄養障害　74
栄養状態の悪化　120
栄養補給　165
易感染性　120, 224
壊死組織　234
エストロゲン　56
エッセンシャルオイル　109
エネルギー　165
嚥下訓練　127
嚥下障害の検査　121
嚥下食　130
嚥下性肺炎　74, 94, 119, 124
嚥下造影法検査　122
嚥下内視鏡検査　122
嚥下反射　116
延髄外側症候群　117
エンドオブライフケア　253
塩類欠乏性脱水　138
横隔膜呼吸　89

悪心・嘔吐　162, 208
押し運動　127
おむつ　184
オレキシン受容体拮抗薬　112
温罨法　202, 213

か

概日リズム障害　52
潰瘍性大腸炎　200
外力保護ケア　237
下顎呼吸　77
喀痰調整薬　87
拡張期血圧　11
過食　48
画像検査　25
活動係数　159
カット食　132
カテーテル感染　169
カテーテル塞栓　169
カテーテルの位置異常　169
カテーテル抜去　193
感覚性失語　23, 240
緩下剤　213
間接訓練　127
感染性腸炎　200
浣腸　215
嵌入便　211
記憶障害　39
気管支拡張薬　91
気管支鏡検査　81
義歯　124, 150
器質性便秘　207, 212
器質的障害　117
器質的食欲不振　152
気腫型　73
基礎エネルギー消費量　157
機能性尿失禁　174
機能性便秘　207
機能的障害　116
吸引　88
急性腹症　199

索引

吸入療法　88
共助　17
胸部X線検査　81
拒食　48
起立性低血圧　5
禁煙　83
筋弛緩作用　112
近時記憶障害　39
筋量測定方法　59
空気栓塞　169
空腸瘻　167
空腹感　152
口すぼめ呼吸　89, 127
グリーフケア　259
経静脈栄養法　124
経腸栄養法　166
経鼻経管栄養法　124
経鼻チューブ　166
血圧　11, 142
血液検査　143
血管性認知症　31, 33
血性下痢　200
血清たんぱく濃度　157
血栓形成　169
下痢　196
原因疾患　20
限局性梗塞認知症　31
言語訓練　249
言語聴覚士　249
言語的コミュニケーション　244
言語表出面の障害　247
言語表出面の評価　243
言語理解面の障害　246
言語理解面の評価　242
言語療法　249
幻視　30
見当識　22
見当識障害　22, 39
健忘症候群　33
降圧目標　11
降圧薬　11
高カロリー輸液剤　168
口腔嚥下期　116
口腔期　116

口腔ケア　125, 149, 161
口腔準備期　116
口腔の構造　117
攻撃的行為　40
高血糖　170
抗コリン薬　91
高次脳機能障害　33
公助　17
高張性脱水　138
行動症状　24
行動・心理症状　20, 24, 33, 40
行動・心理症状のアセスメント　40
高二酸化炭素血症　76
肛門部痛　210
高齢者の皮膚　9
高齢者の分類　2
誤嚥　119
氷なめ　127
呼吸　10, 142
呼吸筋ストレッチ体操　91
呼吸困難　73
呼吸性アシドーシス　80
呼吸性アルカローシス　80
呼吸不全　78
呼吸法　89
呼吸補助筋　77
互助　17
午睡　111
鼓腸　208
骨格筋　57
骨質　56
骨折　4
骨粗鬆症　57
骨盤底筋訓練　180
骨密度　56
コミュニケーション　244
混合性脱水　138
混合性尿失禁　175

さ

災害　18
災害時の支援　18
細菌感染　199

細菌性の下痢　202
在宅酸素療法　94
催眠作用　112
サルコペニア　57
サルコペニアの診断基準　58
サルコペニアの予防　62
酸性度　80
酸素供給装置　94
酸素療法　93
残尿の増加　189
痔核　210, 216
視空間認知障害　23, 40
自助　17
事前指示　256
持続性注意　22
舌のマッサージ　127
失語　23
失行　23, 40
実行機能障害　23, 39
失語症　240
嫉妬妄想　47
失認　23, 40
死亡　258
脂肪便　200
シャワー浴　109
周期性四肢運動障害　104
収縮期血圧　11
終末期　252
終末期の特徴　253
熟眠障害　100
出血性認知症　31
手浴　109
除圧用具　230
障害係数　159
小血管性認知症　31
常同行動　31
食行動関連障害　48
食事の介助　129
食事用具　163
褥瘡　151, 222
褥瘡の重症度と治療過程の評価　226
褥瘡発生の危険度の評価　225
食道がん　118

263

食道期　116
食道期の障害　121
食道憩室　118
食欲　152
食欲不振の原因　152
自律訓練法　110
止痢薬　203
シルバーカー　65
神経因性膀胱　188
神経症　105
腎後性腎不全　189
滲出性下痢　196, 200
浸透圧性下痢　196
浸透圧調節系　136
腎不全　189
心理症状　24
水分出納　141
睡眠覚醒リズム障害　31, 52
睡眠環境　106
睡眠時ミオクローヌス　104
睡眠時無呼吸症候群　80, 104
睡眠障害　208
睡眠ポリグラフィ　103
睡眠薬　112
水様便　200
スキンテア　237
スクイージング　87
頭痛　208
ストーマ　194
スライディングボード　65
生活不活発病　6
正常圧水頭症　31
精神的食欲不振　152
咳　73
脊椎圧迫骨折　56
摂食・嚥下機能の特徴　118
摂食困難　48
切迫性尿失禁　173, 181
全国失語症友の会連合会　250
選択性注意　22
前頭側頭型認知症　30, 33, 43
喘鳴　74
せん妄　31, 53
せん妄に伴う睡眠覚醒リズム障害

53
前立腺炎　188
前立腺がん　188
前立腺肥大症　187
早期離床　14
早朝覚醒　100
増粘剤　132
足浴　109
咀嚼・嚥下機能障害　163
ソフト食　132

た

体位　111
体位ドレナージ　86
体位変換　230
体液　136
体温　11, 142
体重減少　120
大腿骨頸部骨折　56
代理意思決定　259
脱水　74, 120, 138, 175
タッチング　255
脱抑制　31
多発梗塞性認知症　31
樽状胸郭　78
たんぱく　165
チアノーゼ　10, 78
地域包括ケアシステム　17
蓄尿袋　192
窒息　119
注意障害を伴う意識障害　31
中心静脈圧　142
中心静脈栄養　168
中枢型無呼吸　105
中途覚醒　100
超音波検査　177
腸管運動異常による下痢　196
腸閉塞　211
直接訓練　128
直腸指診　190
低栄養　124
低活動性せん妄　44
低血糖　170
低酸素血症　76, 79

低張性脱水　138
摘便　215
電解質異常　170
転倒　4
転倒後症候群　56
転倒予防　62
動悸　11
盗食　48
糖代謝異常　170
等張性脱水　138
疼痛　224
導尿　191
糖尿病　3
動脈血ガス分析値　79
動脈血酸素分圧　76, 79
動脈血酸素飽和度　80
動脈血二酸化炭素分圧　76, 79
努力呼吸　77
ドレッシング材　234

な

内視鏡検査　190
日常生活動作　56, 83
日光浴　62
入眠障害　100
入浴　109
尿検査　143, 177
尿失禁　172, 188
尿失禁用具　184
尿道カテーテル　191
尿道・膀胱造影　190
尿閉　175, 187
尿路感染　193
認知機能　29
認知機能障害　20, 39
認知機能障害のアセスメント　39
認知機能障害のケア　40
認知症　20
認知症高齢者の体験　38
認知症の人の日常生活・社会生活における意思決定支援ガイドライン　38
寝たきり　6, 120
粘血便　200

ノロウイルス　203

は

肺炎　3
肺炎球菌ワクチン　85
徘徊　42
肺活量　81
肺機能検査　80
肺高血圧症　76
肺性心　76
排泄行動関連障害　48
バイタルサイン　8
排痰　85
排尿記録　176
排尿困難　187
排尿困難・尿閉の分類　187
排尿痛　189
排尿誘導　183
排便環境　218
排便体操　220
パーキンソン症状　30
％肺活量　81
パッド　184
発熱　162
ハッフィング　88
歯みがき　149
バランスシート　141
パルスオキシメーター　80
反復唾液嚥下テスト　121
非気腫型　73
非言語的コミュニケーション　244
非侵襲的陽圧換気療法　95
ビタミン　165
必要水分量　136
被毒妄想　46
皮膚　222
非ベンゾジアゼピン系睡眠薬　112
非薬物療法　255
病原性大腸菌　200
鼻翼呼吸　77
微量元素　170

ビンスワンガー型認知症　31
頻尿　188
腹圧性尿失禁　174
副雑音　78
複雑性注意障害　21, 39
腹式呼吸　89
副腎皮質ステロイド　93
腹痛　208
腹部膨満感　208
不潔行為　48
浮腫　120
不整脈　3
フットケア　64
ブドウ糖の過剰投与　170
不眠　100
フレイル　6
ブローカ野　240
分配性注意　22
分泌性下痢　196, 200
閉塞型無呼吸　104
β_2刺激薬　92
ベンゾジアゼピン系睡眠薬　112
便秘　207
膀胱(再)訓練法　181
膀胱造影　190
膀胱瘻　194
乏尿　140
ボーグスケール　77
歩行器　65
捕食　116
ポータブルトイレ　183
ホメオスタシス　3

ま

慢性硬膜下血腫　31
慢性閉塞性肺疾患　73
慢性閉塞性肺疾患の病期　73
満腹感　152
ミキサー食　132
水欠乏性脱水　138
見捨てられ妄想　47

水飲みテスト　121
ミネラル　165
脈拍　11, 142
ムース状栄養食品　132
無尿　140
無抑制膀胱　193
メチルキサンチン　92
メラトニン受容体作動薬　112
妄想　45
文字言語機能の評価　244
物盗られ妄想　46

や

薬物整理　67
薬物治療　67
薬物療法　91
やせ　120
有害事象　14
夕暮れ症候群　52
輸液製剤　147
輸液の管理　148
輸液療法　147
容量調節系　136
四大認知症　24

ら

立位支援ポール　65
リハビリパンツ　184
流暢性失語　23
リラクゼーション　89, 109
臨死期のケア　257
レストレスレッグ症候群　104
レビー小体型認知症　28, 33, 43
レム睡眠行動障害　30, 52
老人性皮膚搔痒症　6
老年症候群　2
ロコモティブシンドローム　60

わ

ワレンベルグ症候群　117

編集・執筆者一覧

■編　集

後閑容子（ごかん・ようこ）
摂南大学名誉教授，岐阜大学名誉教授

金原京子（きんばら・きょうこ）
関西医科大学看護学部講師

■執筆者（五十音順）

金原京子（きんばら・きょうこ）　　第2章，第3章，第4章，第6章，第7章，第8章，第9章
関西医科大学看護学部講師

後閑容子（ごかん・ようこ）　　序章，第3章，第4章，第6章，第7章，第8章，第9章
摂南大学名誉教授，岐阜大学名誉教授

後閑雅代（ごかん・まさよ）　　第5章，第10章
竹田病院　言語聴覚士

柴田明日香（しばた・あすか）　　第1章
市立豊中病院　老人看護専門看護師

松下紗織（まつした・さおり）　　第1章
市立豊中病院　精神科医師

三好崇文（みよし・たかふみ）　　第1章
市立豊中病院　精神科医師

丸谷典子（まるたに・のりこ）　　第1章
大阪大学キャンパスライフ健康支援
センター　精神科医師

山崎尚美（やまさき・なおみ）　　第11章
畿央大学健康科学部教授

図でわかる
エビデンスに基づく高齢者の看護ケア
第2版

2019年6月20日　発行

編　集　後閑容子・金原京子
発行者　荘村明彦
発行所　中央法規出版株式会社
〒110-0016　東京都台東区台東3-29-1　中央法規ビル
営　業　TEL 03-3834-5817　FAX 03-3837-8037
書店窓口　TEL 03-3834-5815　FAX 03-3837-8035
編　集　TEL 03-3834-5812　FAX 03-3837-8032
https://www.chuohoki.co.jp/

印刷・製本　広研印刷株式会社
装丁・本文デザイン　クリエイティブセンター広研
編集協力　木野まり
ISBN978-4-8058-5902-5

落丁本・乱丁本はお取り替えいたします。
定価はカバーに表示してあります。
本書のコピー，スキャン，デジタル化等の無断複製は，著作権法上での例外を除き禁じら
れています。また，本書を代行業者等の第三者に依頼してコピー，スキャン，デジタル化
することは，たとえ個人や家庭内での利用であっても著作権法違反です。